公共卫生与护理实践

阎永芳　张淑红　陈　颖
王琳琳　徐　倩　孙铭丽　主编

吉林科学技术出版社

图书在版编目（CIP）数据

公共卫生与护理实践 / 阎永芳等主编 . -- 长春：
吉林科学技术出版社 , 2024. 6. -- ISBN 978-7-5744
-1519-5

Ⅰ . R126.4; R47

中国国家版本馆 CIP 数据核字第 20245KM276 号

公共卫生与护理实践

主 编	阎永芳 等	
出 版 人	宛 霞	
责任编辑	蒋红涛	
封面设计	刘梦杏	
制 版	刘梦杏	
幅面尺寸	185mm × 260mm	
开 本	16	
字 数	425 千字	
印 张	23.5	
印 数	1~1500 册	
版 次	2024年6月第1版	
印 次	2024年12月第1次印刷	

出 版　吉林科学技术出版社
发 行　吉林科学技术出版社
地 址　长春市福祉大路5788 号出版大厦A 座
邮 编　130118
发行部电话/传真　0431-81629529 81629530 81629531
　　　　　　　　　81629532 81629533 81629534
储运部电话　0431-86059116
编辑部电话　0431-81629510
印 刷　三河市嵩川印刷有限公司

书 号　ISBN 978-7-5744-1519-5
定 价　98.00元

编委会

主　　编　阎永芳　张淑红　陈　颖

　　　　　　王琳琳　徐　倩　孙铭丽

副主编　鲁倩茜　张文静　朱志辉

　　　　　　孙珊珊　周长莉　陈乐娜

　　　　　　刘　杰

公共卫生是健康中国建设的重要内容，对全方位、全周期维护和保障人民健康具有重要意义。作为医疗卫生战线的重要力量，护理工作者在保护生命、防病治病、减轻病痛、促进健康方面发挥着重要作用。

本书从公共卫生理论出发，分析了公共卫生项目管理、社区公共卫生服务管理的现状，并对突发公共卫生事件与卫生安全、公共场所卫生与健康等进行了探讨，重点研究了公共卫生政策与管理。此外，本书还以社区健康护理为线索，在此基础上研究社区家庭健康护理、孕产妇健康管理、常见的一般慢性病患者健康管理等内容，对社区康复护理、社区传染病的预防与管理等提出切实可行的对策与建议。本书内容翔实、条理清晰、逻辑合理，兼具理论性与实践性，适用于从事相关工作与研究的专业人员。

本书在写作过程中，参考了许多相关学科的文献、书籍等。在此，特向在本书中引用和参考的已注明与未注明的教材、专著、报刊、文献的编者及作者表示诚挚的谢意。同时，在写作过程中得到了各院校领导的大力支持，在此谨致真诚的感谢。

目前，公共卫生服务在我国仍处于探索阶段，由于笔者学识水平有限，写作过程中也遇到诸多困惑，书中难免存在疏漏和不当之处，诚望各院校同人和广大读者给予指正。

第一章　公共卫生概述

　　人类对健康的认识是一个渐变的过程：从最初的认识疾病，到现在寻找预防疾病和促进健康的手段和策略。在这一实践过程中，"public health"一词也应运而生。中文将其翻译为"公众健康"或"群体健康"，中国学者习惯称之为"公共卫生"。随着时代的发展和新的公共卫生问题的出现，公共卫生的概念、特点和职能范畴也随之改变。

第一节　公共卫生的概念

　　公共卫生的概念有广义和狭义之分。狭义的公共卫生是指"疾病的预防控制，以生物学与行为学理论为基础，以流行病学为支撑学科，以传染病的三环节要素、慢性病的危险因素以及通过高危人群策略和全人群策略解决疾病及其防治问题为主要研究内容"。广义的公共卫生定义被广大学者普遍推崇，下面是其中具有代表性的定义。

一、温斯洛的定义

　　早在20世纪20年代初，美国耶鲁大学温斯洛教授（A.Winslow）就提出："公共卫生是一门通过有组织的社会努力来预防疾病、延长寿命、增进健康与效率的科学与艺术。有组织的社会努力包括改善环境卫生状况、控制传染病、教育公众注意个人卫生、组织基本医疗和护理服务人员提供早期诊断和预防性治疗服务，以及建立发展有效的社会机制以保证每个人拥有足以维持健康的生活水准，使得每个居民都能享有其健康和长寿的权利。"

　　该定义内涵丰富，首先，明确了公共卫生的本质既是"科学"又是"艺术"，从事公共卫生事业既需要广阔的自然科学和社会科学知识，又需要有人文学科的基础；既需要抽象思维的理性智慧，又需要形象思维的创造能力。其次，明确了公共卫生解决问题的途径，公共卫生需要整个社区参与，人人参与其中才能使整个群体达到预防疾病和促进健康的目的；再次，明确了建立社会机制才能保证每个人都达到足以维护健康的生活标准；最后，明确了公共卫生的使命，现代公共卫生承担着保护所有人"健康和长寿"的权利。世界卫生组织（World Health Organization，WHO）在1952年采纳了温斯洛对公共卫生的定义，这在公共卫生历史上具有较强的现实指导意义。

二、美国医学研究所的定义

美国医学研究所（Institute of Medicine，IOM）于1988年发表了《公共卫生的未来》报告，该报告中指出："公共卫生就是我们作为一个社会为保障人人健康的各种条件所采取的集体行动。"因此，公共卫生的使命是通过有组织的社会努力保障公众的健康利益，通过应用科学技术知识预防疾病促进健康。值得注意的是，这种使命是社会的"集体行动"，而非个人行为。"人类健康"体现了公共卫生的核心价值，不论是贫穷富贵，每个人都享有健康生活的平等权利，反映了人人享有健康的美好愿望。

三、中国公共卫生的定义

2003年的全国卫生工作会议首次提出了公共卫生的中国定义："公共卫生是组织社会共同努力，改善环境卫生条件，预防控制传染病和其他疾病流行，培养良好卫生习惯和文明生活方式，提供医疗服务，达到预防疾病，促进人民身体健康的目的。"这是国内第一次提出较为系统而全面的公共卫生定义。该定义明确提出了公共卫生需要全体社会成员的努力，充分描述了公共卫生的工作内容与目标以及各级政府承担的责任，这对于我国公共卫生服务具有重要的指导作用。

从这些公共卫生的概念中可以看出，随着公共卫生事业的不断进步，其定义也趋于完善。概括地讲，公共卫生是通过国家和社会的共同努力，以人群为研究对象和工作目标，以保障和促进公众健康为宗旨，预防和控制疾病与伤残，改善与健康相关的自然和社会环境，提供预防保健与医疗服务，培养公众健康素养，以实现促进人群健康、延长健康寿命、人人享有健康服务的最终目标。

第二节 公共卫生的特点

公共卫生是一项特殊的国家公共事业，具有鲜明的特点。

一、公共事业相关的属性

保障和促进公众的健康，不仅是公共卫生的宗旨，也是国家的公共事业，因此具备公有、公用和公益的性质。公有体现在公共卫生采用公共生产和公共供应方式提供服务；公用体现在公共卫生产品为全民服务；公益体现在公共卫生只以公众获取群体健康为目的，为社会公众带来健康和福利，实现人人享有健康的权利。

二、对科学的依赖性

公共卫生对科学的依赖性体现在解决公共卫生问题需要多学科知识、技术和方法，以流行病学作为其科学核心，通过运用预防医学、基础医学、临床医学等医学科学和社会科学等多学科协作共同来解决公共卫生问题。

三、对公众参与的需求性

公共卫生具有极强的社会性。公共卫生问题可发生于社会的各个角落，一旦发生又为全社会所关注。公共卫生不仅为公众服务，也需要公众参与。公共卫生就是组织社会，共同努力，预防疾病，促进健康；无时不在，无处不在，人人参与，人人享有。可以说，若缺少了公众的参与，就无法实现公共卫生的宗旨。

第三节 公共卫生的起源与发展

一、公共卫生的起源

公共卫生起源于人类对健康的认识和需求。在人类历史发展进程中，人们认识到健康对人类生存和发展的重要性，认为处理群体的健康问题不只是简单地等于单个健康问题处理的总和。要想保护群体健康，就必须综合考虑传染病的预防和控制、生活相关环境的改善、食物和饮用水安全的保障等与群体健康有关的一系列问题。解决这些问题需要整个社会参与，有组织、有计划地解决。因此，人类为了继续生存和发展，必须通过有组织的社会努力解决因大规模群居带来的健康问题，公共卫生的概念和实践也在这个过程中产生。

二、现代公共卫生的形成

人类社会的工业化、城市化和全球化进程，带来了威胁人类健康的新环境。面对新的环境，人类在学习和提高自己对外部环境控制能力的现代化过程中孕育出了现代公共卫生。埃德温·查德威克（Edwin Chadwick）于1842年发表了现代公共卫生起源史上最重要的文件——《大不列颠劳动人口卫生状况的调查报告》，该报告推动英国政府于1948年颁布了第一部公共卫生法案。该法案明确规定政府必须设立国家和地方卫生委员会，为英国的卫生改良运动奠定了改善城市卫生和市民健康状况，控制结核病、伤寒和霍乱等传染病的基础。

美国现代公共卫生始于地方政府对工业化带来的高死亡率和传染病流行的反应。莱缪尔·沙特克（Lemuel Shattuck）于1845年发布《波士顿普查报告》，开创了美国人口和卫生统计工作的先例。受该报告的影响，马萨诸塞州（Massachusetts）进行了全州卫生环境状况调查，发表了早期公共卫生文件《马萨诸塞州卫生委员会报告》，倡导建立州卫生局，组织公共资源开展卫生监督、传染病控制、食品卫生和生命统计工作，以及为儿童提供卫生服务。

同一时期，鲁多夫·魏尔啸（Rudolph Virchow）等人也在德国积极倡导和实践卫生改革和社会改革。魏尔啸等人认为公共卫生的宗旨是促进健康的精神和躯体发展，预防所有对健康的危险和控制疾病；公共卫生必须从整个社会的角度考虑可能影响健康的自然和社会条件。通过魏尔啸等人的努力，德国柏林建立了供水和污水处理系统。到19世纪末，卫生改良运动已经传遍欧洲并初见成效，污水和垃圾处理、安全供水和清洁环境被有组织地开展起来，传染病流行明显减少。

公共卫生相关学科的兴起与发展，推动了现代公共卫生的发展。例如，细菌学、免疫学和现代药物学的应用使人类首次主动地控制了许多过去人类无法控制的传染病，如鼠疫、霍乱等。随着科学的预防、抗生素的使用、营养的改善和整体生活水平的提高，欧洲国家和美国传染病发病率和死亡率大幅下降，人的平均期望寿命显著增长。从20世纪70年代到21世纪初，现代公共卫生进入科学预防和控制非传染性疾病的重要时期。例如，学者对心血管疾病和癌症的研究为现代公共卫生对非传染性疾病采用预防和干预危险因素的新途径提供了可靠的科学根据。同时，在妇幼卫生和公共营养方面也获得了很大的成绩，合理营养成为现代公共卫生预防控制非传染性疾病的重要手段。

三、我国公共卫生的发展

我国现代公共卫生早期实践开始于1910年伍连德领导的东北地区防制鼠疫行

动。在这个过程中，我国第一次全面应用现代公共卫生的理论和方法解决了公共卫生问题。陈志潜于1928年选择河北省定州市进行社区卫生实验，于1932—1938年在定州市建立了中国第一个农村卫生实验区，促进了地方卫生的探索。

自中华人民共和国成立至20世纪60年代末，我国公共卫生机构处于创立和建设阶段，全国各省、市、县三级全面建立卫生防疫站，并成立寄生虫病、地方病、血吸虫病、性病、麻风病、疟疾、结核病等专病防治所（院），与卫生防疫站初步形成了以五大疾病预防控制为主的疾病预防控制服务体系，建立起覆盖县、乡、村三级医疗预防保健网的公共卫生体系。

从20世纪80年代后期到2003年，我国公共卫生体系不断改革和完善。2001年，卫生部印发《关于疾病预防控制体制改革的指导意见》，明确提出疾病预防控制体制改革目标和机构设置等任务。中国疾病预防控制中心于2002年成立，全国各省、市及所辖部分地市卫生防疫站重组为疾病预防控制中心，标志着中国新型疾病预防控制体系逐步形成。2003年以后，我国加大了公共卫生体系建设投入，初步建立了"国家—省—市—县"四级以疾病预防控制为龙头的专业公共卫生工作体系、卫生监督体系和城乡基层公共卫生体系。

党的十八大以来，我国公共卫生体系开始从"以治病为中心"向"以人民健康为中心"转变，突出强调"预防为主、关口前移、资源下沉、全方位全周期维护和保障人民健康"。

当前，我国已基本形成以疾病预防控制体系为龙头，以政府公共卫生监管部门、专业公共卫生机构、承担公共卫生医防整合法定责任的医疗服务机构和城乡基层医疗卫生机构为主体，以财政经费保障体系为支撑，覆盖城乡的公共卫生体系。经过改革，各项基本公共卫生服务全面开展，群体性和个体性服务得到有效落实；有序推进重大公共卫生服务项目，受益人群覆盖面广；公共卫生服务效果持续改善，居民享有公共卫生服务均等化程度有所提高。

第四节 公共卫生的职能范畴

目前，各国对于公共卫生的职能界定不同，如美国将公共卫生核心功能概括为评价、发展政策和保证，并以此制定了10项基本公共卫生服务；英国将现代公共卫生总结为10项功能，并以此指导英国的公共卫生实践。我国学者提出公共卫生主要的职能范畴包括以下几点。

一、健康监测和分析

健康监测既包括疾病信息系统的建设（收集相关疾病的发病或流行情况），也包括对居民健康需求的监测、生活行为及其他健康危险因素的监测，识别健康问题和确立优先领域。同时，对监测到的数据进行分析预测，发挥信息的预警功能。

二、调查处理疾病暴发流行和突发公共卫生事件

这是公共卫生的一个传统职能，既包括对传染病的暴发流行进行调查处理，也包括对食物中毒、生物恐怖和核污染等突发公共卫生事件的调查处理。

三、建立并管理或实施疾病预防和健康促进项目

建立并管理或实施疾病预防和健康促进项目是公共卫生的重要功能之一，如计划免疫、妇幼保健等项目。随着公共服务产业理论的发展，公共卫生部门既可以直接提供这些项目，也可以通过第三方提供，由公共卫生部门来承担管理职能。

四、提高公共卫生服务的质量和效率

加强对疾病预防和健康促进等公共卫生项目的评价，包括自我评价和外部评价，加强适宜技术研究，提高公共卫生服务效率，确保所有居民能享受到适宜和具有成本效益的服务，同时促进卫生服务质量的提高。

五、制定公共卫生法律，加强公共卫生执法

制定公共卫生法律或相关规章制度，明确政府和社会各方所承担的责任，为公共卫生服务的开展奠定基础。同时加强执法监督，确保公共卫生法律法规的实施。

六、增强社区的公共卫生意识

公共卫生最初的目标主要是控制传染病、改善环境卫生、提供安全水，在此基础上逐步过渡到缩小各地区或人群健康差距。这些目标的完成都有赖于社区的公共卫生意识，在此过程中，公共卫生部门只是扮演组织者和协调者的角色。因此，动员社区参与识别和解决主要健康问题，已被现代公共卫生作为其重要职能之一。

七、建立和维持各级政府间、部门间和卫生部门内部的合作

公共卫生的实施依赖于社会各界的合作和参与。这一方面包括各级政府和政府各有关部门对相关公共卫生议题的理解和支持，使之成为公共卫生政策而得以实施；

另一方面也包括社会各界在政策实施中给予的支持，如教师、住宅建设者、企业主和一些社会工作者等都对公共卫生有较大的影响。另外，卫生部门内部也应加强合作，尤其是临床医学和公共卫生两个专业群体之间的合作。

八、发展和维持一支接受过良好教育的专业队伍

公共卫生覆盖的范围较广，因此发展和维持一支接受过良好教育、具有多学科背景的专业队伍，对于完成公共卫生所赋予的任务较为重要，如流行病学、生物统计学、卫生管理学、健康促进和环境卫生学等。

九、开展相关公共卫生政策的创新性研究

由于单个疾病控制或健康促进项目往往只关注公共卫生的某一方面，而较少关注整个公共卫生的发展，因此公共卫生应对整个公共卫生发展和相关政策进行创新性研究。

第五节　公共卫生服务内容

一、居民健康档案管理

居民健康档案是居民健康状况的资料库，它记录着居民的疾病家庭史、药物过敏史、遗传史和生活方式等状况。从出生开始，记录着新生儿、婴幼儿、学龄前期的生长发育、健康状况与预防保健管理信息；妇女人生各期，特别是妊娠期的健康管理信息；老年人健康管理与各时期患病时的医疗保健信息；等等。

总之，居民健康档案应是陪伴居民终身、全面、综合、连续性的健康资料，它翔实、完整地记录了居民一生各个阶段的健康状况及预防、医疗、保健、康复信息。

二、健康教育

（1）宣传普及《中国公民健康素养》，配合有关部门开展公民健康素养促进行动。

（2）对青少年、妇女、老年人、残疾人、0～6岁儿童家长、农民工等人群进行健康教育。

（3）开展合理膳食、控制体重、适当运动、心理平衡、改善睡眠、限盐、戒烟限酒、控制药物依赖、戒毒等健康生活方式和可干预危险因素的健康教育。

（4）开展高血压、糖尿病、冠心病、哮喘、乳腺癌和宫颈癌、结核病、肝炎、艾滋病、流感、手足口病和狂犬病、布鲁氏菌病等重点疾病健康教育。

（5）开展食品安全、职业卫生、放射卫生、环境卫生、饮水卫生、学校卫生、计划生育等公共卫生问题健康教育。

（6）开展应对突发公共卫生事件应急处置、防灾减灾、家庭急救等健康教育。

（7）宣传普及医疗卫生法律法规及相关政策。

三、预防接种

辖区内0~6岁儿童和其他重点人群（包括传染病人密切接触者、老年人等）。

（1）预防接种管理：医务人员及时为辖区内所有居住满3个月的0~6岁儿童，建立预防接种证和预防接种卡等儿童预防接种档案。采取电话预约等多种方式，通知儿童监护人，告知接种疫苗的种类、时间、地点和注意事项。每半年对辖区内儿童的预防接种卡核查和整理1次。

（2）预防接种服务：根据国家免疫规划疫苗免疫程序，对适龄儿童进行常规接种。在部分省份或重点地区，对重点人群进行应急接种或疫苗强化免疫接种。

（3）对有疑似预防接种异常反应的儿童进行处理和报告。

四、0~6岁儿童健康管理服务

0~6岁儿童健康管理内容包括：

（1）新生儿家庭访视。

（2）新生儿满月健康管理。

（3）婴幼儿健康管理。

（4）学龄前儿童健康管理。

0~6岁儿童健康管理能为孩子一生的健康奠定重要的成长基础。医师根据儿童不同时期的生长发育特点，开展儿童保健系列服务，以保障和促进儿童身心健康发育，减少疾病的发生。同时，通过对儿童健康监测和重点疾病的筛查，还可以对儿童的出生缺陷，做到早发现、早治疗，预防和控制残疾的发生和发展，从而提高生命质量。

五、孕产妇健康管理服务

妇女受孕后，从产前、孕期全程到产后42d都可享受到健康管理服务。内容包括：孕早期健康管理、孕中期健康管理、孕晚期健康管理、产后访视、产后42d健康检查等健康管理服务。

六、老年人健康管理服务

随着年龄的增长，老年人的心、脑、肾等各个脏器生理功能减退，代谢功能紊乱，免疫功能低下，易患高血压、糖尿病、冠心病及肿瘤等各种慢性疾病。这些疾病致残率极高，通过开展健康管理服务能早期发现疾病、早期开展治疗，可以预防疾病的发生发展，减少并发症，降低致残率及病死率。

老年人健康管理服务的对象指的是 65 岁以上老年人，包括 65 岁。凡是在社区居住半年以上的老年人，无论户籍和非户籍人口，都能在居住地乡镇卫生院、村卫生室或社区卫生服务中心（站）享受到老年人健康管理服务。

每年对老年人进行一次健康管理服务。内容包括：

（1）生活方式和健康状况评估。通过询问的方式，了解老年人基本健康状况、生活自理能力与吸烟、饮酒、饮食、体育锻炼等生活方式，以及既往所患疾病，目前慢性疾病常见症状与治疗情况等。

（2）每年进行一次较全面的健康体检，包括一般体格检查与辅助检查。辅助检查项目包括血常规、尿常规、肝功、肾功、血糖、血脂、腹部 B 超、心电图。

七、高血压和糖尿病患者健康管理服务

（一）高血压

到医疗卫生机构测量血压时，非同日三次测量结果：高压（收缩压）都大于或等于 140mmHg，或者低压（舒张压）都大于或等于 90mmHg，就可以诊断为高血压。如果高血压患者在服用降压药物期间，虽然测得血压值不高，但仍属于高血压，因为这是在药物控制下的血压，一旦停了降压药，血压仍会升高的。

患了高血压也许没什么症状，但高血压是"无声的杀手"，每时每刻都在损害着患者的健康。如果血压没有得到很好的控制，损伤到大脑，会引起脑卒中（中风）偏瘫，造成半身不遂、痴呆等；损伤到心脏，会引起心绞痛、心肌梗死、心力衰竭等；损伤到眼睛，可引起眼底视网膜病变甚至可能导致失明；损伤到肾，可引起肾功能不全。

（二）糖尿病患者健康管理服务

糖尿病是一种内分泌代谢性疾病，是以血糖升高为特征。如果空腹时抽取静脉血查血糖，结果大于或等于 7mmol/L，并在以后的复查中仍高于此标准者，就可以诊断为糖尿病。糖尿病可分为 1 型、2 型和其他几型，其中 90% 以上是 2 型糖尿病。

将 2 型糖尿病患者纳入健康管理。

糖尿病患者参加健康管理服务可以得到基层医师主动的、连续的服务；患者会在医师的指导下建立健康的生活方式，合理使用降血糖药物，将血糖控制在理想水平，最大限度地减少糖尿病给健康带来的危害；在管理过程中，医师会及时发现其他健康问题，及时调整治疗方案；当出现危急症状或存在不能处理的其他疾病时，医师会指导患者紧急转诊；减轻患者及家属的精神压力，缓解因病情控制不理想而造成的经济压力。

八、严重精神病障碍患者管理服务

严重精神病障碍疾病是指精神活动严重受损导致对自身健康状况或者客观现实不能完整辩论，或者不能控制自身行为的精神疾病。患者由于大脑功能失调导致认识、情感、意志和行为等精神活动出现不同程度的障碍，表现有幻觉、妄想、思维障碍、行动紊乱等，并且社会生活能力严重受损。主要包括精神分裂症、分裂情感性障碍、偏执性精神病、双相障碍、癫痫所致精神障碍、精神发育迟滞伴发精神障碍等疾病。

九、结核病患者健康管理服务

辖区内肺结核病可疑者及诊断明确的患者（包括耐多药患者）都可以在居住地的卫生院、村卫生室或社区卫生服务站享受到健康管理服务。

（一）可疑者推介转诊

首诊医师在诊疗过程中发现（疑似）肺结核患者后，及时对患者进行健康教育并将其转诊到属地结核病定点医疗机构；对于没有检查能力的机构，首诊医师发现肺结核可疑症状者时，应及时对患者进行健康教育并将其推介转诊到属地结核病定点医疗机构；按照属地结防机构的部署，对辖区内非结防机构报告（疑似）肺结核患者开展追踪工作，督促其及时到结核病定点医疗机构就诊。

（二）患者随访管理

按照属地结防机构的部署，对辖区内确诊的肺结核患者开展督导服药管理工作，卫生院接到上级专业机构管理肺结核患者的通知单后，要在 72 小时内访视患者。具体内容包括：

（1）确定督导人员，督导人员优先为医务人员，也可以为患者家属。与患者确定服药地点和服药时间，提醒患者按时取药和复诊。

(2) 告诉患者及家属做好防护工作，防止传染。

(3) 对患者及家属进行结核病防治知识宣传教育。

(4) 告诉患者出现病情加重、严重不良反应、并发症等异常情况时，要及时就诊。

十、传染病及突发公共卫生事件报告和处理服务

传染病是由各种病原体引起的能在人与人、动物与动物或人与动物之间相互传播的一类疾病。主要有：

(1) 经空气传播引起的呼吸道传染病。如流行性感冒、肺结核、腮腺炎、麻疹、百日咳等。

(2) 通过饮食传播引起的消化道传染病。如细菌性痢疾、甲型肝炎等。

(3) 经蚊虫、血液等传播的传染病。如乙型肝炎、疟疾、流行性乙型脑炎、丝虫病等。

(4) 由接触体表传播的传染病。如血吸虫病、沙眼、狂犬病、破伤风、淋病等。

突发公共卫生事件是指突然发生，造成或者可能造成社会公众健康严重损害的重大传染病疫情、群体性不明原因的疾病，还有重大的食物中毒和职业中毒，以及其他严重影响公众健康的事件。

十一、卫生监督协管服务

卫生监督是政府实施行政管理的具体行政行为。各级政府卫生行政部门为维护公民健康权益，依据卫生法律法规和标准，对特定人和机构，如医疗机构、食品行业、毒害行业、公共场所、供水单位以及学校等部门单位的相关卫生工作，做出许可、强制、检查、处罚、指导等行为，以保证居民与社会的卫生安全。

卫生监督协管是指乡镇卫生院、村卫生室及社区卫生服务中心(站)等基层医疗卫生机构、协助县(市、区)卫生监督机构，在辖区内依法开展食品安全信息报告、职业卫生咨询指导、饮用水卫生安全、学校卫生、非法行医和非法采供血信息反馈报告等工作，并接受卫生监督机构的业务指导。

十二、中医药健康管理服务

每年为65岁及以上老年人做1次中医体质辨识，根据不同体质进行个体化中医健康指导。针对0~36个月儿童主要健康问题，在儿童6、12、18、24、30、36月龄时对儿童家长、保育员进行儿童中医调养指导。一旦发现异常情况，应及时就诊、采取措施。

十三、免费避孕药具

满足育龄群众避孕节育、优生优育、生殖健康需求，预防通过性传播引起的传染病。

十四、健康素养促进行动

健康促进县（区）建设，健康科普，健康促进医院、社区、学校、企业、机关及健康家庭等健康促进场所建设，重点领域和重点人群的健康教育，控烟宣传和人群干预。

健康素养是指个人获取和理解基本健康信息和服务并运用这些信息和服务做出正确决策以维护和促进自身健康的能力。

第二章 公共卫生项目管理

第一节 公共卫生项目需求论证

一、项目的需求分析

任何一个公共卫生项目的提出，必须经过反复的论证，特别是对需求的识别以及客观资源投入水平条件的分析，在此基础上提出项目的建议。

(一) 需求识别

1. 发现问题并提出设想

在充分收集资料和现状分析的基础上，找出限制卫生组织生存与发展的关键性问题，提出项目的基本设想，这是开展一个项目的基本前提和必要条件。

2. 分析机遇和条件

在发现问题和提出设想的基础上，对卫生系统的内部和外部环境进行分析，明确组织获得发展的机遇和条件。特别是对政策环境的分析和评估，往往起到决定性的作用。

3. 分析需求提出项目提案

在分析机遇和条件以后，需要对项目设想进一步细化，即要回答出"项目能够在多大程度上解决组织或机构所面临的问题"。如果该项目能够满足组织或机构的基本需要，并解决所存在的问题，那么就可着手提出项目建议了。

(二) 提出项目建议书

不同的公共卫生项目其建议书的格式基本相同，主要包括：

1. 项目目标

在分析了机遇和条件的基础上，明确项目目的、项目目标和项目策略。项目目的也称项目总目标，是本项目要实现的高层次上的效果。项目总目标的确定要求：应符合国家卫生政策和发展战略；应与机构的发展战略相一致；应充分表明项目理由；应清晰地确定目标人群；应表述预期结果。

项目目标是项目的期望效果，是由本项目产出所导致受益者的行为、机构/系统的绩效变化。项目目标的制定要求：每个项目只有一个目标；描述对象行为/绩效变化；对总目标有确切的贡献；现实可行；表述为结果而不是过程；同总目标有直接因果关系。

2. 项目产出与项目活动

在项目目标确定以后，应根据项目目标阐明和界定项目产出及主要项目活动。

（1）项目产出是指项目实施者必须提交的产品或服务等实际结果。例如，项目地区基本卫生服务质量和效益得到提高；医疗救助特困户基金建立并运行。项目产出要求：应为实现项目目标所必需；应在现有资源条件下可行；各产出结果应为整体并相互促进；应以需方为导向；项目实施的管理系统可作为产出；项目产出加假设，构成实现项目目标的必要条件。

（2）项目活动是指为获取项目产出所必须开展的一系列主要活动，是制订项目实施计划的基础。例如：开发和应用预防接种规范；培训基础卫生人员。项目活动要求：项目活动确定了行动策略；项目活动决定项目的资源投入需求，每项产出以5～10项活动为宜，活动、产出、目标、目的之间必须有内在逻辑联系并在总体上切实可行（表2-1）。

表2-1 世界银行贷款卫生Ⅷ项目的目标与活动的关系

	项目描述	监测指标
目的	持续性改善卫生Ⅷ项目县人群的健康状况	孕产妇（婴儿）死亡率从 X 降至 Y
目标	在所有卫生Ⅷ项目县提高特困人群对基本卫生服务的可及性	到项目第3年获救助人群的百分比达到 X%
产出	1. 项目县基本卫生服务质量和效益得到提高	到项目第2年，80%项目县提高了乡、村卫生服务监督机制
	2. MFA 建立并运行	到项目第4年，至少80%服务利用者认为对乡、村卫生服务的利用增加、质量提高
活动	1. 开发和应用临床规范 2. 培训卫生管理人员	80%乡镇卫生院使用妇幼保健临床规范到项目第3年，X 名管理人员受到培训

3. 项目监测指标

项目监测指标是指用于测定是否达到项目目的、目标、产出、活动等所采用的指标。制定项目监测指标时应注意：各级监测指标都应当可测量；应具体描述数量、质量、时间、地点和目标人群；有符合成本效益的评估方法（统计、访谈、记录等）；用过程指标在项目结束前评估目标实现程度；用里程碑指标监测产出进度；用间接指标替代难以测量的指标（如自行车/电视机增加数量代替对收入增加的测量）。

4.项目假设或风险

指完成项目活动(产出、目标)、实现项目产出(目标、目的)所必须具备的条件或因素。如3个月内完成门诊楼主体工程建设,条件是天气条件与历年平均水平相差不大。要求:从正面角度描述假设;对应于同层次(活动、产出、目标、目的)内容;只包括关键性的假设,低风险假设不必列出;具体、明确、可监测,应将风险分级;分析风险并提出管理措施。

二、项目可行性分析

项目管理要求对任何项目都要进行可行性分析,不同项目的可行性分析所要求的深度和复杂程度有所不同。主要包括以下几个方面。

(一)初步可行性研究

初步可行性研究是指分析项目建议书所提出的项目的必要性、合理性、风险性和可行性,评估项目建议书中所得出的各种结论,从而做出项目是否立项的决策。项目可行性分析一般包括:

1.技术可行性分析

即对于项目所采用的技术手段和项目产出的技术要求等方面的分析与评估。

2.经济可行性分析

即对项目的经济投入与产出和项目产出的技术经济效果等方面的分析与评估。

3.项目的运营可行性分析

即对项目所需的各种条件和项目产出物投入运营后所需的各种支持条件的分析与评估。

4.项目的综合可行性分析

即将前面3个单项综合在一起进行分析与评估。

项目可行性分析的目的:一是确定项目是否可行,得出项目是否立项的结论;二是确定项目的哪个备选方案最好,明确各备选方案的优先序列。

(二)详细可行性研究

详细可行性研究是指在初步可行性研究的基础上,根据项目管理的需要,可进一步详细分析公共卫生项目的可行性,详细可行性分析一般要比初步可行性分析详细和复杂。

（三）项目可行性分析报告的审批

项目的可行性分析报告必须经过相应决策机构的审批，审批过程是一个项目最终决策的过程，不管报告是否通过审批，这一过程的终结才算是项目决策阶段的完成。可行性报告一旦获得审批，则这一文件就成为今后项目设计、项目资金筹措和配备、项目实施和项目评估的依据。

亚洲开发银行技术援助项目"中国西部地区重症急性呼吸综合征与传染病防治能力建设"项目（TA4118-PRC），就是在2003年4月中国大陆重症急性呼吸综合征（SARS）流行的关键时刻，中国政府在需求识别和论证的基础上，请求亚洲银行提供紧急技术援助，以支持西部地区的非典防治工作。需求论证认为：中国西部的这些省份经济社会条件相对落后，公共卫生和疾病预防体系薄弱，抗击"非典"的装备极其匮乏，特别是农村地区及贫困人口公共卫生与疾病预防装备更加匮乏。亚洲银行迅速成立项目专家组与中国政府积极沟通，中国方面及时提交项目建议书，在对项目建议书进行可行性分析的基础上，该项目很快立项并获批准。

第二节　公共卫生项目的准备与设计

在项目可行性研究的基础上，提出具体的解决方案，并详细估计所需资源的种类、数量及所需要花费的时间与成本。这一阶段的主要工作包括：目标确定、范围界定、工作分解、工作排序、成本估计、人员分工、资源计划、质量保证及风险识别等，最终形成一份详细的项目计划书。

一、项目设计的主要内容

（一）项目集成计划

项目集成计划是对项目总体工作的计划安排，是对于各种专项计划的集成，其作用是：指导整个项目的实施和控制；协调各专项计划与工作；协调和促进利益相关者之间的沟通；界定项目的工作内容、范围和时间；提供绩效度量和项目控制的标准与基线等。

（二）项目专项计划

项目专项计划是对项目各方面具体工作的计划安排，是根据项目目标的要求而制订的各种专项工作的计划，如项目的工期计划、成本计划、质量计划和资源计划等。项目专项计划的作用是：指导项目某个专项工作的实施与控制；协调专项工作各个方面的利益和沟通；明确和界定项目的专项工作内容、范围和时间；提供度量专项工作绩效和项目控制的标准及基准等。

(三) 项目产出的设计及规定

项目产出的设计和规定工作包括对于项目产出的技术设计，实施方案设计、技术规范要求设计等方面的工作。这些工作对项目产出从技术、质量、数量、经济等方面做出了全面的要求和规定。

(四) 项目工作的对外招标与合同签订

当一个项目的工作需要使用外部参与单位的时候，在项目计划和设计阶段通常还会包括对外发包和合同签订工作。一般这项工作包括：承发包标书的制定、发标、招标、评标、中标和签订承包合同等内容。

二、公共卫生项目设计的实例

下面是亚洲开发银行技术援助项目"中国西部地区重症急性呼吸综合征与传染病防治能力建设"项目（TA4118-PRC）设计。

该项目旨在有效遏制西部地区的"非典"疫情，防止跨区域传播，并提高对于传染性疾病的快速监测和应对能力。项目以遏制项目省"非典"疫情为总体目标，加强各地在"非典"预防、监测、管理和减缓方面的能力建设。特别强调：保护一线医务工作者、贫困人群和其他易感人群；在与国际国内工作伙伴密切合作的工作框架内展开工作；收集并广泛共享抗击"非典"的经验，以提升对话与理解，从而应对中国公共卫生系统面临的挑战，并提供新的抗击"非典"模型。

项目拟实现的任务是：建立健全省级抗击"非典"方案；加强传染性疾病的监测系统建设；提高紧急应对能力；通过多种方式的信息发布和健康教育机制，提高公众对"非典"的认识和自我保护意识。

项目的设计分为评估和计划、传染性疾病监测、紧急应对系统和信息发布、教育与传播四个部分。

(一) 评估和计划

通过现场评估，来评估项目省"非典"疫情的现状及未来可能的传播动态。评估结果将有助于项目省进行以下内容的评估。

（1）省级和地方卫生系统应对"非典"的总体准备情况，确认主要问题。

（2）现有的人力资源、设备（如诊断、运输和废弃物资源管理等方面的），以及基本物资供应情况。

（3）省级机构实施综合防治方案的能力，包括从监测到信息处理、发布及教育活动等各方面。

上述评估将最终有助于各省建立健全抗击"非典"方案，这些方案将建立在已有的战略基础上；既能满足当地实际情况的要求，又能符合防治"非典"领导机构、WHO 和其他相关机构开发指定的框架要求；能够实行定期监测，具备随时提升调整的能力，及时应对"非典"疫情的变化，并总结经验教训，为其他省份健全传染性疾病的应对机制提供参考。

(二) 传染性疾病监测

项目将与各省级卫生厅、疾控机构合作，并借助中国卫生和计划生育委员会、WHO 以及其他国内外机构的技术支持，致力于加强目标省份的传染性疾病监测系统。基于评估所认定的监控系统的能力和局限性，该项目将有助于：

（1）开发一套完善系统的框架，能随时应对必要的变动。

（2）确认并采购急需设备。

（3）设计并实施有针对性的专项培训，重点培训省、地、县各级的疾控人员，以及负责传染性疾病报告的现场医务人员和哨点人员。培训过的人力资源可以为抗击"非典"的现时威胁，也为综合监测系统的建设奠定基础。

(三) 紧急应对系统

在制定省级抗击"非典"方案的同时，该项目还将协助项目省编制有效的、综合的紧急应对方案，内容涉及：

（1）在政府内部各部门间需要磋商的关键领域进行协调（如各地边境被视为控制疾病流行的关键点）。

（2）针对负责紧急疫情应对的疾控、地方诊所和医院三个方面人员，建立起快速识别、预警和协调的机制。

（3）提供紧急医疗救治和治疗，包括医疗转送和隔离措施。

（4）健全医院救治和患者管理（隔离、消毒、诊断、治疗和报告）机制。

（5）实行"非典"接触者管理，包括保护各级卫生工作者。

（6）实施家庭、工作场所、医院的感染控制预防。

（7）保证样本采集、传递，以及最终处理的安全性。

(8) 展开全方位的系统管理、协调和监督能力建设。

(四) 信息发布、教育与传播

本项目将协助项目省建立和实施信息发布、教育与传播策略，以有效地传播重要信息。这些信息传播工作都将与国家级举措相配合，并将以地方工作为基础，针对各省的具体情况来解决具体问题。运用多渠道、多手段，实施信息发布、教育和传播策略，将包括地方报纸及其他印刷材料、电视、广播，并将努力动员现有的社会机构 (如村委会、学校等) 参与其中。行动方案将把高风险人群和边缘人群 (如少数民族) 纳入目标人群。本项目将协助进行有关材料的开发、培训、社会动员，并提供主要设备，以推进信息发布、教育和传播策略的实施。

第三节 公共卫生项目的实施与监督

项目的实施与监督就是对一个项目从立项到结束全过程中涉及的项目工作的范围所进行的管理和控制活动。项目范围应包括完成该项目"必需"的全部工作，项目的工作范围既不应超出实现项目目标的需要，也不能少于这种需要。通过此工作的开展，就可以在项目实施前明确定义出一个项目所应开展的工作活动，为项目实施提供一个工作边界和任务框架。通过比较项目实际执行与计划的范围是否有偏差，决定是中止、调整项目或采取纠偏行动和措施，以便对项目实施工作进行有效监督与控制。项目的实施与监督的主要工作包括：编制项目计划、界定项目范围与制定工作任务大纲、确定实施机构、签订合同与支付费用督导、进展报告与验收等。

一、编制项目范围计划

"编制项目范围计划"是描述项目任务范围和工作边界的文件，明确项目目标及项目任务的计划和安排，以此作为项目各阶段起始工作的决策依据。

(一) 编制项目范围计划的依据

项目起始工作中确定的项目总目标和项目目标，以及可行性分析中所明确和定义出的各种项目限制条件和项目的假设前提条件等方面的信息与资料。

(二) 制订项目范围计划的方法和工具

包括项目产出物分析方法、收益 / 成本分析方法、专家判断法等；在编制项目范围计划时，需要提出各种各样的备选方案，可采用"头脑风暴法"和"横向思维法"等。

(三) 制订项目范围计划的工作结果

项目范围计划主要包括 3 份文件：一是项目范围主体计划，包括项目理由、项目内容、项目产出、项目目标等；二是项目范围支持计划，包括已识别的假设前提和限制条件，可能出现的项目变更等；三是项目范围管理计划，包括项目范围变更的可能性、频率和变更大小的估计，范围变更的识别、分类说明及管理安排等。

二、界定项目范围与制定工作任务大纲

"界定项目范围"，是指根据项目目标要求、限制条件与假设前提、相关历史项目信息等，全面界定项目的工作和任务，应用项目工作分析结构技术，将项目细分为具体和便于管理的项目活动。项目范围定义的结果是产生项目的工作分解结构，其目的在于：提高对项目工期和项目资源需求估算的准确性；为项目的绩效度量和控制确定一个基准；便于明确和分配项目任务与责任。

(一) 工作分解结构

工作分解结构（WBS）是项目范围管理中的核心概念，它是由构成并界定项目总体范围的项目要素，按照一定的原则和分类编组所构成的一种树形图，以此定义项目的工作范围。

工作分解技术是通过把项目目标逐层分解，把项目整体分解成较小的、易于管理和控制的若干个子项目，直至最后分解成具体工作单元 (工作包) 的系统方法。它比较详细和具体地确定了项目的全部范围，给予人们解决复杂问题的清晰思路和广阔蓝图。随着管理层级的递进，WBS 也在不断地细化，每细分一层都是对项目更细致、更深入地描述，其中最底层的项目元素叫工作包。一个典型的工作包有一个开始时间、一个结束时间和某种形式的最终产品，并由一个组织具体负责。

(二) 项目分解技术的主要步骤

（1）将总项目分解成单个定义的且范围明确的子部分 (子项目)。

（2）判断每个层次划分的详细程度，如果能够恰当地估算出完成本层次项目工作所需要的费用和时间，则进入步骤4；否则继续步骤3的操作。

（3）在上述分层的基础上进行更细致的划分，将各组成部分分解为更小的组成部分，并说明可验证的结果。对于每个更小的组成部分，重复进行步骤2。

(4) 核实分解的正确性:

① 每一层次的必要性和充分性。本层工作的完成要能够保证上层工作的完成，且如果不进行本层工作，则上层工作无法完成。倘若不具备这两个条件，则必须对上一层细目进行修改。

② 工作分解结构的层次。决定一个项目的工作分解详细程度和层次多少的因素包括：项目责任者的能力及项目管理与控制的要求水平。通常，项目责任者的能力越强，WBS 就可以粗略一些，层次少一些；反之就需要详细一些。而项目成本和预算的管理控制要求水平越高，WBS 就可以粗略一些，层次少一些；反之就需要详细一些。

(三) 制定工作任务大纲

很多公共卫生项目均涉及提供公共卫生服务的内容，而工作任务大纲在公共卫生服务类项目活动管理中起着重要的作用。它是制订项目活动计划书的重要参考依据。

工作任务大纲是由项目管理方负责准备的。工作任务大纲应根据开展活动的具体性质加以准备。有些公共卫生服务项目是以能力发展为主要内容的，工作任务大纲可以由管理人员和有关专家及相关政府部门的人员共同准备制定。

工作任务大纲应明确规定工作任务的目标及范围，提供背景情况，并与现有的预算相对应，便于活动申请者准备计划书。有些项目涉及培训活动，就应该提出培训内容和培训人数等细节，以便项目实施单位能够较为准确地测算所需资源。

工作任务大纲应清楚地表明所需完成任务必需的各项服务和预期的成果（如报告、数据等）。项目管理单位和项目活动实施单位的各自职责在工作任务大纲中也应明确规定。常见任务大纲的基本结构包括6部分：背景、目标、任务范围、方法、主要活动的进度要求、报告的要求。

三、确定实施机构

很多公共卫生项目是由公开招标和定向招标来确定项目的实施机构的。一般来说，公共卫生项目执行的基本原则都是公平竞争、选择最适宜机构开展活动。项目实施机构，包括单一来源和非单一来源两种。

(一) 单一来源实施机构

指具有独特性、唯一性的机构或组织。对于该类机构项目管理机构，只需发送工作任务大纲、邀请函及项目活动指南到实施机构来邀标，邀请其填写并提交项目活动计划书。

（二）非单一来源实施机构

指同时有几个具备开展某项活动能力的机构，如大学、研究所等，需要通过竞争选择，以寻求最具有实力的执行者。确定实施机构需按以下步骤进行。

（1）发送工作任务大纲及竞标邀请。

（2）项目管理机构根据项目要求确定短名单：短名单，即招标人对投标申请人按时提交的资格预审申请材料进行审查后，符合资格预审要求的投标人名单。这个短名单多是由主管者或者组织者在合格者的范围内，考虑种种因素挑选的有代表性的执行机构，一般选择 3 ~ 6 家。

（3）撰写项目活动计划书：项目管理机构邀请列入短名单的机构，根据工作任务大纲撰写项目活动计划书。

（4）项目活动计划书的评定：项目管理机构根据任务大纲中规定的任务性质和内容，从提交简历的专家中，根据职称、资历等公正遴选 3 ~ 5 名专家组成评标专家组，并在项目计划书截至受理后的几个工作日内组织评标工作。

（5）招标结果的通知：在组织评标后的 10 个工作日内，将招标结果正式通知投标单位，并通知中标单位签订合同。

（6）计划书、标书的修改与完善：对于中标的公共卫生服务项目的计划书，如项目管理方认为有必要进行修改，则可以要求对方进行完善，然后签订合同。

四、签订合同与支付费用

在发出中标通知后的几个工作日内签订合同。不论单一来源或通过竞争性招标选择的活动实施机构，都需要采用合同的方法进行管理。当中标者不能就合同与项目管理机构达成一致时，管理部门可以通过书面方式通知对方停止签订合同，同时邀请评标排名第二的机构谈判签订合同或重新招标或邀标。

一般来说，在签订合同后，管理机构将支付 40% ~ 60% 的合同款（不同的机构、不同的项目支付比例不同）。在项目活动实施中期，实施机构要向管理机构提交中期项目进展报告。如果实施机构很好地履行合同条款，管理机构将再支付一定比例的合同款。如果实施方未能很好地履行合同，第二笔费用暂停拨付，同时通过上级部门加强督导，促其改进工作。实施方改进工作并履行了合同条款后，将补付合同款。项目合同结束，项目实施方需要提交项目完工报告和财务结算报告。经管理机构审核批准，管理机构将支付合同总额的尾款。

五、督导、进展报告与验收

对于公共卫生项目来说，不同的管理机构采用不同的督导方式。例如，有的项目在项目执行期间，会选择适当时间对项目实施机构进行 2～3 次督导，要求项目实施机构每半年或 1 年提交 1 份项目进展报告。

实施方在项目活动完成后向项目管理机构提交项目活动完工报告和财务结算报告。提交报告后，项目管理机构就可以对项目活动进行验收。如果验收合格，项目管理机构将按照合同规定办法支付费用。如果验收的部分活动未完成或部分完成，也要按照合同的约定进行处罚。

第四节　公共卫生项目的评估

公共卫生项目的评估就是对公共卫生项目的目的、执行过程、产出、效益和影响进行系统的、客观的分析；通过项目活动的检查总结，确定预期目标实现程度，项目的主要效益指标是否实现；通过分析评估分析失败的原因，总结经验教训，并通过及时有效的信息反馈为未来新的公共卫生项目的决策、提高项目管理水平提出建议，以达到提高公共卫生项目效率的目的。

一、公共卫生项目评估的内容

公共卫生项目的评估内容依据评估目的的不同而有所不同。但总体上应包含以下内容。

(一) 检查公共卫生项目的适宜程度

检查所开展的公共卫生项目是不是当前急需的，是不是当前存在的主要卫生问题，是不是以需求为导向的，项目的方案和经验是否具有可持续性和可推广性等。其中最为关键的是，项目的目标必须是解决优先卫生问题或解决重要的卫生问题。制定的卫生政策适合社会经济发展的程度，提出的卫生计划符合人们迫切的卫生需求，提出的目标、政策、策略、措施符合当地的具体情况，技术与方法可行，经济上能够为国家、集体、个人所承担，群众乐于接受。

(二) 评估公共卫生项目的可实施程度

主要是评估项目的计划，检查项目计划的完整性、可操作性等。例如，项目是否有明确目的和目标，是否将目标定量化和等级化，所设立的目标能否达到。采取的干预措施是否有针对性，是否有效等。在制订计划的过程中，是否明确了重要的卫生问题，对于各种卫生问题是否给予足够的重视，并且在人力、物力、财力等方面给予保证。

(三) 检查公共卫生项目的进度

将各项项目活动的执行情况与原计划的进度相比较，调查项目活动未按计划执行的原因，找出存在的主要问题或障碍及其主要的影响因素。将开展各种工作、活动取得的进展与预期计划的目标相比较，评估成功或不足的原因，提出修改计划的措施。检查计划的时间进展，可以了解计划的进度、了解计划实施取得的成就，及时提出需要引起重视的问题。

(四) 检查公共卫生项目的效率

效率是指实施公共卫生项目所取得的成果，同投入的资源之间的对比关系，评估能否以更经济的方法来达到同样的结果，从而使项目的机会成本最小和边际效益最大。它同时是指卫生规划或活动所取得的成效与投入的人力、物力、财力、技术、时间之间的对比关系。

(五) 评估公共卫生项目的效果

衡量项目活动所期望的预定目标的实现程度，如是否达到了预期目标，是否解决了主要卫生问题等。研究计划执行过程中对解决某一卫生问题或改善卫生状况取得的预期效果。因此，效果也可以用来评估一项计划预期目标实际达到的程度。在条件容许时，目标达到的程度应尽可能用数字来衡量，医学研究的许多指标是能够定量研究的。

(六) 评估项目的效应

项目的效应是指项目对社会经济、公共卫生发展等所产生的影响，以确定所评估项目的长期影响和贡献。

(七) 评估项目的成败原因

不同的项目有不同的经验教训和启示。关注那些失败的项目，分析错误出现在哪里，为什么项目的目标不能实现？成功的项目同样值得仔细地进行研究和评估，从中可以得到许多有益的启示。

那些由于不可预见的因素而导致失败的项目并非是真正的失败项目，只是由于一些不可抗力或不可预见的原因，导致项目的目标才不能得以最终实现。那些由于环境变化、组织变化、目标变化而失败的项目也并非是真正的失败项目，只有那些因为管理问题、决策问题而导致预算超支、进度推迟、资源严重浪费的项目才是失败的项目。

1.项目成功的原因

（1）制订了一份真实、可行的项目计划。

（2）项目的冲突得到了有效的控制和解决。

（3）项目目标清晰，研究小组中每位成员都能充分地理解。

（4）项目从启动到结束都处于有效的控制和跟踪状态。

（5）在规定的时间内，有足够的人员完成既定的工作任务。

（6）在项目实施之前，绝大部分工作任务已经得到界定，资源已配置齐全。

（7）项目负责人经常与研究小组的成员进行交流，倾听他们的建议，帮助他们解决问题，掌握了项目进展的第一手资料。

（8）项目负责人注意研究已终止的类似项目，善于从中吸取经验和教训。

2.项目失败的原因

项目为什么会失败？有一些基本的原因决定着项目的目标难以实现，这些原因恰好与项目成功的原因相反。

（1）项目计划太简单，或者过于复杂，甚至脱离实际，难以操作。

（2）项目的主要冲突无法解决，浪费了过多的时间和资源。

（3）项目负责人的管理水平、领导艺术欠佳。

（4）项目团队对最初的项目目标理解有分歧。

（5）在项目进程中，项目监控不充分，不能预见即将发生的问题；当问题出现时，又未能够适当地解决。

（6）研究小组成员数量不充足且工作效率低下。

（7）项目负责人以及主管单位之间缺乏有效、充分的沟通。

（8）优柔寡断的决策。

（9）项目中所需的资源供应缓慢，导致项目进度一再拖延。

二、项目评估的类型

公共卫生项目的评估类型按照不同的分类标准有着不同的界定。

(一)按照项目周期分类

1. 目标评估

主要围绕确立的计划目标，评估目标的科学性、合理性和可行性，最终评估目标的实现程度。

2. 过程评估

主要对公共卫生项目实施过程的绩效进行评估。通过对实施过程加强监督、控制、分析卫生资源的利用程度、计划的进展程度等，及时发现执行过程中存在的问题，制定相应对策，加以解决，保证计划顺利执行。

主要针对实施后所取得的成效进行的评估。结果评估对于长、中、短期的公共卫生项目，可以细分为长期效应评估、中期效应评估和短期效应评估。长期效应体现了公共卫生项目的持续性发展绩效；短期效应则表现为公共卫生项目的短期绩效。完整的评估应该包括长、中、短期三个方面的效应。

(二)按照评估内容分类

一般来说，按照评估内容可以将公共卫生项目的评估类型分为环境评估、形成性评估、基线评估、预试验评估、财务评估、中期评估和终末性评估。

1. 环境评估

这里所讲的环境是一个广泛的概念，包括社会经济的、人口的、文化的、地理的等许多方面的情况。项目的环境评估往往是项目正式开始之前的主要任务，它关注项目地区的社会经济发展有关的政策、制度、人口等状况对项目的影响。随着管理的进一步科学化，环境评估的重要性将越来越明显。在进行环境评估时，政策分析技术是较为常用的一种方法。它主要针对当地政府等部门的有关政策和规划进行系统的分析，明确拟开展的项目是不是当地当前的工作重点，是否对促进当地的社会经济发展有重要的作用；现行的政策和规划是否支持本项目的目标和实施以及成效的推广等。一句话概括来讲，项目的设计、实施等都必须适应环境因素，否则该项目就没有存在的必要。

2. 形成性评估

形成性评估指在项目实施过程中所开展的评估性研究。它主要是检查项目的干预措施或实施方案的有效性与可行性。同时，还对项目的承担机构/组织的有关经验和条件、人力资源管理、信息管理等进行评估，以便及时发现问题，并加以解决。

3. 基线评估

基线评估又称为基线调查，即通过定性、定量相结合的方法收集项目实施之前的有关资料，明确有关指标的基准状况，如疾病的发病率、患病率等，为以后项目中期和终末性评估提供基础性的参考数据，以明确项目实际产生的成效。因此，项目的基线评估作用很重要，不能忽视。

4.预试验评估

在正式项目实施前，研究者往往会在一定范围内选择某个 (些) 单位进行试点，以评估项目设计的合理性、项目干预方案的可行性、项目的实施效果、研究对象的可接受性与满意度、进度安排的适宜性等。对于在预试验中发现的问题，及时给予修改，减少了项目正式开始以后所产生的问题。此外，通过预试验还可以对调查员进行标准化培训，使他们统一概念、统一方法、统一程序等。

5.财务评估

在项目实施后，会经常性地开展项目的财务评估工作，以检查项目资金是否按计划分配，配套经费是否到位，比较预算与实际费用开支的符合程度，计算投入产出比，了解资金是否满足公共卫生项目的需要，是否发挥了应有的作用等。

6.中期评估

当项目进行到一半时，往往会开展项目的中期评估工作。目的是综合检查项目设计的适宜性，即项目预先的概念和思路在目前是否仍然正确，项目的环境是否发生了变化，环境的变化对项目目标的实现是否有重要的影响，项目取得哪些阶段性成果与产出，项目存在哪些问题，这些问题的主要原因是什么等。同时，中期评估的另一个目标是，考虑是否及怎样修改项目的计划、目标、投入等，并且提出项目后期的指导原则和有关的建议。

7.终末性评估

几乎所有项目在其结束时都需要开展终末性评估工作。它的重点是检查项目预期目标的达到程度，项目的成效 (包括效果、效益与效用等)，项目成效的可持续性、可推广性，以及必需的条件与范围等。

三、项目评估的程序

一般来说，项目评估由提出关注的问题、确定评估标准、设计评估方案和选择指标、收集资料、分析资料和报告结果等几个步骤组成。

(一) 确定利益相关者

利益相关者，指与项目设计、实施与效果有一定联系的机构、组织和人群等。它们的期望和态度等对项目的开展与项目效果的扩散等都有一定的影响。例如，拟在某市的多家医院开展一种新药的临床试验，这一项目的主要利益相关者包括政府的有关职能部门(药品监督局、卫生部局)、卫生服务机构(医院、疾控中心)、保险机构、药品生产厂家、患者等。

(二)明确不同利益相关者所关注的问题

对于同一个公共卫生项目,不同利益相关者所关注的问题不同,有时甚至完全相反。评估者必须首先明确它们对评估性研究的期望,从中确定谁是主要的利益相关者,根据其主要的期望设计评估方案。

(三)确定评估目标

在明确主要利益相关者及其期望的基础上,评估者应确立评估的目标。这个目标既包括总目标,又包括具体目标。

总目标是总体上阐述项目工作应该达到的目的,能够说明总体的要求和大致的方向。具体目标是总体目标分解到各个主要环节上的目标,是对总目标的具体说明。

任何一个研究计划都需要有明确的目标,它是计划实施和效果评估的依据。没有明确的目标,整个计划就失去了意义。计划的目标分为总体目标和特异性目标。计划的总体目标是指计划理想的最终结果。它是概括性的,为计划提供了一个总体发展方向。为了达到总体目标,必须依靠几个特异目标的实现来完成。计划的特异性目标又称为具体目标,是为实现总体目标而设计的具体可操作的目标。制定目标应遵循以下原则。

1. 可实现性

目标的可实现性是指所制定的目标要合理,能够有理由实现。也就是说,在制定公共卫生项目的目标时,应根据拟探讨的问题、现有的条件、资源等,制定出合理的、可实现的目标。

2. 可测量性

目标的可测量性,指计划实施中和完成后对所产生的变化结果可以测量。这样既有利于对结果的评估也有利于对结果的观察。

3. 时间限制

目标的制定一定要有时间的限制。在制定目标时,应考虑解决问题需要的时间和借鉴他人的工作经验,为自己的计划制定出一个合理的时间范围。

4. 具有挑战性

所制定的目标应具有挑战性,即可以激励研究人员主动参与工作,尽可能地解决所想解决的问题。

(四) 确定评估需要回答的问题

在进行公共卫生项目评估时，通常需要对项目提出以下几个问题。

1. 哪种策略最有效，有无其他可替代方案

策略是为了实现计划目标而采取的一系列措施的原则。在制定策略时应首先分析问题发生的原因，并根据可能的原因制定实现目标的策略。对于每一种原因都有可能提出多种达到目标的策略，但在确定实现目标的策略时，应该考虑到资源和条件，使所提出和制定的策略既能够符合现实的基本情况，又能够实现计划目标。

2. 确定最有效的干预措施

干预措施是在实现目标策略的指导下所制定的一系列为达到目标而进行的活动。活动是具体的和可操作的，活动计划要表明具体的活动时间、对象、人数和地点。也就是活动计划要解决做什么、在哪里做、什么时间做、谁去做以及如何做的问题。应选择客观、可测量的指标来反映活动效果。在确定干预措施时，应考虑人力、物力和财力等资源问题，也应注重成本效益的问题。即在几个可供选择的干预方案中，选取最为有效的那个方案。充分考虑项目方案的机会成本问题，从中选择最佳的方案，使有限的资源发挥最大的效益。

3. 确定最适宜的目标人群

一个项目往往难以解决所有的问题，要根据需求等情况，选择最为适宜的人群为项目的目标人群，这样才能充分发挥项目的效果和效益。

4. 确定干预是否施加于目标人群

通常有些项目虽然已经按照制订的计划开展了，但是由于各种因素的影响，干预措施有时并没有落实到准备干预的目标人群，以至于开展的活动很多，但目标人群受益很小，甚至没有任何受益。这主要的原因是干预措施没有施加于目标人群。

5. 干预是否按计划实施

原则上项目计划是项目实施的指南，任何项目活动都必须严格按照预先确定的计划执行，否则就有可能使项目失去方向并难以达到目标。

6. 干预措施是否有效

干预措施施加于目标人群后，接下来就要问该项措施的有效性问题。花费资源来实施没有效果或效果不大的干预措施，是不符合项目管理原则的，也没有任何必要。因此，在项目实施以后，就必须了解项目所采取的干预措施的有效性。

7. 干预措施的费用如何

良好的干预措施应该以较小的花费来取得较大的成效。一项干预措施，虽然取得的成效较大，但是如果其所需要的费用很高，在卫生资源有限的今天也是不可

取的。有时，项目管理者将项目干预的费用作为最主要的一项指标来评估项目的适宜性。

8. 是否达到期望目标

将项目的效果与预先制定的目标进行比较，看目标的达成度。目标达成度越高，项目就越成功，反之亦然。

9. 问题概念是否具有可操作性

项目设立的基础首先是因为存在问题。要解决该问题，必须制定详细的解决方案——项目计划。在制订项目计划的时候，要建立项目假设，明确问题是什么及其造成问题的主要原因。如果对问题的理解不透彻，假设不明确，将会使项目缺乏可操作性。例如，某地人群痢疾发病率比上一年增高了1%，不能简单地理解为发病率的增高就是问题，要在查明增高原因的基础上（如主要是由于外来人口的增加），才能明确问题。此时，问题不是发病率的增加，而是外来人口的增加。所采取的项目就不应该是针对痢疾发病率控制方面的，而应该是针对控制外来人口方面的。只有这样，才能使项目具有针对性和可操作性。

10. 问题的分布和目标人群是否查明

在明确问题是什么之后，就需要阐明问题的分布范围及其所涉及的人群，明确目标人群的特征、大小等。

11. 项目设计是否紧扣目标

项目的目标是要解决存在的主要问题，是指导项目设计、实施与评估的指南。只有在具有明确目标的前提下，才能进行下面的设计。反之，项目的设计必须紧密围绕目标，否则在项目结束后就无法保证目标的实现。

12. 项目实施概率多大

明确实施该项目的环境条件、资源等因素是否具备。

13. 费用与效益比如何

只有收益大于支出的卫生项目才有可能实施。如果一个项目的效益越好，其实施的可能性就会越大；反之亦然。

14. 干预效果是不是项目所期望的

有时项目产生了许多效果，有的效果往往很大。但是，从项目管理和评估的角度来看，一个项目是否成功，最为关键的是项目达到其所期望的效果，即项目计划的目标。

15. 结果是否归于非项目的因素

由于在项目的实施过程中会有许多因素的影响，因此，要明确项目最后所取得的效果哪些是由于项目的干预所产生的，哪些是由于其他因素（非项目因素）引起的，从而正确评估项目的成效。

16. 是否为最有效率的项目

一个好的项目，不仅需要具有良好的效果和效益，也应该具备良好的效率，即用最小的投入和时间来获得期望的效果和效益。

(五) 选择评估指标与标准

在明确了不同等级目标后，应再列出相应的评估指标。指标是指测定变化的工具，利用它可明确目标是否达到及达到的程度。指标确立的原则主要有：

1. 客观性

指标体系的设计应该能够客观地评估总体目标，要求每项指标都与总体目标保持一致，使每项都能够反映客体的本质。

2. 独立性

指标的独立性要求指标体系中同一层次的指标是相互独立的，但不互相包含，也不存在因果关系，并且指标之间不存在矛盾之处。指标独立性的要求，可以避免指标的重复，提高指标评估的科学性。

3. 可测量性

为了提高指标评估的准确性，凡是可以量化的指标，应尽可能量化测量。凡是不能量化的指标，应尽量有明确的观察结论，为数量化分析奠定基础。

4. 可比性

公共卫生项目的评估是对客体的判断，要想做出正确的判断，就必须保证质的一致性。因此，设计指标时应注意选择具有质的一致性的内容，以保证具有可比性。

5. 简易可行性

要求指标便于实施、容易测量和得出结论。为了便于收集，保证指标准确可靠，应尽量简化测量的指标体系。

6. 时间性

即指标要有时间限制。因为很多指标是随着时间的变化而变化的，如果没有明确指标收集或分析的时间，往往就会得出错误的结论。例如，在评估促进儿童生长发育的项目中，其中一个重要指标为身高，由于身高在上午和下午的自然生理性变化，因此，必须明确规定身高的测量时间。

满足了上述原则的指标被称为客观可证实性指标。确定评估项目效果的标准是对已经确定的评估指标进行数量的规定。因为，在评估一个项目的成效时，往往不是一个指标，而是用一组指标来表示项目的成效。这一组指标构成了项目的评估指标体系。在该指标体系中，必须明确每一个指标在该体系中的定位和价值，即指标的分值与权重问题。例如，反映儿童健康教育项目的评估指标有"儿童不良卫生习惯的改善""肥胖儿童比例的减少""儿童某种疾病的发病率下降"等，这几个指标在对评估项目成效的实际贡献是不同的，"儿童不良卫生习惯的改善"指标的价值就大于其他两个指标的价值。为此，必须分析每一个指标情况，给予其不同的权重。此外，指标标准的确定还是为了确定收集什么样的信息来证实项目效果。以"改善儿童不良卫生习惯"为例，可以通过以下途径收集相应的资料说明确定项目效果的标准。可通过父母、教师，找到参加项目的儿童不良卫生习惯得以改善的证据；可通过对儿童的观察，了解他们已经改善的卫生习惯；可通过体检，得到儿童身体状况改善的证据；可通过比较参加和未参加项目儿童的卫生习惯和身体状况之间的差异等，获得有关证据。

（六）确立资料收集与分析的方法

1.选择资料收集的方法

评估资料的收集由一系列工作组成，包括：确定测量变量、选择测量方法、确定测量的真实性和可靠性、对测量的质量控制、记录并解释测量结果等。掌握及时、准确、可靠的信息是进行科学评估的基础，没有信息就没有评估工作。一般可以将资料的获取方法划分为以下几种。

（1）询问表调查法：根据调查目的制作专门的调查表，由专门训练的调查员向被调查者询问来收集资料。询问调查一般采用抽样调查，要求样本有代表性。通过询问调查，既可以收集常规登记和报告所不能得到的资料，又能够核对其数据的准确性和完整性。

（2）通信询问调查法：调查表采用通信邮寄的方式分发给被调查者，由被调查者根据调查表的填写说明填写。这种方法易于开展，但是其应答率较低。

（3）观察法：分为两种。一种是直接观察，是指直接参与研究对象的活动中，观察、收集记录所需要的资料；另一种是非直接观察，调查者不参与研究对象的活动，只是将观察的结果记录，然后进行分析。

（4）健康检查法：采用健康检查和实验室辅助诊断等方法，找出可疑患者。该方法必须与询问相结合使用。

2.收集资料时应注意的问题

在收集信息过程中，一般要问的重要问题是：

（1）要测量的变量是什么？

（2）对于要测量的变量是否有现成的、公认的测量技术？

（3）该测量技术是否在过去同本次测量类似的环境下使用过？

（4）本研究是否具有足够的时间、资源和技术来创造新的测量技术？

（5）被调查者是否乐于回答研究所提出的问题？

（6）信息的收集是否符合伦理的要求？

（7）所收集信息的可靠性如何？

3. 分析资料

将资料分析划分为两个阶段：调查资料的核对、整理与分析阶段；对取得的调查资料进行判断、推理，得出有规律性的结论。根据不同的资料选择相应的统计分析方法，对资料进行处理、分析时应该考虑：

（1）要评估问题的特点是什么？

（2）要评估项目成功的标准是什么？

（3）所测量变量的性质是什么？

（4）选择的调查样本量是否有代表性，是否足够？

（5）所收集资料的真实性和可靠性是否令人满意？

（七）明确评估结果利用者及其期望

在完成以上（一）至（六）步骤后，评估者已经掌握了有关项目的基本素材。紧接着就要了解谁将要利用本资料的问题。正如以上所述，不同的机构和人群对于评估性研究的期望是不同的，因此他们利用评估所得资料的角度和动机也是有差异的。由此可见，只有在清楚评估结果的利用者是谁及其期望之后，才能撰写并提交有针对性、有价值的评估报告。

（八）撰写并提交评估报告

评估报告是项目评估的书面总结，撰写评估报告是项目评估工作的重要组成部分，也是评估性研究的最后一个环节，应以认真、严谨、求实的态度对待报告的撰写工作。评估报告是采用书面文字的形式，系统地介绍项目评估的目的、方法、过程、结果及结论的一种特殊文体。一方面，评估结果和结论要通过一定的形式表现出来，才能对其进行传播、交流和应用；另一方面，对评估结果的表现过程又是对调查材料继续深入分析和研究的过程。有时，调查人员在撰写评估报告以前认为有些问题基本弄清楚了，但是当撰写报告时又不知如何下笔，这时才知道有些问题并不十分清楚，还得进一步深入分析与探讨。

有时，对于一项评估性研究往往需撰写几种不同类型的评估报告。例如，当利用者为政府领导时，评估报告通常只是简明扼要地说明项目的成效和产生的影响等，而忽略评估的方法学等问题；如果利用者为财政部门，则评估报告的重点是阐述关于资金的使用情况，以及有关费用效益的问题等；如果评估报告的利用者为项目管理专业机构和专业人员，则评估报告必须详细描述和解释有关项目设计、实施、成效及其影响等所有问题。

通常项目评估报告应包含如下主要内容。

(1) 回顾项目的历史，其中包括对项目计划的修改和变更。

(2) 主要成果的总结。

(3) 对比项目的计划目标和已实现的目标，分析其成败的原因。

(4) 项目总决算，并说明成本偏差的原因。

(5) 评估项目管理的得失。

(6) 研究需要继续调查的问题。

(7) 对未来项目管理的建议。

此外，一些大型公共卫生项目评估报告还包括如下内容。

(1) 对项目进程中所出现的问题、冲突及解决办法的总结。

(2) 项目阶段性总结，其中包括实际工期和原定进度的对比、实际成本和既定预算的对比等，为什么会出现偏差？程度多大？这些都应有详细的记载。

(3) 对需要增加资源的工作任务的记载。

(4) 对合作方支持方的总结，并分析在未来的项目中，如何才能改善合作关系。

(5) 对项目中沟通的分析及提高沟通技巧的建议。

(6) 从总体上分析项目管理的流程。

第三章　社区公共卫生服务管理

第一节　人人享有卫生保健

1978 年，世界卫生组织和联合国儿童基金会发表了著名的《阿拉木图宣言》，提出了 2000 年"人人享有卫生保健"的目标。中国作为世界卫生组织的成员国，也一直致力于追求这一目标。近年来，中国政府在颁布的一系列文件中进一步提出 2010 年人人享有公共卫生服务和基本医疗服务的要求。下面我们将对基层公共卫生服务的目标和要求，社区公共卫生服务的概念、特征等内容展开具体探讨。

一、基层公共卫生服务的目标和要求

(一) 国际初级卫生保健目标

1978 年 9 月，世界卫生组织和联合国儿童基金会联合在苏联的阿拉木图主持召开国际初级卫生保健大会，通过了著名的《阿拉木图宣言》，明确了初级卫生保健是实现"2000 年人人享有卫生保健"全球战略目标的基本途径和根本策略。1979 年的联合国大会和 1980 年的联合国特别会议，分别表示了对《阿拉木图宣言》的赞同，使初级卫生保健活动得到了联合国的承诺。我国政府分别于 1983 年、1986 年、1988 年明确表示了对"2000 年人人享有卫生保健"战略目标的承诺。

《阿拉木图宣言》对初级卫生保健做了如下定义，即初级卫生保健是一种基本的卫生保健。其含义包括：

(1) 卫生保健是由社区通过个人和家庭的积极参与，依靠科学的、受社会欢迎的方法和技术，费用也是社区或国家在各个发展时期依靠自力更生和自觉精神能够负担得起的，人人普遍能够享受的卫生保健。

(2) 卫生保健是国家卫生系统的中心职能和主要要素。

(3) 卫生保健是国家卫生系统和社区经济发展的组成部分。

(4) 卫生保健使个人、家庭和社区同国家系统保持接触，是卫生保健深入居民生活与劳动的第一环节。

《阿拉木图宣言》还指出，健康是一项基本的人权。就国家而言，实施初级卫生保健是政府的职责。就人民群众而言，人人都有权利享受初级卫生保健服务，人人都有义务参与初级卫生保健工作并为之做贡献。就卫生工作而言，实施初级卫生保健是为全体居民提供最基本的卫生保健服务，以保障全体居民享有健康的权利。根据《阿拉木图宣言》，初级卫生保健可分为四个方面的工作目标和八项急需开展的工作内容。

四个方面的工作目标是以下内容。

（1）促进健康：促进健康包括健康教育、保护环境、合理营养、饮用安全卫生水、改善卫生设施、开展体育锻炼、促进心理卫生、养成良好生活方式等。

（2）预防保健：在研究社会人群健康和疾病的客观规律及它们与人群所处的内外环境、人类社会活动的相互关系的基础上，采取积极有效的措施，预防各种疾病的发生、发展和流行。

（3）合理治疗：及时发现疾病，及时提供医疗服务和有效药品，以避免疾病的发展与恶化，促使其早日好转痊愈，防止带菌（虫）和向慢性发展。

（4）社区康复：对丧失了正常功能或功能上有缺陷的残疾者，通过医学的、教育的、职业的和社会的措施，尽量恢复其功能，使他们重新获得生活、学习和参加社会活动的能力。

八项具体工作内容是：

（1）对当前主要卫生问题及其预防与控制方法的健康教育。

（2）改善食品供应和合理营养。

（3）供应足够的安全卫生水和基本环境卫生设施。

（4）妇幼保健和计划生育。

（5）主要传染病的预防接种。

（6）预防和控制地方病。

（7）常见病和外伤的合理治疗。

（8）提供基本药物。

之后，在1981年第34届世界卫生大会上，又增加了一项内容，即使用一切可能的方法，通过影响生活方式、控制自然和社会心理环境来预防和控制非传染性疾病和促进精神卫生。

（二）我国公共卫生服务和基本医疗服务的要求

目前，我国政府已经看到社区卫生服务在建设公共卫生体系过程中的基础性作用，认识到社区卫生服务既是医疗卫生体制改革的突破口，也是做好公共卫生和初级卫生保健的一个最基本的环节。1997年《中共中央、国务院关于卫生改革与发展的决定》中提出："改革城市卫生服务体系，积极发展社区卫生服务，逐步形成功能合理、方便群众的卫生服务网络。基层卫生机构要以社区、家庭为服务对象，开展疾病预防、常见病与多发病的诊治、医疗与伤残康复、健康教育、计划生育技术服务和妇女儿童与老年人、残疾人保健等工作。"1999年卫生部等十部委发布了《关于发展城市社区卫生服务的若干意见》，要求各级政府应积极发展社区服务，加强社区卫生的规范化管理，构筑城市卫生服务新格局。2002年卫生部等十一部委又联合下发了《关于加快发展城市社区卫生服务的意见》，要求地方各级人民政府加大扶持力度，各有关部门加强配合，支持社区卫生服务的发展。2006年《国务院关于发展城市社区卫生服务的指导意见》中指出："各地区要积极探索建立科学合理的社区卫生服务收支运行管理机制，规范收支管理，有条件的可实行收支两条线管理试点。地方政府要按照购买服务的方式，根据社区服务人口、社区卫生服务机构提供的公共卫生服务项目数量、质量和相关成本核定财政补助；尚不具备条件的可以按人员基本工资和开展公共卫生服务所需经费核定政府举办的社区卫生服务机构财政补助，并积极探索、创造条件完善财政补助方式。"随后，卫生部先后下发了《城市社区卫生服务机构设置原则》《城市社区卫生服务中心设置指导标准》《城市社区卫生服务基本工作内容（试行）》等操作性文件。在政策文件的指导下，近年来各地大力发展社区卫生服务。这些要求事实上已经对我国社区公共卫生和基本医疗服务提出了改革必须坚持的目标和方向：一是要确保所有人的基本健康；二是要突出公共卫生服务和基本医疗服务。

二、社区公共卫生服务的概念

探讨社区公共卫生服务的概念，首先需要了解社区卫生服务和公共卫生两个概念，因为社区公共卫生服务的概念涉及社区卫生服务和公共卫生两个概念的内涵。

(一) 社区卫生服务

1999年卫生部等国务院十部委在《关于发展城市社区卫生服务的若干意见》中对社区卫生服务的定义是：社区卫生服务是社区建设的重要组成部分，是在政府领导、社区参与、上级卫生机构指导下，以基层卫生机构为主体，全科医师为骨干，合理使用社区资源和适宜技术，以人的健康为中心、家庭为单位、社区为范围、需求为导向，以妇女、儿童、老年人、慢性病患者、残疾人等为重点，以解决社区主要卫生问题、满足基本卫生服务需求为目的，融预防、医疗、保健、康复、健康教育、计划生育技术服务等为一体的　　（"六位一体"），有效、经济、方便、综合、连续的基层卫生服务。社区卫生服务也是目前世界各国公认的最佳基层医疗模式。

(二) 公共卫生

国际上比较经典的是温斯格对公共卫生的定义："公共卫生是通过有组织的社会努力来预防疾病、延长寿命、促进健康的科学和艺术。社会的努力包括改善环境卫生、控制传染病、提供个人健康教育、组织医护人员提供疾病的早期诊断和治疗服务，建立社会体制，保证社区中每个人都维持健康的生活标准，实现其生来就有的健康和长寿的权利。"

我国关于公共卫生比较全面和具体的定义是在 2003 年全国卫生工作会议上，由当时任副总理兼卫生部部长的吴仪提出的："公共卫生是通过有组织的社区努力来预防疾病、延长寿命和促进健康和效益的科学和艺术，是组织社会共同努力，改善环境卫生条件，预防控制传染病和其他疾病流行，培养良好卫生习惯和文明生活方式，提供医疗服务，达到预防疾病，促进人民身体健康的目的。"

(三) 社区公共卫生服务

综合上述两个概念的含义，我们认为，社区公共卫生服务是公共卫生服务在基层社区的实现，是以社区卫生服务机构为主体，在上级公共卫生服务机构的指导下，以社区为范围，以社区居民公共卫生服务需要为导向，动员社区居民参与，以预防、医疗、保健、康复、健康教育、计划生育技术服务为载体，实现预防疾病、促进人民身体健康的目的。社区公共卫生服务是社区卫生服务与公共卫生服务在城市基层卫生服务中的有效融合，将促进政府公共卫生服务职责的落实和社区卫生服务功能的发挥，对完善我国城市公共卫生服务体系和医疗卫生服务体系意义重大。

三、社区公共卫生服务的特征

社区公共卫生服务具有具体性、综合性、连续性、协调性、可及性、参与性、操作性等特征。

(一) 具体性

社区卫生服务面对的是具体的社区，所要解决的问题是促进社区居民的健康和向居民提供各种具体的卫生服务。社区具有特定功能，其表现为：地域的具体性；人群结构的具体性；服务设施的具体性；文化基质的具体性；情感互动方式的具体性。离开具体的社区，社区卫生服务就等于空谈，也等于违背了实施社区卫生服务的初衷。

(二) 综合性

社区生活体现着人类生活的全部复杂性和人类健康需求的多样性，只有进行综合和全面的思考，才能统筹兼顾，有效地解决社区的卫生服务问题。社区卫生服务的综合性是指：就服务对象而言，包括社区内的所有人群，不分性别、年龄和疾病类型，重点服务对象为妇女、儿童、老人和残疾人；就服务内容而言，体现为含有医疗、预防、保健、康复和健康教育的综合性服务，其中以预防保健为重点，并强调三级预防，组成防治网络，将疾病的防、治有效结合起来；就服务层面而言，包括生物、心理和社会三个方面；就服务范围而言，包括个人、家庭和社区。

(三) 连续性

社区卫生服务的连续性体现在向居民提供服务时间的连续性上。全科医师傅将向生命的准备阶段、生产的保护阶段和生命质量阶段三个不同时期提供连续、系统的卫生服务，卫生服务贯穿于人的生、老、病、死全过程。社区卫生服务的连续性体现在其不受场所的限制上，无论在病房、门诊、患者的家中或工作单位，患者都可得到全科医师的照顾。社区卫生服务的基本特征是全科医师向固定服务对象提供连续性服务，促进医疗和预防结合。慢性非传染性疾病成为健康主要威胁时，推行防治结合的连续性卫生服务尤为必要。慢性非传染性疾病是一个长期演变的过程，全科医师可以在疾病发生发展的不同阶段，采取不同的防治策略，以取得良好成效。由于全科医师了解不同阶段的具体情况，有可能提出切合实际的治疗方案，促进患者早日康复。

(四) 协调性

社区卫生服务的协调性是指充分利用社区内或社区外的一切可以利用的资源，为个人及其家庭提供全面而有效的卫生保健服务。这是由它的服务内容、方式及组织形式决定的。倡导社区卫生服务的目的是提高人群健康水平，并不是局限于治疗已经发生的疾病，而是要求达到在身体、心理和社会三个方面完好的健康状态，向人群提供基本医疗服务和预防保健相协调，身体、心理与社会健康协调发展，提供服务的形式由医师被动等候患者上门求医转变为医师主动上门提供服务；服务场所由医院坐堂就诊转变为走向社会和家庭，从院内转向院外；服务对象从患者转变为全体人群（包括健康人群、亚健康状态人群和患者三部分），通过服务内容和服务方式的一系列转变，促进社区卫生服务的协调发展。

(五) 可及性

可及性是论述服务对象具备接受卫生服务的能力，可从地理、经济和服务三个方面论述社区卫生服务的可及性。具体而言，卫生服务的可及性不仅包括方便可用的卫生服务设施、固定的医疗关系、有效的预约系统、上班时间外的服务，还包括心理上的亲密程度、经济上的可接受性及地理位置上的接近。

(六) 参与性

群众参与是中国政府卫生工作方针之一，保障健康是群众关心的切身利益，对卫生服务工作中能够由群众自行解决或互助解决的问题，动员群众参与，经济效益和社会效益都十分显著。社区卫生服务是一项专业性与群众性密切结合的社会服务工作，动员社会力量参与是社区卫生服务的关键环节。因此，必须加强政府领导，动员社区内各种社会组织和社区居民广泛参与，中国不少地方逐步形成了"政府领导、部门协调、街道搭台、卫生唱戏、社会参与"的格局。社区居民参与卫生服务工作的领域十分广泛。养成健康意识如增强自我保健意识、为健康尽义务的意识和社会互助意识；参与社区卫生建设和环境治理；从经济上给予卫生建设必要的支持；进行社会互助和有益于健康的公益活动等，都属于这方面的内容。

(七) 操作性

社区卫生服务的理论和技术，应当具有可操作性。针对影响健康的生物、心理和社会因素，建立有效、可行和经济的操作技术体系 (如清洁水、基本药物、传统的诊疗技术以及自我保健的方法与技术等)，形成围绕提高健康质量这一总目标的具体指标体系，形成评估以上操作效果的评估体系，对社区服务来说具有重要意义。操作性体现在社区的全部理论和技术之中，是社区卫生服务富有生命力的具体表现。

此外，社区公共卫生服务以社区卫生服务机构为主体，深入社区、面向居民，重视通过健康教育、提供医疗服务等具体服务项目，对社区居民不良的卫生习惯和生活方式进行纠正与指导，重视干预、实现干预是社区公共卫生服务区别于地区、国家层面的公共卫生服务的特有性质。

四、社区公共卫生服务的功能与意义

政府对于城市社区公共卫生服务的功能有着非常明确的界定，突出表达了社区卫生服务要以疾病预防、常见病与多发病的诊治医疗、康复、健康教育、计划生育和妇女儿童与老人、残疾人保健等服务为主要工作范围。这些界定说明社区卫生服务的功能不是单一的，而是多方面、多方位的。在这些功能中，首先，强调了疾病预防，表明了政府对社区疾病预防工作的高度重视。其次，以居民的卫生需求为导向，以常见病多发病的诊治为重点，以妇女儿童、老年人、残疾人、慢性病患者的保健康复为己任，紧密贴近居民的基本卫生健康需求，解决社区的主要卫生问题，是一个集预防、医疗、保健、康复、健康教育、计生技术服务等于一体的经济、方便、综合、连续、有效的基本卫生服务的多功能机构。由于社区公共卫生服务具有上述功能，因此，它对医疗卫生事业的建设和发展具有重要意义。

(一) 有利于加强城镇居民的预防保健工作

在当代中国卫生国情的需要上，随着人们生活水平的提高、寿命的延长、人口的老化，加之疾病的改变，对长期照护的服务需求也在增加。社会老龄化不仅给社会经济发展带来负面效应，更重要的是老年疾病增多和失能改变了中国卫生国情现状。而老人疾病和失能的主要特点是疾病发生频率高、疾病程度严重、以慢性病为主、病程长、致残和死亡的可能性大。而社区卫生服务正是以老年人、慢性患者、残疾人为服务对象，为他们提供有效、经济的医疗服务，为社区群众解除疾苦。

(二) 有利于满足社区居民多层次医疗卫生需求

随着社会经济的发展和人民生活水平的提高，不同的社会人群有着不同的医疗卫生服务需求，除了基本的医疗卫生服务需求，还有着非基本和特需医疗卫生服务需求，如临终关怀、牙齿矫正、保健推拿按摩、家庭保健医师等，这些医疗卫生服务有着广泛的市场需求。社区卫生服务可以很好地满足这类服务的需求。此外，社区卫生服务还为居民提供方便、适宜、经济、连续、有效的医疗卫生服务，如上门服务、建立居民健康档案、建立家庭病床等。可以将常见病、多发病和慢性非传染病患者纳入社区服务人群，这样80%以上的医疗问题都可在社区内部解决。

(三) 有利于提高医疗服务质量，降低居民就诊费用

社区人群在得到医院内的基本医疗服务的同时，还能享受到上门服务、家庭医师、健康咨询、个人健康顾问等医疗保健服务，有利于融洽医患关系、提高医疗服务质量、减少不必要的浪费。有了社区卫生服务，居民有病能及时就诊和治疗，既不至于将小病拖成大病，又节省了医疗费用。同时，社区卫生服务人员发现患者病重时，能及时督促患者到有关医院诊疗。有些急诊患者通过医院抢救治疗后，还需要继续治疗和康复的，可回家在医疗服务站接受治疗，这进一步减少了住院费用。

(四) 有利于规范医疗市场

根据《中共中央、国务院关于卫生改革与发展的决定》的要求，开展社区卫生服务，逐步形成功能合理、方便群众的卫生服务网络，有利于统一管理、统一规划、合理布点。各社区卫生服务站有明确的为人民服务的宗旨，建立起一整套规章制度和约束机制，基层的医疗市场就能得到规范。

(五) 有利于社会和劳动保障制度的改革

目前我国基本医疗保险制度的实施主要是实行定点医疗制度，它的主要不足是缺乏合理调节患者流向的手段和方法，造成承担转诊患者的医院人满为患。为此，把预防工作和职工医疗保险结合起来，使社区卫生服务成为医疗保险网络体系中的一个重要组成部分。例如，社区卫生服务开展防病、健身活动等，可以逐步减少或控制慢性病的发病率，降低死亡率；通过医疗服务活动可解决常见病、多发病，并能实行双向转诊。这些服务性活动都能降低职工医疗保险费用支出，有利于促进社会和劳动保障制度改革的顺利进行，弥补其在某些方面的不足。

(六) 使基层医院摆脱困境

基层医院通过医改之后，常会出现工作量下降、业务收入低、经济难以维持的状况。因此，可以通过社区卫生服务调整服务结构，拓宽服务领域，改变传统的服务方式，变坐等患者为主动上门为患者服务，把医院的业务工作从重治转移到重防，从院内服务扩大到社区服务，并把心理咨询、健康教育纳入工作范围。

第二节　社区公共卫生事业管理

基层公共卫生事业管理，简单理解，就是以政府为主导的公共卫生组织为实现公共利益，为社会提供公共卫生产品及服务的活动。下面我们将从政府职责、资金筹措、公共卫生服务体系、人员激励等方面进行具体探讨。

一、政府职责

1988年美国医科院发表的《公共卫生的未来》报告将政府对于公共卫生的核心功能包括三部分：评价、政策研究和保障。

评价指的是常规地、系统地收集与社区卫生相关的信息，进行分类和分析，并随时提供给社区居民。与社区卫生相关的信息包括社区卫生健康状况、社区卫生服务需求、流行病学数据和其他健康问题的相关研究。从评价所包含的内容来看，并不是任何单独的公共卫生机构都可能具备足够的资源来承担和完成这项任务，而是需要各个部门间的合作和配合。

政策研究制定包括以下内容：将公共卫生问题公布于众并教育社区居民使其具备认识社区公共卫生问题的能力；动员和建立社区联盟来认识和解决社区公共卫生问题；制订政策和计划来支持个人和社区的卫生工作。公共卫生机构都要通过促进公共卫生决策中科学理论的使用和领导公共卫生政策的制定，来维护公众在政策制定方面的利益。

保障是指公共卫生机构必须通过行动激励，利用其他组织(私立或公共部门)提供、制定规章制度或直接提供服务等手段向其选民确保提供实现目标所必需的服务。主要通过五个过程确保公共卫生干预计划的实施：执行卫生法规，保障人民健康安全；为社区居民联系需要的个人医疗保健服务，在缺乏需要的服务时，通过各种方式确保基本的医疗保健服务；确保公共卫生和医护队伍的质量和能力；评价医疗服务和公共卫生服务的效果、享有率和质量；开展公共卫生研究，探索解决重大公共卫生问题的新思路和新方法。公共卫生机构在选择个人和社区范围的优先卫生服务时，不仅要考虑关键决策者的意见，还要考虑普通公众的意见。

在我国，政府对公共卫生的责任日渐得到关注。2003 年 7 月 28 日，当时任国务院副总理的吴仪在全国卫生工作会议上的讲话中第一次提出"政府有限责任"的概念，指出政府对于公共卫生的职责主要有：通过制定相关法律法规和政策，促进公共卫生事业发展；对社会、民众和医疗卫生机构执行公共卫生法律法规实施监督检查，维护公共卫生秩序；组织社会各界和广大民众共同应对突发公共卫生事件和传染病流行；教育民众养成良好的卫生习惯和健康文明的生活方式；培养高素质的公共卫生管理和技术人才，为促进人民健康服务。

二、资金筹措

公共卫生服务具有公共产品的特点，即非竞争性和非排他性。因此公共卫生服务的提供，同样存在市场失灵的现象，必须由政府进行干预。公共卫生服务的资金筹措一般采取政府财政投入的方式进行配置，或者是在政府干预下进行配置。

目前，中国公共卫生投入机制是政府对公共卫生进行投入并直接提供服务。防疫和妇幼保健机构的补偿以财政拨款和业务收入为主。20 世纪 80 年代中期以来，因国家推行分级财政体制改革，一些原属中央的单位，其人、财、物管理权限被划到地方，卫生机构也被包含在内，政府允许防疫机构开展有偿服务，目的是弥补政府防保投入的不足，防疫机构由此拓宽了筹资渠道。这种向社会筹资的政策在一定时期内产生了积极的效应，使卫生防疫支出紧张的状况有所缓解。但是，随着时间的推移，弊端也逐渐显现出来，主要表现在：客观上刺激防疫机构侧重业务创收，轻视无偿的具有社会效益的技术活动；影响卫生执法的客观公正性。

从历史上看，在2000年以前，国家财政对医疗机构的补助政策经历了统收统支、差额补助、定须补助和定额补助等几个阶段。2000年《关于卫生事业补助政策的意见》，改革财政补助方式，由过去的按床、按人的定额补助改为按新的补助方式补助医院。国务院八部委《关于城镇医药卫生体制改革的指导意见》提出卫生改革的14条总体框架，对医疗单位由定额补助全面过渡到定项补助，由按人按床补助改为按任务给予补贴。国家对医疗机构实行分类管理并执行不同财政税收价格政策。为了与国家有关医疗机构实行分类管理的规定相衔接，财政部、国家税务总局制定了《关于医疗机构有关税收政策的通知》，对非营利性医疗机构和卫生机构（疾病控制和妇幼保健等）的主营业务收入给予免税照顾。

2006年《关于城市社区卫生服务补助政策的意见》中明确了政府补助的原则、补助范围及责任划分、补助内容和方式、政府补助及社区卫生服务收支的管理和监督。目前，政府财政对基层公共卫生的支付方式可以分为以下几类。

(一) 政府直接支付机构

这种支付方式包括政府财政提供社区卫生服务中心（站）启动资金；对社区卫生服务中心（站）和乡镇卫生院按工作人员数量支付工资；以各种性质为基层卫生服务机构支付设备经费和运转经费。例如，北京市东城区为收支两条线试点地区，社区卫生服务机构全部支出纳入财政部门预算管理，社区站的收入全部通过社区卫生服务中心上缴财政专户，社区卫生服务的运行经费、人员经费由财政予以保障，社区卫生服务人员工资和奖励分成三部分，即基本工资、绩效工资和年度奖励部分，切断了个人收入与社区卫生服务机构经济收入的联系。

(二) 政府购买基层公共卫生服务

政府根据地区服务人口，或者根据公共卫生服务提供数量进行投入。上海市长宁区设立了包括10大类25小类的基本卫生服务包，根据服务包以及地区人口结构和疾病发病等状况进行了成本测算，参考政府财力进行投入，确立了每人每年50元的预防保健服务经费，明确预防保健服务的内容和数量，并建立了社区卫生服务质量考核体系。北京市大兴区卫生局制定了《大兴区社区卫生服务"项目管理、定额补助"实施办法》，对健康档案的建立与使用、社区健康教育、社区高血压病管理等公共卫生服务项目的完成情况进行考核，然后给予补偿，引导社区卫生服务机构主动提供公共卫生服务。2004年主要补偿标准为：建立健康档案达标，每份补偿3元，使用健康档案达标每份补偿3元，共设72万元补偿金；高血压病管理：一般管理每例患者补偿50元，规范管理每例补偿100元，共设60万元补偿金。

(三) 签订服务合同，确定服务病种按照病种支付

深圳市某社区卫生服务中心与所在街道(居委会)签订合同，对辖区居民提供一定的医疗和公共卫生；山西省和顺县针对3种妇科病，政府制定任务书，确定服务内容、健康教育、治疗效果等，同时测算费用，进行招标，确定服务机构，签订合同购买服务。

(四) 发放"公共卫生服务券"

浙江省某县对一部分公共卫生服务(0～3岁儿童保健，0～7岁儿童计划免疫，孕产妇的产前、产后服务，农民健康档案建立等)以发放服务券的形式，对服务机构进行支付。

各地在支付的操作中，大多是以上几种支付方式结合使用。2006年武汉市对社区常住人口按每人每年10元的标准予以补助；同时，投入338万元，用于开展计划生育服务进社区工作。浙江省某县对乡镇卫生院，既按照工作人员数支付部门人员经费，也确定公共卫生服务包，按照每服务人口15元标准支付；同时对重点集中公共卫生服务以发放"公共卫生服务券"的形式进行支付。

三、公共卫生服务体系

公共卫生体系常常被描述为具有不同作用、相互关联和相互作用的网络，为整个社区公众健康服务的各种组织机构。公共卫生体系中的各部分应当能够各自独立行动，而当为了某一个健康目标需要共同努力时，才作为一个体系进行。

我国的公共卫生体系是随着新中国的建立逐步建立和完善起来的。在1978年之前国家非常重视公共卫生事业，给予大量人、财、物上的强有力保障和支持，使我国不仅在很长时间内避免了大规模瘟疫，而且在国际上也塑造了极为良好的形象。中国这段时期的公共卫生经验曾被世界卫生组织推广到其他国家，成为他国效仿的"样板"。公共卫生体系主要是以三级医疗预防保健网为基础。从20世纪80年代开始，由于国家的财政投入不足以维护疾病预防与公共卫生系统，尤其是三级网络，在有的地区其功能遭到极大冲击，导致疾病预防体系特别是农村的疾病预防体系功能逐渐削弱。

2000年1月，卫生部《关于卫生监督体制改革的意见》指出，要按照依法行政、政事分开和综合管理的原则，调整卫生资源配置，理顺和完善现行卫生监督体制，建立结构合理、运转协调、行为规范、程序明晰、执法有力、办事高效的卫生监督新体制。目前，我国的公共卫生体系从横向来看主要包括疾病预防控制、妇幼保健和卫生监督3个公共卫生服务网络。从纵向来看，公共卫生服务的形式是"三级服务网"。机构状况是：乡（或街道）卫生院（或保健站）为第一级机构，在此机构中包括医疗和防疫内容；县（区）医院和妇幼保健站（院）、防疫站等为第二级机构，医疗、防疫相分离；地区或市医院、妇幼保健院、防疫站等，在直辖市、省、市、经济计划单列市和省辖市中还有部属或省属的医学院校附属医院（综合或专科）等更高一层的医疗保健机构，在这一层中的机构为第三级机构。

四、基层公共卫生服务人员的激励

要想提高政府购买社区公共卫生服务的质量和效率，以及社区居民服务满意度，就必须建立一套基层公共卫生服务人员的激励机制。通过对传统社区卫生服务机构的人事制度和分配制度进行改革，充分调动员工工作的积极性和主动性。

（1）在人事制度改革上，可以尝试人事聘任制。所谓聘任制，就是指机构内部和外部的工作人员，无论职务高低、贡献大小，都站在同一起跑线上，重新接受组织的挑选和任用。同时，员工也可根据自己的特点和岗位的要求，提出自己的选择希望和要求，在调整组织结构的基础上，发布岗位空缺和任职资格要求，重新选拔和任命，竞争上岗。研究表明，聘任制是组织进行内部人力资源再配置的一条重要途径，也是组织进行人事制度改革的一个有效方法。目前苏州市民营社区卫生服务机构基本上采用人员聘任制，机构负责人可以根据岗位的需要，对外公开招聘公共卫生服务人员，签订服务合同，制定聘任规范，再根据岗位特征和录用人员的资质确定工资待遇。公立或集体性质的社区卫生服务机构也可以根据需要采用聘任制。对外招聘工作人员使人尽其才、物尽其用，合理有效地配置人力资源，增强机构的竞争力和活力。社区机构可以聘任大、中型医院技术人员利用业余时间到社区服务，也可以利用多种渠道返聘一些退休的卫生技术人员到社区工作，既能提高社区卫生服务机构的声誉也能提高工作人员的技能，但实行聘任制必须做到公平、公正和择优录取。

（2）在分配制度改革上，可以从员工工作的"质"和"量"两个方面进行考核，系统描述其工作中的优缺点。通过绩效考评判别不同员工的劳动支出、努力程度和贡献份额，有针对性地支付薪酬、给予奖励，并及时向员工反馈信息促使其调整努力方向和行为选择组合，使他们最大限度地利用其人力资源来实现组织目标。但是工作绩效考评是一个复杂的过程，它涉及观察、判断、反馈、度量、组织介入以及人们的情感因素，尤其对公共卫生工作，由于很多服务项目是低偿甚至无偿的，所以必须在考评标准上多向公共卫生倾斜，提高其绩效系数，以适当提高公卫人员的工资和奖金待遇。同时，也可以尝试对社区卫生服务机构实行股份制运作，使员工也是机构的股东，增强其主人翁责任意识，使个人利益和机构效益紧密结合，实现年底分红，从而调动其工作的积极性。当然，对于人事制度和股份制而言，我们都可以配合实施物质激励和精神激励措施，实行重奖轻罚、奖罚结合。物质激励如适当增加"五险"、住房公积金、交通费、电视电话费等与职工生活密切相关的福利项目，尽可能地改善职工的工作环境，还可根据不同级别的工作人员给予不同级别的办公用品、发奖金、分红等；精神激励如对员工工作的肯定和表扬，给予员工适当的培训进修机会，让其参加地方乃至全国范围内各种有意义的学习班和交流会，对员工进行节日慰问等，这些都能起到很好的激励效果。

第三节　社区公共卫生服务

一、社区公共卫生服务项目界定原则

我们在总结归纳有关公共卫生服务项目界定的研究现状的基础上，结合社区公共卫生服务的自身特点，认为界定社区基本公共卫生服务项目要遵循以下原则。

(一) 公共性原则

向社区居民提供公共卫生服务是社区公共卫生服务的核心，社区公共卫生服务项目首先要满足供给上的非排他性、消费上的非竞争性以及具有正外部效应等公共产品特点。

(二) 成本效果 (效用) 原则

预防为主，服务所产生的效益超过其资源消耗的机会成本，能以小的资源投入获得卫生环境的较大改善、人群整体健康水平的较大提高等社会效益。

(三) 健康需要原则

社区公共卫生服务优先解决严重影响社区居民健康的社区公共卫生问题，根据卫生服务项目对居民健康的影响程度确定应当优先开展的社区公共卫生服务项目。

(四) 社区承受能力原则

社区公共卫生服务的开展主体是社区卫生服务机构，开展哪些具体项目要考虑社区卫生服务机构的执行能力，超出其能力范围的如制定公共卫生规划与政策等公共卫生服务不属于社区公共卫生服务内容。

(五) 政府主导原则

由于社区公共卫生服务的公共性特点，政府投入应该是社区公共卫生服务筹资的主要来源，政府职责在社区卫生服务领域首先体现为确保社区公共卫生服务的充分投入。

(六) 因时因地区别原则

社区公共卫生服务项目的确定要与当地目前社会经济水平相适应，要考虑政府的经济承受能力。经济水平高、政府经济承受能力强的地区的社区公共卫生服务内容要相对丰富，不同时期不同地区的社区公共卫生服务项目应该有所区别。

二、城市社区公共卫生服务项目分类结果

根据上述原则以及相关研究依据，我们得出了城市社区公共卫生服务项目的分类结果。这里没有将公共与准公共项目分表列出，其原因在于公共、准公共卫生服务项目的具体划分还需根据各地的经济情况做相应的调整，例如，部分准公共项目在经济发达地区可列入公共项目范围，其费用完全由政府承担。

以下是从医疗服务、疾病预防、妇幼保健、计划生育指导和健康教育与指导几个方面对目前我国城市开展的社区卫生服务项目公共属性分类的总结。

(一) 公共、准公共卫生服务项目

1. 医疗服务

对于呼吸道和消化道的急性严重性传染病 (如 SARS、甲肝和传染性腹泻等疾病) 的治疗具有正外部效应，通过及时治疗可有效控制该类传染病在人群中的传播，因而对于降低公共卫生风险具有重要作用，具有很好的社会效益。此类医疗服务不宜列入私人卫生服务产品，应由政府统一协调管理，属于公共、准公共产品。

2. 疾病预防

从服务对象来看，"六位一体"的社区卫生服务中，预防保健类服务 (如传染病防治防疫)、健康教育 (如讲座)、信息统计 (如死因统计) 都缺乏明确的受益主体，这

就造成此类服务无法制定明确的收费价格，但在政府补偿尚不到位的情况下，社区卫生服务机构更倾向于开展有明确收费价格的医疗服务。对于那些没有明确受益主体的服务项目，如各种疾病预防服务，一般多具有很强的正外部效应，如果仅依靠市场机制则很难达到充分提供的目的。政府若不对这部分卫生服务的成本给予适当的补偿，势必会造成该类服务的日益萎缩，最终导致公共健康风险的增加，比如，艾滋病等传染性疾病具有很强的外部性，若不采取有效的预防措施，必定会影响患者以外的很多人群，因此，世界各国都是由政府来承担其防疫责任的。

当前对于危害人们健康的主要传染性疾病以及一些地方病、职业病等，对其进行社区预防可以取得明显的社会效益和经济效益，比如，计划免疫就有利于疾病的预防和整个社会人群的健康。同时，对传染性疾病、地方病和职业病采取积极有效的预防措施不仅可扩大受益面而且可使有限的卫生资源获得最大的社会效益。因此，与传染病有关的卫生服务项目如儿童计划免疫服务、结核病、艾滋病、乙肝以及地方病和职业病方面的社区健康教育均应属于公共、准公共卫生产品。

3.计划生育指导与妇幼保健

计划生育是国策，政府应该提供免费的计划生育指导。妇幼保健贯彻"预防为主"方针，已经被证明是符合我国国情的，它有利于降低孕产妇和儿童的发病率及死亡率，有较好的社会效益，其费用应由个人和国家共同承担。

4.健康教育

健康教育是贯彻疾病三级预防的重要措施。对预防成本效果好的疾病（如高血压、糖尿病等）和当地主要的危害人民健康的慢性疾病要进行长期健康教育和预防宣传工作，避免慢性病给个人、家庭和社会带来沉重的经济负担。

我国已进入老龄化国家，据预测，到2050年我国60岁以上的老年人口可达2.9亿，占世界老年人口的24%。众所周知，老年人群的慢性病患病率比较高，尤其是过了65岁后这种现象更加显著。调查显示，1992年我国患慢性病的老人占63.4%；1994年为68.5%。城市高于农村。由老年病和其他慢性病的卫生服务特征可知：对于满足这些基本医疗问题的需求，社区层面的预防保健和健康教育服务是十分重要的，它仅以较低的成本就可获得显著的社会效益和经济效益。因此，健康教育可视为公共产品，人人都应得到。

公共卫生服务的主要作用在于降低社区公共健康风险，保证全体居民平等享有基本的健康权利，具有明显的社会效益，因此其费用应完全由国家承担。准公共卫生服务通常具有私人产品的特点，但由于这类卫生服务往往具有明显的外部效应，且其社会效益显著，因此其费用应由政府和个人共同承担。

表3-1中前48项服务是目前最基本的社区公共、准公共卫生服务项目，不论各

地区经济状况如何，均应优先开展。这些项目主要为预防保健服务，具有成本低、效果好的特点，其社会效益显著，因此国家应优先保证此类项目的实施。同时，对于经济比较落后的地区，国家应给予财政支持，以保证这些地区的居民能平等享有这些服务。

表3-1　城市社区卫生服务公共与准公共项目

社区卫生服务内容	社区卫生服务项目	公共属性分类	
		公共	准公共
社区健康信息统计	1. 健康档案建立	√	—
	2. 生命统计调查	√	—
	3. 社区人群摸盲/定盲	√	—
	4. 社区居民健康调查	√	—
急性传染病防治	5. 传染病报告、核实和统计	√	—
	6. 传染病漏报调查	√	—
	7. 传染病疫情处理	√	—
	8. 重点传染病监测	√	—
	9. 肠道、呼吸道急性传染病防治	—	√
	10. 传染病预防宣传	√	—
免疫接种	11. 预防接种建卡	—	√
	12. 计划免疫接种	—	√
	13. 应急接种与强化免疫	—	√
	14. 计免资料统计评价管理	√	—
	15. 预防接种反应及处理	—	√
	16. 免疫接种宣传与咨询	√	—
慢性非传染性疾病防治	17. 人群血压监测	√	—
	18. 人群血糖监测	√	—
	19. 慢性病普查	√	—
	20. 慢性病患者管理	—	√
	21. 慢性病防治健康教育	√	—
结核病防治	22. 结核病病例的发现报告	√	—
	23. 结核患者短程化疗	—	√
	24. 结核病健康教育	√	—
	25. 肺结核健康教育	√	—

续表

社区卫生服务内容	社区卫生服务项目	公共属性分类	
		公共	准公共
性病、艾滋病防治	26. 性病、艾滋病健康教育	√	—
	27. 性病、艾滋病病例登记报告	√	—
精神病防治	28. 精神患者登记报告	√	—
	29. 精神病防治宣教	√	—
眼病、牙病防治	30. 眼病、牙病健康教育	√	—
妇幼保健	31. 早孕初查并建册	—	√
	32. 产前检查	—	√
	33. 产后访视	—	√
	34. 高危孕妇筛查	—	√
	35. 孕产期保健指导	—	√
	36. 围绝经期妇女保健指导	—	√
	37. 新生儿建卡、访视	—	√
	38. 儿童生长发育监测	√	—
	39. 托幼机构卫生保健指导	√	—
	40. 儿童各期卫生保健宣教	√	—
老年保健	41. 老年人健康卡	—	√
	42. 老年人健康档案	—	√
	43. 老年人健康宣教	√	—
社区康复服务	44. 社区康复教育指导	—	√
计划生育技术指导	45. 避孕节育技术指导	√	—
	46. 计划生育药具的发放	—	√
	47. 宫内节育期随访	—	√
艾滋病防治	48. 艾滋病社区防治	—	√
寄生虫病防治	49. "三病"检疫管理	√	—
	50. 疟疾四热患者监测	√	—
	51. 丝虫病防治	—	√
病媒检测与消毒管理	52. 城市病媒监测	√	—
	53. 病媒处理技术指导	√	—
	54. 托幼托老机构预防消毒管理	—	√

续表

社区卫生服务内容	社区卫生服务项目	公共属性分类	
		公共	准公共
学校卫生	55. 学校基本情况建档	√	—
	56. 学生营养指导与保健	—	√
	57. 学生健康教育	√	—
营养与食品卫生	58. 食品卫生与营养宣教	√	—
	59. 特殊人群营养饮食指导	—	√
	60. 碘缺乏病监测	√	—
环境与职业卫生	61. 从业人员健康档案	—	√
	62. 职业病患者访视	—	√
	63. 居民卫生环境健教指导	√	—
	64. 企业卫生监测与指导	√	—
	65. 饮用水安全监测与指导	√	

(二)私人卫生服务项目

除上述公共与准公共卫生服务项目外，表3-2中所列社区卫生服务项目属于私人卫生服务项目，其受益者主要为个体，并且此类服务不具有外部效应，因此费用需要由个人承担。

表3-2　城市社区卫生服务私人项目

服务内容	服务项目	服务内容	服务项目
医疗	1. 常见病、多发病的治疗	精神病防治	20. 精神患者访视
	2. 疾病恢复期的治疗		21. 精神病防治门诊
	3. 诊断明确的慢性病治疗	传染病防治	22. 普通传染病访视
	4. 社区急救医疗		23. 慢性肝炎防治
	5. 家庭病床	慢性非传染性疾病防治	24. 慢性病访视
	6. 热线电话	妇幼保健	25. 肿瘤监测
	7. 家庭便民服务		26. 儿童智力监测
	8. 医疗咨询		27. 未婚期保健
	9. 口腔卫生保健		28. 节育手术
	10. 视力检查与眼病治疗		29. 妇科常见病防治
	11. 中医、中药传统治疗		30. 儿童体检

续表

服务内容	服务项目	服务内容	服务项目
医疗	12. 社区护理	妇幼保健	31. 儿保门诊
	13. 上门门诊		32. 儿童各期常见病防治
	14. 健康体检	社区保健	33. 家庭保健合同
	15. 配药送药	社区康复	34. 康复患者访视
	16. BP 机、手机		35. 康复治疗
寄生虫病防治	17. 肠道寄生虫病防治	老年保健	36. 托老室、休养室
免疫接种	18. 非计划免疫接种		37. 老年慢性病防治
学校卫生	19. 学生常见病防治	消毒管理	38. 家庭病床消毒监测

三、农村公共卫生产品的内涵

(一) 农村公共卫生产品的概念及分类

公共卫生的目标是预防疾病、促进健康，而这一目标要依靠供给公共卫生产品来实现。所谓公共卫生产品是指应用预防疾病的技术或知识，通过有组织的行为来提供延长寿命、促进健康的服务，它属于公共产品的一种，其具体内容因世界各国经济发展水平、价值观念、生活方式、财政体制和法律制度的不同而差异很大。我国财政部、卫生部和国家计委在 2000 年 7 月 10 日颁布的《关于卫生事业补助政策的意见》中对我国的公共卫生内容做了如下界定：国务院卫生行政主管部门认定的甲类和部分乙类传染病，以及对人群健康危害严重的传染病的监测、控制和疫情处理；政府指令性计划免疫；卫生突发事件处理和重大灾害防疫；卫生标准、规范的研究制定；与健康相关产品、药品的检测检验；保障人群健康的环境卫生、放射卫生、食品卫生、学校卫生、职业卫生的监测与预防；对人群健康危害严重的慢性传染病、地方病、寄生虫病的监测与控制；妇幼保健工作；健康教育；政府指导性计划免疫；部分慢性非传染性疾病的监测与预防；预防医学应用研究等。

在我国农村，公共卫生产品具体主要指预防、基本医疗、保健、康复、健康教育、计划生育技术指导"六位一体"的服务。其具体分类和内容如表 3-3 所示。

表 3-3 我国农村公共卫生产品具体内容与分类

纯公共卫生产品	准公共卫生产品
疾病监控	计划免疫和学校公共卫生服务
健康教育	计划生育信息服务

纯公共卫生产品	准公共卫生产品
检测评估	性病、艾滋病防治
卫生执法监督	肝炎、肺结核等传染病防治
公共卫生研究	卫生环境改善
卫生政策发展	妇幼保健

(二) 农村公共卫生产品的特殊性

农村公共卫生产品属于公共产品，它除具有公共产品所具有的特征，如消费的非排他性、非竞争性以及外部性 (农村公共卫生产品在这方面的特征表现得更为明显，准确地说应该是明显的非排他性、明显的非竞争性以及强的外部性) 外，还具有自己的特殊性。

1. 地域性

在我国，农民是以家庭为单位进行生产的，这些家庭单位即为社会学上的村户，而一定数量的村户聚集在一起就以村落的形式零星分布在各个地区，各个地区自然环境以及经济条件的不同，会形成具有地域性特征的地方病以及传染性疾病，农民的健康需求也因地区的不同而有所差别，这就决定了我国农村公共卫生产品的内容在不同地区会有些差异。

2. 投入收益的分离性及不对称性

首先，农村公共卫生产品的投入和收益是分离的。接受农村公共卫生产品的对象往往是一群人或一个村庄，但受益的对象就可能是邻近的好几个村落。最典型的是传染病的防治：一个村庄的村民接受了传染病疫苗，邻近的几个村庄都会从中受益，他们在很大程度上不用再担心传染病的隐患问题。

其次，农村公共卫生产品的投入和收益是不对称的。农村公共卫生产品的投入与收益不是一对一的线性关系，而是呈放射状的放大效应，小小的投入可以获得很大的收益。公共卫生提倡预防为主，预防所投入的资金远远小于患病或突发事件后补偿的投入。研究表明，预防传染病暴发流行不但可以维护社会安定，而且其投入产出效益比也可大于 1∶10，甚至 1∶1000。美国疾病预防和控制中心的研究结果证实，每投入公共卫生方面 1 美元用于控制吸烟、禁毒、禁酒教育，可节省由此疾病产生的治疗费 14 美元。在中国农村这样群集的村落，对公共卫生产品投入所得的收益会更高。

四、社区卫生服务的评估

社区卫生服务在不同的国家和地区有着不同的定义，如在美国明尼苏达州，社区卫生服务等同于公共卫生服务，社区公共卫生服务的含义具有鲜明的地域特征。因此，社区卫生服务评价的内容和模式也不尽相同。国外主要从公平性、可得性、服务效率、质量、成本—效果、功效以及卫生服务利用者和提供者的满意度等方面对社区卫生服务进行评价，且主要集中于对某些干预项目和措施的评价。

美国疾病预防控制中心提出的公共卫生服务考核评价标准包括10项核心内容：监测居民健康状态，发现主要社区健康问题；对社区健康问题和风险进行调查和诊断；将有关健康问题告知居民，并对其进行教育，使其具备处理健康问题的能力；动员全社区积极合作，共同发现和解决健康问题；制订政策和计划来支持个人和社区的健康促进活动；落实有关保护健康和确保公共安全的法律和法规；引导人们接受个人健康服务，当不能满足要求时，要确保公众获得其所需的卫生服务；确保公共卫生和个人卫生保健领域的人力资源；对个人及公众健康服务的效率、可及性和质量进行评价；对健康问题领域的新观点和新方法的研究。

为了提高全科医师的服务质量，英国国民卫生服务（NHS）体系从2004年起引入了社区卫生服务按质计酬体系（QOF）。2006年新修订的QOF设置了四大领域指标，包括临床领域指标、组织领域指标、患者体验领域指标和附加服务指标，另外包括整体护理方面。临床领域指标，主要用于测量临床服务质量，主要考察各种疾病的登记造册、诊断和首诊管理及持续管理方面。组织领域指标主要考察病历信息管理、与患者的信息交流、雇佣人员的教育和培训、医务管理和药品管理等方面。患者体验领域指标包括诊察时间和针对患者的调查分析。附加服务包括子宫颈筛查、儿童健康水平监测、孕妇保健服务和避孕保健服务。

中国城市社区卫生服务工作自20世纪90年代以来获得了较快的发展，1997年以来，随着《关于卫生改革与发展的决定》《关于发展城市社区卫生服务的若干意见》《关于加快发展城市社区卫生服务的意见》等一系列促进社区卫生服务发展的文件的出台，社区卫生服务已经从试点阶段走向全面发展阶段。2006年初国务院出台了《关于发展城市社区卫生服务的指导意见》《城市社区卫生服务机构管理办法（试行）》等一系列文件，为今后的社区卫生服务发展指明了方向，也为社区卫生服务评价研究提出了新的思路和框架。

迄今为止，国内社区卫生服务还没有统一的社区卫生服务评价指标体系。尹文强等人提出以社区卫生服务中心的功能运转状况为主线建立指标评价体系，从社区卫生服务的内部机制（包括功能运转、组织结构、管理合理度及内部资源配置等）、外部机制（包括政府的政策支持和资金投入等）、服务对象（包括社区一般状况、居民卫生服务需求等）及结果（包括居民对社区卫生服务利用、医药费用控制程度、居民健康水平等）来展开评价的构想。鲍勇等人在小康社会的基本标准、健康城市的卫生标准以及2000年人人享有卫生保健指标基础上提出了社区卫生服务综合评价体系和指标。发展社区卫生服务是城市卫生改革的重点，梁鸿等人建议对于转型期的社区卫生服务从改革和发展的方向、效率和目标三个方面进行评价。

除在理论层次的探讨外，很多研究已经向应用方向发展，在社区卫生服务应用研究方面的指标框架主要有《中国城市社区卫生服务评价指标研究》中提出的支持—过程—结果模式、《中国城市社区卫生服务评价指标体系的建立》中提出的投入—服务—满意度—效果效益—费用模式、《城市社区卫生服务评价指标体系的确立和初步应用》中提出的政府扶持—基础建设—服务—管理—效果效益模式、《社区卫生服务中心综合评价指标体系及其应用研究》中提出的政策支持—网络建设—人力资源—服务功能模式。

第四章　突发公共卫生事件与卫生安全

第一节　突发公共卫生事件应急管理机制

随着全球化进程的加快，突发公共卫生事件的不断发生不仅对社会公众的生命健康、财产安全构成严重的威胁，而且对和谐社会的构建提出了严峻挑战。我国政府对突发公共卫生事件的应对机制建设给予前所未有的高度重视，建立健全突发公共卫生事件应急管理机制已成为当前卫生应急工作的核心任务之一。为了及时高效地应对各类突发公共卫生事件，必须遵循统一指挥、反应灵敏、协调有序、运转高效的原则，不断完善突发公共卫生事件应急管理机制，有效预防、及时控制和消除突发公共卫生事件的危害，保障人民群众的身体健康和生命安全，维护正常的社会秩序和经济秩序。

一、突发公共卫生事件应急管理机制的内容

机制，即制度化、程序化的方法与措施。突发公共卫生事件应急管理机制是指为及时有效地预防和处置突发公共卫生事件而建立起来的应急管理工作制度、规则与具体运行程序，以及各要素之间的相互作用和关系。作为紧急情况下的非常态管理，突发公共卫生事件应急管理必须具有一套行之有效的机制，能够迅速有效地调动一切人力、物力、财力，应对并化解突发公共卫生事件的风险和危机，确保社会公众的生命和健康安全。

(一) 指挥决策机制

突发公共卫生事件的主要特征是突发性和不确定性，突发公共卫生事件应急管理的成败也取决于快速反应能力和随机处理能力，而这就需要建立一套应急管理的指挥决策机制，要通过努力实现快速决策、科学决策、依法决策、协调决策和责任决策，最终构建"迅速有效、规范灵活、协调有序、责任明确"的应急指挥决策机制。

1.应急指挥机构的设立和组成

（1）应急指挥机构的设立：在国务院的统一领导下，国家卫生健康委员会负责组织、协调全国突发公共卫生事件应急处理工作，并根据突发公共卫生事件应急处理工作的实际需要，向国务院提出成立全国突发公共卫生事件应急指挥部的建议。地方各级人民政府卫生行政部门在本级人民政府的统一领导下，负责组织、协调本行政区域内突发公共卫生事件应急处理工作，并根据突发公共卫生事件应急处理工作的实际需要，向本级人民政府提出成立地方突发公共卫生事件应急指挥部的建议。国务院和地方各级人民政府根据本级人民政府卫生行政部门的建议和实际工作需要，决定是否成立应急指挥部。地方各级人民政府及有关部门和单位要按照属地管理原则，切实做好本行政区域内突发公共卫生事件应急处理工作。

（2）应急指挥机构的组成：国务院负责对特别重大突发公共卫生事件的统一领导、统一指挥，做出处理突发公共卫生事件的重大决策。特别重大突发公共卫生事件应急指挥部成员单位则根据突发公共卫生事件的性质和应急处理的需要确定，主要包括国家卫生健康委员会、中宣部、新闻办、外交部、发展改革委、教育部、科技部、公安部、民政部、财政部、劳动保障部、铁道部、交通部、信息产业部、农业部、商务部、国家市场监督管理总局、环保总局、中国民航局、林业局、食品药品监管局、文化和旅游局、红十字会总会、全国总工会、总后卫生部和武警总部等。

省级突发公共卫生事件应急指挥部由省级人民政府有关部门组成，实行属地管理原则。省级人民政府统一负责对本行政区域内突发公共卫生事件应急处理的协调和指挥，做出处理本行政区域内突发公共卫生事件的决策，决定要采取的措施。

2.应急指挥决策的构成及运行

（1）应急指挥决策的构成：指挥决策系统是突发公共卫生事件危机应急响应系统的神经中枢。目前我国的指挥决策机构主要由政府领导机构应急指挥机构、办事机构、工作机构及专家咨询委员会等几个部分组成。在国家卫生健康委员会的领导下，应急办公室（突发公共卫生事件应急指挥中心）具体负责全国突发公共卫生事件应急处理的日常管理工作。专家咨询委员会为突发公共卫生事件应急管理提供决策建议，必要时参加突发公共卫生事件的应急处置。要求形成循证决策、科学指挥、政令畅通、分级负责、责任明确、反应及时和保障有力的工作机制。

（2）应急指挥决策的运行：指挥决策的运作程序包括监测、预警、信息收集、拟定方案、指挥调度和调整评估等。在实际决策的过程中，由于事件紧迫、信息有限，以及决策者有限理性等条件的约束，许多决策工作需同时开展，应急方案选择要在最短时间完成，决策目标要在应急工作开展过程中通过绩效评估和反馈控制不断修正。同时要采取科学民主的决策方式来降低危机事件发生的可能性。

① 监测、预警：通过科学灵敏的动态监测体系，预测事件发展趋势，及时发布预警信息，提供决策依据。

② 信息收集：快速全面地了解情况，确定事态发展及其可能影响到的区域和范围，充分掌握事件情况。

③ 拟定方案：信息及时传递到指挥决策者手中，结合突发公共卫生事件应急预案和专家咨询委员会的评估建议，制定决策方案，尽可能快地做出正确决策。

④ 指挥调度：领导决策能迅速下达到应接受指令的特定人群，迅速组织力量，采取正确的应对措施。

⑤ 调整评估：结合实际情况和预防控制效果，及时调整预防控制行动，保证决策效果。同时建立规范的评估机制，制定客观、科学的评价指标，对突发公共卫生事件的处理情况进行综合评估，并及时总结，促进卫生应急管理能力的提高。

(二) 组织协调机制

发现、确认和控制突发公共卫生事件是一个需要多部门参与的复杂工程，需要各部门之间相互协调，共同完成。建立良好的突发公共卫生事件组织协调机制，有利于全面、高效地控制突发公共卫生事件的发生和发展。良好的组织协调有利于优化资源配置，使政府及时、全面掌握事件信息，最大限度地减少事件控制成本，有利于预警和快速反应，实现不同部门、机构的有序整合，提高应急工作效率和能力。

1. 组织协调机制的构成

(1) 纵向组织协调：纵向组织协调即中央和地方的组织协调。突发公共卫生事件应急管理是中央统一指挥、地方分级负责的。按照属地管理原则，上级政府获得的突发公共卫生事件信息主要来自基层突发公共卫生事件管理部门的报告。《突发公共卫生事件应急条例》明确规定，任何单位和个人对突发公共卫生事件，不得隐瞒、缓报、谎报或授意他人隐瞒、缓报、谎报。因此，中央和地方在突发公共卫生事件管理中的组织协调是非常必要的。地方政府必须树立正确的政绩观，把预防、规范、有效处置突发公共卫生事件作为衡量政府工作绩效的重要指标，建立有效的约束、激励机制，倡导地方政府如实传递事件信息，避免突发公共卫生事件纵向信息传递的不对称性。

(2) 横向组织协调：横向组织协调即政府部门间的组织协调。突发公共卫生事件应急管理涉及卫生、农业、交通、公安、财政、宣传等不同部门、组织和机构。应对突发公共卫生事件需要政府各部门密切配合，若职能划分不清楚，部门封锁，会严重阻碍突发公共卫生事件信息的横向交流。因此，畅通政府部门间的信息沟通渠道，有利于政府将各种力量、资源整合起来对突发公共卫生事件做出高效快速的反应。卫生应急部门要主动争取农业、公安、财政等其他有关部门的理解和支持，加强部门间突发公共卫生事件应急管理的组织协调工作。

（3）内部组织协调：内部组织协调即国家卫生健康委员会内的组织协调。突发公共卫生事件应急管理以国家卫生健康委员会为主导，负责组织医疗机构、疾病预防控制机构、卫生监督机构开展突发公共卫生事件的调查和处理。

医疗机构开展接诊、收治和转运工作，做好医院内现场控制、消毒、隔离、个人防护、医疗垃圾及污水处理，以及传染病和中毒患者的报告工作；同时协助疾病预防控制机构人员开展标本采集、流行病学调查工作。

疾病预防控制机构负责突发公共卫生事件的信息收集、报告和分析，开展流行病学调查和实验室检测；同时协助卫生行政部门制定技术标准和规范等。

卫生监督部门在卫生行政部门的领导下，开展对医疗机构和疾病预防控制机构等单位对突发公共卫生事件各项应急处理措施落实情况的督导、检查；围绕突发公共卫生事件应急处置，开展食品卫生、环境卫生、职业卫生等的卫生监督和执法检查；协助卫生行政部门依据《突发公共卫生事件应急条例》及有关法律法规，调查处理突发公共卫生事件应急工作中的违法行为。

国家卫生健康委员会内部各应急机构在卫生行政部门的统一领导和组织协调下，需明确分工、各司其职、通力协作，共同提高应对突发公共卫生事件的能力。

2. 组织协调机制的运行

（1）部门间联防联控：国家卫生健康委员会与农业部建立了防控人感染高致病性禽流感、人畜共患疾病联防联控协调工作机制；与国家市场监督管理总局建立了口岸突发公共卫生事件联防联控协调机制；与气象局建立了应对气象条件引发公共卫生安全问题的合作机制；与铁道部、交通部、国家市场监督管理总局和中国民航局建立了联防联控机制，预防、控制传染病境外传入和通过交通工具传播；完善了防范学校突发公共卫生事件联合协调机制，与教育部联合发文，在学校建立专职或兼职教师责任报告制度，及时发现、报告学校传染病等。全国性部门配合、协调应对突发公共卫生事件的机制已初步形成。

（2）区域联防联控：针对重大疾病，通过组织协调机制，加强了重点地区的联防工作。

（3）重大疾病联防联控：国家卫生健康委员会与其他部委、地方政府协调，联合举行应急演练。

（4）国际合作：为提高应对突发公共卫生事件的处置能力，我国积极参与突发公共卫生事件应对的双边、多边及国际合作，加强国际信息沟通和技术合作。

(三) 监测预警报告机制

提高危机准备和监测预警能力是防患于未然的关键。突发公共卫生事件一旦发生，如果发现和控制不及时，往往会迅速蔓延。建立信息网络与监测预警体系，及早报告疫情信息，科学、准确、快速地做出预警和反应，才能有效地预防和控制事件的发生和发展。

1. 监测机制

(1) 突发公共卫生事件监测的概念：监测是流行病学的重要手段和方法，指长期、连续、系统地收集人群中有关疾病、健康、伤残或者死亡的变化趋势及其影响因素的资料，分析后及时反馈信息，以便采取干预措施并评价其效果。突发公共卫生事件监测主要针对突然发生、造成或可能造成公众健康严重损害的重大传染病疫情，群体性不明原因疾病，重大食物中毒和职业中毒，以及其他严重影响公众健康的事件。它包含以下四个方面的内容。

第一，通过长期、连续、系统地收集有关突发事件的资料，发现突发事件的发生和发展规律，从而评估突发事件发生、疾病暴发或流行的可能性。

第二，调查和跟踪可疑病例并进行辨认分析，评估疾病对公众健康的影响及其发展趋势，监测治疗效果、传染病病毒的变化等。

第三，对原始资料进行整理分析，将收集来的资料转化为有价值的信息，包括提出并评估预防和控制措施。

第四，及时向有关部门和人员反馈信息，使其在疾病预防控制中发挥作用。

(2) 突发公共卫生事件监测的种类、内容、方法，以及机构和个人：国家建立统一的突发公共卫生事件监测、预警与报告网络体系，包括法定传染病、突发公共卫生事件监测报告网络，症状监测网络，实验室监测网络，出入境口岸卫生检疫监测网络，以及全国统一的举报电话等。各级医疗机构、疾病预防控制机构、卫生监督机构、出入境检验检疫机构应负责突发公共卫生事件的日常监测工作。

2. 预警机制

突发公共卫生事件预警是指对可能出现的重大公共突发事件进行分类，针对事件的不同性质、发生范围、损害风险以及严重情况，设立不同的警戒级别，从而使突发事件的应急工作提升到不同的应急状态，有效降低了突发事件的危害。预警工作是建立在长期、系统监测的基础上的，需要对监测数据进行综合分析和评估。

(1) 预警信息来源：一方面，是国家各相关机构、部门的监测信息，包括各级医疗机构、疾病预防控制机构、卫生监督机构等的监测信息，以及农、林、牧、气象等部门的监测信息；另一方面是媒体报道、公众举报等。

（2）预警信息共享：为建立准确及时的监测预警机制，要求各部门之间加强协作和交流，尽快实现信息的共享。如可以通过建立公共卫生数据库、历史疫情数据库、重要传染病个案数据库、监测信息数据库、自然灾害数据库等多个子数据库进行整合，结合先进的遥感技术和地理信息系统技术，实现疾病预防控制机构、卫生监督机构等的信息共享；也可以通过建立症状监测系统的办法，直接与各级各类医院信息系统（HIS）建立标准化接口，这样不仅加强了与医疗机构的信息交流，更重要的是大大提高了监测、预警的及时性和准确性。

（3）预警级别：根据突发事件可能造成的危害程度、紧急程度及发展态势，突发公共卫生事件划分为一般（Ⅳ级）、较大（Ⅲ级）、重大（Ⅱ级）和特别重大（Ⅰ级）四级，依次用蓝色、黄色、橙色、红色进行预警。预警信息包括事件的类别、可能波及的范围、可能的危害程度、可能的延续时间、提醒事宜、应采取的相应措施等。

（4）预警信息的发布：医疗卫生机构根据对重大传染病、食物中毒和职业中毒等突发公共卫生事件的信息报告及多种监测资料的分析，对可能发生的事件做出预测判断，提出预警建议。预警信息发布前，由专家咨询委员会对预警建议进行评估和审核。

3. 报告机制

（1）突发公共卫生事件的责任报告单位和责任报告人：县级以上各级人民政府卫生行政部门指定的突发公共卫生事件监测机构、各级各类医疗卫生机构、卫生行政部门，以及县级以上地方人民政府和检验检疫机构、食品药品监督管理机构、环境保护监测机构、教育机构等有关单位为突发公共卫生事件的责任报告单位。执行职务的各级各类医疗卫生机构的医疗卫生人员、个体开业医生为突发公共卫生事件的责任报告人。

（2）突发公共卫生事件的报告时限和程序：突发公共卫生事件监测机构、医疗卫生机构和有关单位如发现突发公共卫生事件，应当在 2h 内向所在地县级人民政府卫生行政部门报告；接到报告的卫生行政部门应当在 2h 内向本级人民政府报告，同时向上级人民政府卫生行政部门和国家卫生健康委员会报告；县级人民政府应当在接到报告后 2h 内向辖区的市级人民政府或上一级人民政府报告；市级人民政府应当在接到报告后 2h 内向省、自治区、直辖市人民政府报告；省、自治区、直辖市人民政府在接到报告的 1h 内，向国务院卫生行政部门报告；国家卫生健康委员会对可能造成重大社会影响的突发公共卫生事件，应当立即向国务院报告。

国家建立突发公共卫生事件的举报制度，任何单位和个人有权通过国家公布的统一的突发公共卫生事件报告、举报电话向各级人民政府及其有关部门报告突发公共卫生事件隐患，有权向上级政府及其有关部门举报地方人民政府及其有关部门不履行突发公共卫生事件应急处理职责或者不按照规定履行职责的情况。

《突发公共卫生事件应急条例》明确规定，任何单位和个人对突发公共卫生事件，不得隐瞒、缓报、谎报，或者授意他人隐瞒、缓报、谎报。

（3）报告内容：突发公共卫生事件报告分为首次报告、进程报告和结案报告。应根据事件的严重程度、事态发展、控制情况，及时报告事件的进程，内容包括事件基本信息和事件分类信息两部分。不同类别的突发公共卫生事件应分别填写基本信息报表和相应类别的事件分类信息报表。首次报告尚未调查确认的突发公共卫生事件或可能存在隐患的事件相关信息，应说明信息来源、波及范围、事件性质的初步判定及拟采取的措施。经调查确认的突发公共卫生事件报告应包括事件性质、波及范围（分布）、危害程度、势态评估、控制措施等内容。

二、构建突发公共卫生事件应急管理机制需要遵循的原则

完善的应急机制是妥善处理各种突发公共卫生事件的根本保证，并且牢固树立危机意识、责任意识，充分认识突发公共卫生事件应急管理机制建设在整个卫生应急工作中的重要性和艰巨性，构建"统一指挥，反应灵敏，协调有序，运转高效"的突发公共卫生事件应急管理机制。

（一）政府主导，预防为主

在突发公共卫生事件应急工作中，政府因其地位、能力和责任所在必然起着主导作用，对整个社会资源实施统一调度、指挥、协调和管理，能够迅速调动所需物资和人员，采取果断行动，有效控制事态发展。突发公共卫生事件具有常态性，其应急管理的关键在于预防，通过预防与应急相结合，居安思危，常抓不懈，做好应对突发公共卫生事件的思想、组织及物资准备，将可能发生的突发公共卫生事件扼杀于萌芽状态，将无法控制的突发公共卫生事件的损失降到最低。

（二）统一指挥，分级负责

突发公共卫生事件应急工作实行统一指挥、分级负责、属地管理的原则。在中央的统一领导下，政令通畅。按照突发公共卫生事件的等级，分别由中央和地方政府不同层次地实施应急管理。跨省区或者特别重大的突发公共卫生事件由国务院及有关部门直接管理，地方各级政府予以配合；其他局部性或一般突发公共卫生事件由地方各级政府负责处理，充分发挥地方政府、卫生行政主管部门和专业应急指挥机构的作用。

(三) 功能齐全，责任明确

突发公共卫生事件应急管理的指挥决策、组织协调、监测预警、应急响应和恢复重建等功能齐全，保证了应急工作的顺利进行。同时应急管理实行政府行政领导责任制和责任追究制，明确分工，各司其职。

(四) 反应灵敏，协调有序

突发公共卫生事件监测预警预测系统反应灵敏，应急响应准确、及时，政府部门之间、政府部门内部、中央和地方之间协调有序，通力合作。

(五) 运转高效，保障有力

突发公共卫生事件应急工作讲究效率，需要通过资源的合理配置和有效利用，尽可能地提高资源的使用效率。应急专家和专业人员素质高、能力强、准备充分、处置迅速。应急保障统一规划、突出重点、品种齐全、安全可靠。

第二节　突发公共卫生事件应急预案编制

应急预案即是应急计划或方案，指面对突发公共事件如自然灾害、重特大事故、环境公害及人为破坏的应急管理、指挥、救援的计划或者方案等，它一般应建立在综合防灾规划基础之上。其目的是突发公共事件发生时能根据预案进行人力、物力的调配，为突发事件的快速、有效处置打下基础，解决突发事件事前、事中、事后，谁来做、怎样做、做什么、何时做、用什么资源做的问题。突发公共卫生事件应急预案是指针对可能的突发公共卫生事件，为保证迅速、有序、有效地开展应急与救援行动，降低事件损失而预先制订的有关计划或方案。

一、突发公共卫生事件应急预案的重要性、功能和特点

(一) 突发公共卫生事件应急预案的重要性

城市化的高速发展，使人口和经济迅速向城市集中。由于城市是地区的经济、文化和科技中心，具有人口集中、产业集中、财富集中、建筑物与构筑物集中和各种灾害集中的特点，一旦发生事故灾害，必将造成巨大的经济损失和人员伤亡。在这种情况下，突发公共安全事件对人民群众的生命安全和社会经济的威胁就表现得

日益突出。当前在中国，应急管理已经上升为国家关注层面。

危机管理过程论认为，危机管理可以分解为如下两个层面和两个阶段：危机前对策——预防减灾和事前准备，危机后对策——快速应对和恢复平常。应急预案是针对具体设备、设施、场所和环境，在安全评价的基础上，为降低事故造成的人身、财产与环境损失，就事故发生后的应急救援机构和人员，应急救援的设备、设施、条件和环境、行动的步骤和纲领、控制事故发展的方法和程序等，预先做出的科学而有效的计划和安排。基于此，应急预案应形成体系，针对各级各类可能发生的事故和所有危险源制定专项应急预案和现场处置方案，并明确事前、事发、事中、事后的各个过程中相关部门和有关人员的职责。

我国突发公共卫生事件的应急预案既包括应急处理技术层面的内容，又解决了应急处理运行机制的问题，具有行政法规的效力，为卫生应急工作开创了新局面，使我国突发公共卫生事件的应急工作进入了一个崭新的阶段。

(二) 突发公共卫生事件应急预案的功能

应急预案最基本的功能在于防患于未然。通过在突发事件发生前进行事先预警防范、准备预案等工作，对有可能发生的突发事件做到超前思考、超前谋划、超前化解，把政府应急管理工作正式纳入经常化、制度化、法治化的轨道，从而化应急管理为常规管理，化危机为转机，最大限度地减少突发事件给政府和社会造成的损失。

应急预案是在辨识和评估潜在重大危险、事故类型、发生的可能性，以及发生过程、事故后果、影响严重程度的基础上，对应急机构、人员、技术、装备、设施、物资、救援行动及其指挥与协调等方面预先做出的具体安排。它明确了在突发事件发生之前技术和物资储备、各部门的职责和任务、发生过程中事件的处理程序和方法、刚刚结束后进一步的防控措施和效果评估，以及相应的策略和资源准备等。突发公共卫生事件应急预案规定了各类突发公共卫生事件的应急响应分级，并规定了不同级别政府负责相应级别突发公共卫生事件的应急处理的领导、指挥、协调工作。这种"分级负责，属地管理"的模式大大提高了突发事件的应对效率。

(三) 突发公共卫生事件应急预案的特点

1. 一个规范的应急预案应具备的特点

(1) 科学性：预案的制定必须建立在科学研究的基础之上。

(2) 全面性：应包括所有潜在的突发事件，即使是发生概率很低的突发事件，涉及突发事件处理的所有利益关系者，跨越突发事件管理的整个过程，包括事前、事中和事后。

（3）简洁性：语言简洁、容易理解。

（4）详尽性：预案内容应尽量具体，各项职责应具体到谁来做、如何做的程度。

（5）权威性：预案必须获得必要的法律或行政授权，以保证执行时畅通无阻。

（6）灵活性：预案的制定必须为那些不可预见的特殊情况留有余地，以便在事情发生后能快速做出反应。

（7）可扩展性：预案必须定期维护和更新，必要时还可对其进行较大改动。

（8）适用性和可操作性：这是编制预案的关键。

（9）预案与其他计划类文种不同的特点：具体任务明确，内容详细、系统，措施行之有效。

2. 我国突发公共卫生事件应急预案体系的特点

我国突发公共卫生事件应急预案体系以我国现行的《传染病防治法》《食品卫生法》《职业病防治法》《突发公共卫生事件应急条例》等法律法规为依据，总结既往处理同类事件的经验教训，参考一些国家处理危机事件的经验及联合国、世界卫生组织等国际组织的各种规划、预案和指南内容，组织大量有经验的专家进行编制。我国突发公共事件应急预案体系既吸取了各方面应急处理的成功经验，又具有鲜明的中国特色。

（1）强调各级政府的主导地位，明确相关部门及人员职责：我国突发公共卫生事件应急预案体系特别强调各级人民政府在突发公共卫生事件中的主导地位。由于各种突发公共卫生事件不仅对人民群众健康带来影响，还经常会带来严重的社会影响，应急处理需要多部门协调配合。如果没有政府的统一领导指挥，应急工作根本无法顺利开展。

《国家突发公共卫生事件应急预案》的工作原则明确指出："根据突发公共卫生事件的范围、性质和危害程度，对突发公共卫生事件实行分级管理。各级人民政府负责突发公共卫生事件应急处理的统一领导和指挥，各有关部门按照预案规定，在各自的职责范围内做好突发公共卫生事件应急处理的有关工作。"应急预案体系中其他预案也在工作原则和应急响应内容中反复强调"统一领导、分级负责"的原则。

各应急预案详细阐述了部门和人员的任务，明确界定部门和人员的职责。《国家突发公共卫生事件应急预案》和《国家突发公共事件医疗卫生救援应急预案》在应急组织体系及应急响应部分详细阐述了卫生行政部门和各类医疗卫生机构在卫生应急工作中的职责。《国家突发公共卫生事件应急预案》还在应急组织体系和职责中明确指出突发公共卫生事件应急指挥部成员单位应根据其事件性质和应急处理的需要确定，并对包括卫生、宣传、新闻部门等在内的近30个卫生应急指挥部成员单位的职责进行概述，明确界定参与卫生应急处置工作的相关部门和人员的职责，大大提高了突发公共卫生事件的应对能力。

（2）确立应急预案的法律地位：国务院颁布的《突发公共卫生事件应急条例》标志着我国突发公共卫生事件应急处理工作纳入法治化轨道，为及时有效地处置突发公共卫生事件提供了法律依据。

《突发公共卫生事件应急条例》中有关应急预案的条文，一方面为制定应急预案体系提供了法律依据，另一方面又规范了应急预案的编制和管理。2006年，专项预案和部门预案由国务院统一发布，具有行政法规效力，成为我国法律法规体系中的部分，不仅弥补了法律法规在应急预案方面的空白，也为今后完善法律奠定了基础。

（3）应急处置原则之"预防为主、平战结合、常备不懈"：我国卫生方针一贯主张"预防为主"，将其放在第一位。突发公共卫生事件应急预案体系也将预防为主及先期应急处置作为应急处理工作的重中之重。《国家突发公共卫生事件应急预案》中明确指出："预防为主、常备不懈，提高全社会对突发公共卫生事件的防范意识，落实各项防范措施，做好人员、技术、物资和设备的应急储备工作。对各类可能引发突发公共卫生事件的情况要及时进行分析、预警，做到早发现、早报告、早处理。"《国家突发公共事件医疗卫生救援应急预案》将"平战结合、常备不懈"作为应急处理工作原则。应急预案体系不仅在工作原则中强调预防为主，更在具体内容中详细规定了监测、预警、应急准备、保障等预防措施。各类应急预案中也都明确规定了日常工作和应急状态下的工作内容，体现了"平战结合、常备不懈"。

（4）应急处置原则之"分级负责、属地管理"：突发公共卫生事件应急预案体系根据我国国情，在工作原则中明确提出"统一领导、分级负责，属地管理、明确职责"，要根据突发公共卫生事件的范围、性质、危害程度快速做出应急响应，并根据情况变化及时调整，以有效控制事态发展，减少危害和影响。

突发公共卫生事件应急预案体系将事件分为四级，分别由国家、省、市、县级人民政府负责应急响应。突发公共卫生事件发生后，当地的县级、地市级、省级人民政府及有关部门按照分级响应的原则，做出相应级别的应急反应；同时根据实际情况和预防控制工作的需要，及时调整预警和反应级别，以有效控制事件。

事发地之外的各级人民政府卫生行政部门接到情况通报后，要及时通知相应的医疗卫生机构，做好应急处理准备，采取必要的预防控制措施，防止事件在本行政区域内发生，并服从上一级人民政府卫生行政部门的统一指挥和调度，支援事件发生地区的应急处理工作。

（5）以人为本、科学发展的理念：政府在处理各类突发事件时，体现了"以人为本"的执政理念。应急预案体系建设将大大提高我国政府的公共安全水平和处置突发事件的能力，有利于和谐社会的建设。突发公共卫生事件应急预案体系体现了党中央、国务院"以人为本，科学发展"的理念和要求，其编制目的明确提出要"最大限度地减少人员伤亡和健康危害，保障人民群众身体健康和生命安全，维护社会稳定"。应急预案体系中，"以人为本"的理念不仅体现在考虑每一个公众的利益，而且体现在对公众的宣传教育、引导和调动公众积极参与突发事件应急处理。

（6）应急预案的科学性及可操作性：突发公共卫生事件应急预案体系明确提出了要有计划地开展突发公共卫生事件的相关防治科学研究，组织科研力量进行技术攻关，统一协调，解决各种问题，开展应急处理技术的国际交流与合作，引进先进技术、装备、方法，提高我国应对突发公共卫生事件的整体水平。

有计划、有系统地制定应急预案，分别制定不同类别事件的单项预案，是科学性的重要体现。

应急预案是针对可能的突发事件制定的，目的主要是在事件发生时，能根据预案进行人力、物资的调配，为事件的快速有效处置打下基础。因此，可操作性是应急预案体系在编制过程中要考虑的最重要指标之一。我国突发公共卫生事件应急预案体系的专项预案和单项预案中都详细阐述了组织体系和部门职责，解决了事件处理过程中各部门职责不清、协调配合困难的问题。各单项预案中附录了大量技术方案，规范了事件的应急处理，为应急处理人员处理事件提供了技术指导和支持。预案中列出的各类应急保障措施，为各级政府应急准备提供了依据。

应急预案的科学性及可操作性还体现在明确要求各级政府要采取定期和不定期相结合的形式，按照应急预案对应急队伍进行培训和演练，并根据形势变化和预案实施中发现的问题，及时对其进行更新、修订和补充。

二、我国突发公共卫生事件应急预案的分类、结构与管理

国务院向社会公开发布了突发公共事件的一系列应急预案，标志着我国突发公共事件应急预案体系已经初步形成，并逐步走向成熟。

（一）我国突发公共事件应急预案体系的分类

应急预案体系包括总体应急预案、专项应急预案、部门应急预案、地方应急预案、企事业单位应急预案等。应急预案体系建设是我国突发公共卫生事件应急机制建设的重要组成部分，既是提高突发事件预警、预测能力的基石，也是提高突发公共卫生事件应急处理能力的重要保障。

(二) 我国突发公共事件应急预案体系的结构

全国突发公共事件应急预案体系的构成以《国家突发公共事件总体应急预案》为总纲，这是国务院制定的应对突发事件的综合性预案。它明确了各类突发公共事件的分级分类和预案框架体系，规定了国务院应对特别重大突发公共事件的组织体系、工作机制等内容，是指导预防和处置各类突发公共事件的规范性文件。它以25件专项预案、80件部门预案及31个省（区、市）总体预案为主体。按照不同的责任主体、预案体系设计为国家总体应急预案、国家专项应急预案、部门应急预案、地方应急预案、企事业单位应急预案五个层次。总体应急预案从总体上阐述事故的应急方针、政策，应急组织结构及相关应急职责，应急行动、措施和保障等基本要求和程序，是应对各类事故的综合性文件。

1.《国家突发公共事件总体应急预案》

《国家突发公共事件总体应急预案》共六章，分别为总则、组织体系、运行机制、应急保障、监督管理和附则。其编制目的是提高政府保障公共安全和处置突发公共事件的能力，最大限度地预防和减少突发公共事件的发生及其造成的损害，保障公众生命、财产安全，维护国家安全和社会稳定，促进社会、经济全面、协调、可持续发展。总体预案明确了各类突发公共事件的分级分类和预案框架体系，规定了国务院应对特别重大突发公共事件的组织体系、工作机制等内容。总体预案还明确提出了应对各类突发公共事件的六项工作原则：以人为本，减少危害；居安思危，预防为主；统一领导，分级负责；依法规范，加强管理；快速反应，协同应对；依靠科技，提高素质。总体预案是指导预防和处置各类突发公共事件的规范性文件。

2. 国家专项应急预案

国家专项应急预案是国务院及有关部门为应对某一种或几种类型突发公共事件而制定的应急预案。专项应急预案是针对具体的突发事件类别、危险源和应急保障而制订的计划或方案，是总体综合应急预案的组成部分，应按照应急预案的程序和要求组织制定，并作为综合应急预案的附件。专项应急预案应制定明确的救援程序和具体的应急救援措施。它分为自然灾害类突发公共事件专项应急预案、事故灾难类突发公共事件专项应急预案、公共卫生类突发公共事件专项应急预案、社会安全类突发公共事件专项应急预案4种类型。

（1）自然灾害类突发公共事件专项应急预案：为了保证自然灾害类突发公共事件应急管理工作协调、有序、高效地进行，最大限度地减少人民群众的生命财产损失，维护灾区社会稳定，国家制定了自然灾害类突发公共事件专项应急预案。这类预案共分为5项，包括国家自然灾害救助应急预案、国家防汛抗旱应急预案、国家地震应急预案、国家突发地质灾害应急预案、国家处置重特大森林火灾应急预案。

（2）事故灾难类突发公共事件专项应急预案：事故灾难类突发公共事件专项应急预案的制定是为了规范事故灾难类突发公共事件的应急管理和应急响应程序，及时有效地实施应急救援工作，最大限度地减少人民伤亡、财产损失，维护人民群众生命财产安全和社会稳定。事故灾难类突发公共事件专项应急预案有9项：国家安全生产事故灾难应急预案、国家处置铁路行车事故应急预案、国家处置民用航空器飞行事故应急预案、国家海上搜救应急预案、国家处置城市地铁事故灾难应急预案、国家处置电网大面积停电事件应急预案、国家核应急预案、国家突发环境事件应急预案、国家通信保障应急预案。

（3）公共卫生类突发公共事件专项应急预案：制定公共卫生类突发公共事件专项应急预案是为了有效预防、及时控制和消除公共卫生类突发公共事件及其危害，指导和规范相关应急处理工作，最大限度地减少公共卫生类突发公共事件对公众健康造成的危害，保障公众身心健康与生命安全。公共卫生类突发公共事件专项应急预案共有4项，分别为国家突发公共卫生事件应急预案、国家突发公共事件医疗卫生救援应急预案、国家突发重大动物疫情应急预案、国家重大食品安全事故应急预案。

（4）社会安全类突发公共事件专项应急预案：为有效预防、及时控制和消除重大刑事案件、涉外突发事件、恐怖袭击事件、经济安全事件及规模较大的群体事件等社会安全类突发公共事件及其危害，指导和规范相关应急处理工作，最大限度地维护人民群众生命财产安全和社会稳定，制定了社会安全类突发公共事件专项应急预案。社会安全类突发公共事件专项应急预案共有7项，分别为国家粮食应急预案、国家金融突发事件应急预案、国家涉外突发事件应急预案、国家大规模群体性事件应急预案、国家处置大规模恐怖袭击事件应急预案、国家处置劫机事件应急预案、国家突发公共事件新闻发布应急预案。

3.国务院各部门应急预案

国家突发公共事件部门应急预案是国务院有关部门根据总体应急预案、专项应急预案和部门职责为应对突发公共事件而制定的预案。国务院部门应急预案可分为三类：国务院各有关部门在各种突发事件应急处理中承担共同职责的预案；国务院一个或几个有关部门在应对重大突发事件中承担职责的预案；国务院有关部门为应对某类重大突发事件而制定的预案。

4.地方应急预案

突发公共事件地方应急预案具体包括省级人民政府的突发公共事件总体应急预案、专项应急预案和部门应急预案，各市（地）、县（市）人民政府及其基层政权组织的突发公共事件应急预案。上述预案在省级人民政府的领导下，按照分类管理、分级负责的原则，由地方人民政府及有关部门分别制定。

5. 企事业单位的应急预案

企事业单位的应急预案是企事业单位根据相关法律法规及单位实际情况制定的应急预案。企事业单位的应急预案明确了企事业单位是内部发生突发事件的责任主体，重大活动应急预案则明确了大型会议、展览、文化体育活动等的主办单位也应制定应急预案并上报同级人民政府有关部门备案。

(三) 我国突发公共卫生事件应急预案的管理

1. 管理机构和任务

我国突发公共卫生事件应急预案体系的管理机构中，最高管理机构是国务院卫生行政主管部门。国家卫生健康委员会应急办公室作为全国突发公共卫生事件应急处理的日常管理机构，具体负责国家突发公共卫生事件应急预案体系的建立，各项预案的制定、更新和修订。各地突发公共卫生事件的地方管理机构是地方各级人民政府卫生行政主管部门。地方的卫生应急办公室作为地方日常管理机构，负责本地突发公共卫生事件应急预案的制定、更新和修订。

国家突发公共卫生事件应急预案体系中的专项预案和部门预案需由国务院批准后颁布和实施，各单项预案需交相关部委审定后发布和实施。各级人民政府批准实施本地突发公共卫生事件应急预案。

国务院和地方各级人民政府卫生行政主管部门负责应急预案实施的培训工作，并根据突发公共卫生事件的形势变化和预案实施中发现的问题，及时向本级人民政府提出更新修订和补充的建议。

2. 基本程序和内容

(1) 预案编制：应急预案的编制一般分为 5 个步骤，即组建应急预案编制队伍、开展危险与应急能力分析、内容编制、预案评审与发布、预案的实施。

(2) 预案培训：预案培训的范围应包括政府主管部门、社区居民、企业员工、应急管理者及专业应急救援队伍。

(3) 预案演练：预案编制部门要结合实际，有计划、有重点地组织有关部门，采取定期和不定期相结合的形式对相关预案进行演练。

(4) 预案评估：预案评估包括前评估和后评估。前评估是在应急预案制定后，还没有实施的时候对其制定情况进行评估分析；后评估是在应急预案实施后，借鉴项目管理中后评估的理论对其进行评估。两者结合起来对应急预案进行综合评估分析。

(5) 预案修订：应急预案需要在实践中落实，在实践中检验，并在实践中根据实际情况的变化，及时加以修订、完善。

（6）预案宣教：有关各部门要通过各类媒介广泛宣传应急法律法规和各类预案中的预防、避险、自救、互救、减灾等常识，增强公众的忧患意识、社会责任意识和自救、互救能力。

3. 编制程序和主要内容

（1）编制程序

① 成立突发公共卫生事件应急预案编制小组。突发公共卫生事件应急预案编制小组应尽可能囊括突发公共卫生事件应对的利益关系人，同时必须包括应急工作人员、管理人员和技术人员三类人员。小组成员应具备较强的工作能力和一定的突发公共卫生事件专业知识。此外，为保证编制小组高效工作，小组成员规模不宜过大。涉及相关人员较多时，可在保证公正性和代表性的前提下选择部分人员参加编制小组。明确规定编制小组的任务、工作程序和期限。在编制小组内部，还要根据相关人员的特点，指定小组负责人，明确小组成员分工。

② 明确应急预案的目的、适用对象、适用范围和编制的前提条件。

③ 复习与突发公共卫生事件相关的法律、条例、管理办法和上一级预案。

④ 对突发公共卫生事件的现有预案和既往应对工作进行分析，获取有用信息。

⑤ 编制应急预案。预案的编制可采用4种编写结构：树型结构、条文式结构、分部式结构、顺序式结构。

（2）主要内容。应急预案的主要内容如下。

① 总则：说明编制预案的目的、工作原则、编制依据、适用范围等。

② 组织指挥体系及职责：明确各组织机构的职责、权利和义务，以突发事故应急响应全过程为主线，明确事故发生、报警、响应、结束、善后处理处置等环节的主管部门与协作部门，以应急准备及保障机构为支线，明确各参与部门的职责。

③ 预警和预防机制：信息监测与报告、预警预防行动、预警支持系统、预警级别及发布（建议分为四级预警）。

④ 应急响应：分级响应程序（原则上按一般、较大、重大、特别重大四级启动相应预案）、信息共享和处理、通信、指挥和协调、紧急处置、应急人员的安全防护、群众的安全防护、社会力量动员与参与、事故调查分析、检测与后果评估、新闻报道、应急结束等。

⑤ 后期处置：善后处置、社会救助、保险、事故调查报告和经验教训总结以及改进建议。

⑥ 保障措施：通信与信息保障、应急支援与装备保障、技术储备与保障、宣传、培训、演习、监督检查等。

⑦ 附则：有关术语、定义，预案管理与更新，国际沟通与协作，奖励与责任，

制定与解释部门，预案实施或生效时间等。

⑧附录：相关的应急预案、预案总体目录、分预案目录、各种规范化格式文本、相关机构和人员通讯录等。

4. 审核和发布

应急预案编制工作完成后，编制小组应组织内部审核，确保语句通畅，以及应急计划的完整性、准确性。内部审核完成后，应修订预案并组织外部审核。外部审核可分为上级主管部门审核、专家审核和实际工作人员审核。外部审核侧重预案的科学性、可行性、权威性等方面。此阶段还可采用实地演习的手段对应急预案进行评估。编制小组应制定获取外部评审意见及对其回复的管理程序，将通过内、外部审核的应急预案上报当地政府部门，由当地政府最高行政官员签署发布，并报送上级政府部门备案。

5. 实施和维护

突发事件发生后，应紧急启动应急预案，各级政府、相关部门和企事业单位按照预案规定的内容，各司其职，执行应急处理工作。应急预案还需维护、演练、更新和变更。一方面，只有通过演练才能有条不紊地做出应急响应；另一方面，可以通过演练验证预案的有效性。应急预案是为了控制突发事件的发生和扩大而制定的，应根据实施和演练的成果、经济社会发展状况，以及各单位具体情况的变化，及时调整、修订预案内容，以使其更加具有指导性、针对性、实效性。

三、突发公共卫生事件应急预案的培训和演练

应急预案的培训是指通过培训，使受训者按照预案规定的内容，各司其职，完整地按照预案执行救援的过程。应急预案培训和演练将预案变得可以执行，并形成了一个考核手段。应急预案培训和演练的指导思想应以"加强基础、突出重点、边练边战、逐步提高"为原则。

应急培训的范围应包括政府主管部门的培训、社区居民的培训、企业全员的培训、专业应急救援队伍的培训。应急培训的基本内容主要包括报警、疏散、火灾应急培训、不同水平应急者培训。

在具体培训中，通常将应急者分为5个水平：初级意识水平应急者、初级操作水平应急者、危险物质专业水平应急者、危险物质专家水平应急者、事故指挥者水平应急者。

第三节　公共卫生安全

全球为减少危及不同区域和范围公众健康的突发卫生事件的危害而采取的预见性和反应性行动。公共卫生安全是公共卫生与公共安全两个范畴交叉衍生的概念。公共卫生是通过采取各种手段、利用各种资源，达到预防疾病、延长寿命、促进个体心理和身体健康的目的的科学和艺术。从公共卫生的角度分析，公共卫生安全强调各类可能对群体健康造成威胁的公共卫生事件及其相应的预测、预防和应对机制。公共安全是大部分人的生命、健康和公私财产的安全。从公共安全的角度分析，公共卫生安全是一类非传统安全，威胁公共安全的主因是各类公共卫生事件（包括突发或非突发）。因此，公共卫生安全是在全球安全策略的框架下，对不同区域和范围内发生的危害公众健康的公共卫生事件的一系列预警和应急，高效或有效地保障相应区域乃至全球范围内公众的心理和身体健康的科学和艺术。公共卫生安全的目的是保障不同区域乃至全球范围内的公众健康，主要研究内容是公共卫生事件的形成、发展、预测与应对机制，以及公共卫生安全的保障。

一、发展历史

公共卫生安全这一概念是基于个体安全观的发展而发展的。安全是人的基本需求之一。人类的安全观经历了从共同体安全到个人安全，再到国家安全和公共安全的过程。个人安全观念发端于14—16世纪欧洲文艺复兴时期。文艺复兴倡导自由、平等、解放等精神，这一时期的个人安全内容涉及自由、权利、财产、生命、健康等方面。第二次世界大战后，随着现代社会殖民化结束和国家独立，国家作为一个包含丰富的组织结构的实体，各结构组成部分的分工和合作不断加强。因此，国家的发展成为社会的共同目标。同时，强调社会性安全和群体性安全的理念不断深入，在个人安全基础上，逐步形成了社会安全和国家安全的观念。1992年，随着苏联解体和冷战的结束，国家安全和国际安全等安全概念从传统的军事领域逐渐扩大延伸至经济、文化、科技和信息等领域。

其中，公共卫生问题是影响人群健康的主要因素，包括各类传染性疾病、慢性非传染性疾病和突发公共卫生事件等。建立公共卫生体系是应对公共卫生问题，保障与提升人群健康水平的主要手段。1998年，加拿大和世界卫生组织共同建立了全球卫生情报网。2000年，世界卫生组织正式建立了全球疾病暴发预警反应网络系统，并于2001年发布了《国家传染病检测和反应评估方案》。英国2004年制定了《卫生保护署法》，并在2005年建立了公共卫生保护署。中国的公共卫生体系建设始于新中国成立初期。1953 年，国家政务院批准成立各省市、地区、县卫生防疫站，1954 年颁布了《卫生防疫站暂行办法和各级卫生防疫站组织编制规定》。在过去的几十年中，中国公共卫生体系建设取得了较大进展，颁布了《中华人民共和国食品卫生法》和《中华人民共和国传染病防治法》等政策、法律和法规。2003 年的 SARS 流行，进一步提升了中国政府对公共卫生问题的重视程度，分别于 2003 年 5 月和 11 月颁布了《突发公共卫生事件应急条例》和《突发公共卫生事件与传染病疫情监测信息报告管理办法》。

二、实践与发展

实现与保障公共卫生安全，关键是建立和发展完善的公共卫生体系。

（1）应建立和完善公共卫生的基础体系，主要指卫生服务体系。构建完善的卫生服务体系的目的是尽可能使居民有均等的机会享有公平和充足的卫生资源及卫生服务。卫生服务包括两大类，即公共卫生服务和基本医疗服务。

（2）应建立和完善突发公共卫生事件应急体系。一个科学的突发公共卫生事件应急体系有助于预防和控制各类突发性公共卫生事件，从而保障公众健康。突发公共卫生事件应急体系主要包括两部分内容，即预警和应急处理。

（3）应加强相应的基础法律和法规的建设，以有效引导政府依法处理公共危机事件，提升国家抗公共卫生危机的能力。

（4）还应加强社会环境和生存环境的建设，如通过采取优化生态环境、完善生活生产相关制度等措施，建立良好的社会秩序，减少某些公共卫生事件的发生概率，控制其可能造成的不良影响。

公共卫生国际合作是当今全球一体化发展趋势下，保障全球公共卫生安全的重要手段和主要发展方向。20 世纪末至 21 世纪，依靠联合国和世界卫生组织（WHO）等组织，全球各国在对抗疟疾、艾滋病、禽流感等方面的合作取得了重要进展。具有代表性的公共卫生国际合作包括以下几项行动。

（一）非洲抗疟行动

疟疾目前仍然是给非洲人民造成重大健康危害的主要疾病之一，而儿童与妇女是疟疾的主要受害者。2000 年 4 月非洲国家首脑通过了《阿布贾宣言》，确定了抗击疟疾的目标：

（1）到 2005 年至少使非洲 60% 的疟疾患者得到及时、准确、可支付得起的治疗。

（2）至少 60% 的危险人群，如孕妇和儿童得到预防疟疾的措施。

（3）至少 60% 受疟疾威胁的孕妇得到有效防治。

（4）到2010年使非洲的疟疾死亡率减少一半。许多国家和政府也对非洲的抗疟行动提供了大量的技术、资金、药品等物资支持。其中，WHO在非洲抗疟疾行动中发挥了重要作用。自2000年开始，WHO确立每年的4月25日作为非洲疟疾日。此外，WHO还联合全球其他国家，对在非洲以及东南亚、南亚的抗疟行动加以系统的指导和规范，并制定了全球疟疾防治方案。其他参与抗疟并发挥重要作用的社会组织还包括世界银行、全球基金和联合国儿童发展基金会等。

（二）全球艾滋病防治行动

从艾滋病病毒HIV的发现，到世界艾滋病日的确立，从HIV病毒致病机制的探索，到众多国家对艾滋病疫苗研究的投入，从美国华裔何大一的鸡尾酒抗病毒疗法到中国探寻艾滋病的中医药疗法，全球艾滋病防治行动已充分呈现高度合作的态势。近年来，联合国和WHO在艾滋病重灾区的东南亚和非洲区域，推行了数项艾滋病的预防和治疗措施，以遏制艾滋病流行，取得了较好的效果，包括推行针头交换活动、100%避孕套推广活动和艾滋病患者免费治疗活动。

（三）禽流感的全球防治行动

禽流感于1997年袭击香港后，2003荷兰禽流感暴发。进入2007年以来，禽流感在亚洲、欧洲和非洲等多个国家和区域肆虐。2004年3月2日，东南亚等国在北京召开了中国东盟防治禽流感特别会议，这标志着禽流感全球防治行动的开始。2005年10月下旬，全球流感预防部长会议在加拿大首都渥太华举行，包括中国在内的30个国家的卫生部部长以及WHO等国际机构的高官与会。2005年11月上旬，由WHO等联合举办的禽流感问题国际会议在瑞士日内瓦召开，并推出一项总额10亿美元的抗击禽流感全球行动计划。在2005年12月举行的亚洲禽流感防控合作部长级会议上，来自16个国家和6个国际组织的代表通过亚洲禽流感防控合作《昆明倡议》。2006年年初，中国政府、欧盟委员会、世界银行共同发起的禽流感防控国际筹资大会在北京举行，并通过了《北京宣言》和《禽流感防控多边援助资金框架报告》。

三、与传统安全的区别

安全可分为两部分内容，即传统安全与非传统安全。传统安全强调的是国家的军事安全，即独立权和完整权，主要包括国防问题、领土纠纷、主权问题、国家之间的军事态势等。非传统安全是人类、国际社会和国家的经济安全、社会安全、文化安全、环境安全、网络安全等，即生存权和发展权。它包含了传统安全之外的所有安全因素，如贸易安全、金融安全、货币安全、能源安全、生态安全、恐怖主义、毒品走私、跨国犯罪、难民流动等。

公共卫生安全属于非传统安全。非传统安全与传统安全存在以下几点不同：首先，传统安全主要研究国家与国家之间的安全问题；非传统安全则包括国家内和跨国家的安全问题。其次，传统安全研究国家行为体之间的安全互动，并把国家视为主要的安全威胁主体；非传统安全着重于研究非国家行为体所带来的安全挑战。再次，传统安全侧重研究安全议题中的军事安全；非传统安全侧重研究非军事安全对国家和国际安全造成的影响。最后，传统安全倾向于将国家视为安全主体，强调安全问题的本质是国家安全；非传统安全将人类整体视为安全主体和实现安全的目的。

第五章 公共场所卫生与健康

公共场所卫生监督是我国卫生监督工作的重要组成部分。公共场所是人群聚集的公共环境，是公众从事各种社会活动使用的具有维护结构的公共建筑物，是人民大众生活中不可缺少的工作、社交和学习等场所，如果监管不力，公共场所的卫生状况可对人群健康产生不利影响和危害。

本部分内容主要阐述公共场所卫生监督的法律法规制度、公共场所的不利影响的预防和经常性卫生监督，以及违反《公共场所卫生管理条例》和有关法律法规需要承担的法律责任。

第一节 公共场所概念和特点

公共场所（Public place）是指人群聚集，并供公众从事各种社会活动（工作、学习、社交、人工）的生活环境，对从业人员来说则是工作环境。

从公共卫生与预防医学的角度来看，公共场所具有如下特点：人群密集、流动性大、健康与非健康个体混杂、设备和物品重复使用。因此，公共场所极易受到污染，造成疾病在人群中的传播和流行。例如，1976 年美国宾州地区的美国军团（退伍军人组织之一）年会上暴发的军团菌病（legionnaires' disease）；还有 2003 年春夏之交的全球性 SARS 流行（Severe Acute Respir-atory Syndromes）。

第二节 公共场所分类

按照《公共场所卫生管理条例》(以下简称《管理条例》) 规定，公共场所应包括宾馆、公共浴室、影剧院、体育馆、商店等 7 类 28 种 (但目前尚未把诸如集贸市场、邮电局、证券交易所营业厅、网吧等包括在内)，主要有：

（1）宾馆、饭店、旅店、招待所、车马店、咖啡馆、酒吧、茶座。

（2）公共浴室、理发店、美容店。

（3）影剧院、录像厅（室）、游艺厅（室）、舞厅、音乐厅。

（4）体育场（馆）、游泳馆、公园。

（5）展览馆、美术馆、图书馆。

（6）商场（店）、书店。

（7）候诊室、候车（机、船）室、公共交通工具。

第三节　公共场所的卫生管理

一、公共场所卫生法律制度概述

(一) 公共场所的概念

公共场所是指为了满足人们对生活、文化、人际交往的需要而设立的，供公众共同使用的具有一定封闭性的社会公共设施。

我国目前法定管理的公共场所，属于人为环境，是指人群聚集，并供公众进行生活活动和文化娱乐活动等使用的一切有围护结构的场所。按照《公共场所卫生管理条例实施细则》的规定，我国已纳入法定管理的公共场所有以下7类。

（1）住宿和交易场所：宾馆、饭店、旅馆、招待所、车站、咖啡馆、酒吧、茶座。

（2）健身和美容场所：公共浴室、理发店、美容店。

（3）文化娱乐场所：影剧院、录像厅（室）、游艺厅（室）、舞厅、音乐厅。

（4）体育健身场所：体育场（馆）、公园。

（5）文化交流场所：展览馆、博物馆、美术馆、图书馆。

（6）商场（店）、书店。

（7）就医和交通场所：候诊室、候车（机、船）室、公共交通工具。《公共场所卫生监督管理办法》(征求意见稿) 拟对公共场所实行分类管理，公共场所分为甲类和乙类，甲类公共场所为：宾馆、旅店、招待所、公共浴室、游泳场（馆）；上述其他场所为乙类公共场所，分别参照不同的标准执行。

(二) 公共场所的卫生管理立法

公共场所是人们聚众活动的场所，人口稠密、设施公用，其卫生状况的好坏不仅直接影响到广大人民群众的身体健康，而且直接反映一个国家、一个地区的精神文明程度和卫生管理水平。为创建良好的公共场所卫生条件，预防疾病，保障人体健康，国务院 1987 年 4 月 1 日发布了《公共场所卫生管理条例》，对全国公共场所的卫生工作实行法治管理。这是中华人民共和国成立以来，发布的第一部公共场所卫生管理法规，充分体现了我国政府对人民群众身体健康的重视与关怀。同年 9 月 15 日，卫生部发布了《〈公共卫生管理条例〉实施细则》，1991 年又对实施细则进行了修订并予以重新发布，使之更加完善和更具操作性。为了更好地实施条例，加强公共场所卫生监督管理，1987 年卫生部制定了《公共场所卫生监督监测要点》和《公共场所从业人员培训大纲》。以后又陆续地制定了《旅店业卫生标准》等十几项公共场所国家标准，2006 年 2 月 10 日又发布了《公共场所集中空调通风系统卫生管理办法》。

随着我国社会和经济不断发展，公共场所的种类、服务内容、数量大幅增加，法治建设不断完善，行政体制改革不断深入，1987 年发布实施的细则已不能适应新形势下公共场所卫生法治管理的需要，根据国务院《关于城镇医药卫生体制改革的指导意见》和国务院批准的卫生部《关于卫生监督体制改革的意见》，全国各地加快了卫生监督体制改革步伐，原来的卫生防疫站已改变为现在的卫生监督机构，依法行政亟待调整现行细则中的执法主体，进一步加强公共场所卫生立法，改革优化监管方式，有效实施公共场所卫生监督执法工作。因此，2008 年 5 月卫生部办公厅发布了《公共场所卫生监督管理办法》(征求意见稿)，明确了公共场所经营者、行业协会、卫生行政部门和有关部门职责，强调公共场所经营者的责任，要求公共场所应当建立健全卫生管理责任制，落实卫生管理和传染病预防控制措施，保障公共场所卫生安全。规定了卫生行政部门在卫生许可、监督公示和事故报告中的义务；规定公共场所传染病预防措施、疫情和公众健康危害事故报告制度、传染病暴发流行时卫生控制措施等传染病预防控制制度。此外，还增加了公共场所禁止吸烟的规定，在卫生管理和要求中规定了国家提倡公共场所禁止吸烟，明确了禁止吸烟的具体公共场所和设置吸烟区的卫生要求。

二、公共场所卫生管理

(一) 公共场所卫生管理规定

公共场所的卫生管理，主要是指公共场所的主管部门及经营单位的自我管理。主管部门应当建立卫生管理制度，配备专职或兼职卫生管理人员，建立卫生管理制度和卫生管理档案，落实卫生安全保障措施。对所属经营单位包括个体经营的卫生状况进行经常性检查，并提供必要的条件。经营单位应当负责所经营的公共场所的卫生管理，建立卫生责任制度，对单位的从业人员进行卫生知识的培训和考核工作。

经营单位须取得卫生许可证后，方可向工商行政管理部门申请登记，办理营业执照。卫生许可证每两年复核一次。

卫生部主管全国公共场所卫生监督工作。县级以上人民政府卫生行政部门负责本行政区域内公共场所卫生监督工作。铁路部门行使管辖范围内公共场所卫生监督职能。卫生监督机构负责监督和指导公共场所经营单位对其从业人员进行卫生知识培训和考核工作，其中个体经营者的培训考核工作由所在地区卫生监督机构负责。

(二) 公共场所卫生要求

公共场所人员流动性大、设施公用、容易传播疾病，卫生要求主要有：

(1) 公共场所选址、设计、装修应当符合国家卫生标准和卫生规范要求。公共场所使用的装饰、装修材料应当符合国家标准和规范要求，进行室内整体装饰装修期间不得营业，装修后空气质量经检测合格的方可营业。公共场所局部装饰装修期间，经采取有效措施，非装饰装修区域室内空气质量合格的，可正常营业。

(2) 公共场所应当保持环境清洁、卫生。室内空气、饮用水、沐浴用水、游泳池水、采光、照明、噪声等卫生指标应当符合国家卫生标准和规范要求。

(3) 公共场所的管理者应当定期对其场所进行卫生检测并公示。卫生检测结果应当向当地卫生行政部门报告。不具备卫生检测能力的，应当委托具备条件的卫生技术服务机构进行卫生检测。

(4) 公共场所应当设置与其经营规模相适应的清洗消毒场所、卫生间及浴室，配备与其经营项目相适应的清洗消毒和盥洗设施、设备。公共场所应当配备有效的鼠、蚊、蝇、蟑螂和其他病媒生物的预防控制设施及废弃物存放专用设施。

(5) 公共场所的集中空调通风系统应当定期清洗消毒，使其符合国家卫生标准和卫生要求。集中空调通风系统应当安装空气净化消毒装置，新风应当直接来自室外，严禁从机房、楼道及天棚吊顶等处间接吸取新风；新风口应当远离建筑物的排风口、开放式冷却塔和其他污染源，并设置防护装置；送风口和回风口应当设置防鼠装置，风口表面应保持清洁。空调机房内应保持清洁、干燥，严禁存放无关物品。

(6) 公共场所的用品用具应当安全卫生、无害。为顾客提供的用品用具使用前应当清洗消毒，其储存设施应当分类设置和专门使用。禁止重复使用一次性用品。

(7) 公共场所提供或使用的化妆品、涉及饮用水卫生安全的产品、消毒产品等与健康相关产品，应当符合国家有关法律法规和卫生标准的要求，并取得卫生行政部门卫生许可或备案批准证明文件。

(8) 提供二次供水和直饮水的公共场所，其经营者应当配备专 (兼) 职供水管理人员负责公共场所二次供水和直饮水管理。

（三）公共场所从业人员卫生要求

公共场所从业人员应当持证上岗。公共场所直接为顾客服务的人员，应当持有健康合格证方能从事本职工作。患有痢疾、伤寒、病毒性肝炎、活动性肺结核、化脓性或者渗出性皮肤病以及其他有碍公共卫生的疾病的人员，治愈前不得从事直接为顾客服务的工作。

三、公共场所卫生监督与处罚

（一）公共场所卫生监督机构及其职责

《公共场所卫生管理条例》规定，各级卫生防疫机构负责管辖范围内的公共场所卫生监督工作。民航、铁路、交通、厂（场）矿卫生防疫机构对管辖范围内的公共场所实行卫生监督，并接受当地卫生防疫机构的业务指导。

卫生防疫机构对公共场所的卫生监督有以下职责。

（1）对公共场所进行卫生监测和卫生技术指导，管理、核发公共场所卫生许可证。

（2）监督从业人员健康检查，指导有关部门对从业人员进行卫生检查，并参加竣工验收。

（3）对公共场所发生的危害健康事故进行调查处理。

（4）对违反《公共场所卫生管理条例》（以下简称《条例》）的单位和个人进行行政处罚。

（二）公共场所卫生监督员及其职责

卫生防疫机构根据需要设立公共场所卫生监督员，执行卫生防疫机构交给的任务。公共场所卫生监督员由同级人民政府发给证书。民航、铁路、交通、工矿企业卫生防疫机构的公共场所卫生监督员，由上级主管部门发给证书。

第四节　公共场所的卫生监督

公共场所的卫生监督是卫生行政机关通过强制性监督形式，施行卫生许可证制度，要求公共场所的经营者在经营过程中涉及卫生的行为和卫生管理行为应符合国家有关要求，以创造良好的卫生环境，预防疾病，保证人群的健康。

一、公共场所预防性卫生监督

通过对建筑项目（新建、扩建和改建项目）进行卫生监督，把影响人体健康的因素和不卫生问题控制或消除在规划设计、项目实施的过程中。其目的是把有害于人体健康的因素阻隔在公共场所建成投入使用之前，它是最积极有效的预防措施。即在设计、施工、竣工验收三个阶段进行公共场所预防性卫生监督，包括工程项目的图纸审查、施工中的监督、竣工时的验收等。对不符合卫生要求的，要通过"卫生监督意见书"向被监督单位提出卫生要求和改进意见，令其改进。

(一) 公共场所设计审查

在建设项目设计阶段应向卫生监督部门呈报卫生审查申请书，同时应提交以下相关材料。

(1) 一般资料工程名称、建筑规模、面积等。

(2) 建筑的选址包括地势、地形、地下水位、周边环境及污染源情况等。

(3) 设计图纸平面图、剖面图、透视图及说明书等。

(4) 卫生专篇内容包括设计依据、卫生问题、卫生措施、设施及预期效果等。

(5) 卫生行政部门要求提供的其他材料。

审查后卫生行政部门对审查同意的建设项目发给《建设项目卫生许可证》。

(二) 施工监督

在工程建设过程中，卫生监督员应深入施工现场对卫生防护设施的施工情况进行监督。及时发现问题、解决问题，必要时有权停止施工。

(三) 项目竣工卫生验收

公共场所建筑项目竣工时，其卫生防护设施必须同时投入使用。卫生行政部门应对工程的卫生防护设施的质量、运行情况作出全面评价，写出卫生评价报告书。对验收通过的，卫生行政部门应向被监督单位发出"建设项目竣工卫生验收认可书"。该公共场所建筑可以交付使用。同时，被监督单位可向卫生行政部门申请"卫生许可证"，由卫生监督机构对其进行审查，对符合卫生要求的核发"卫生许可证"。

二、公共场所经常性卫生监督

公共场所经营单位取得"卫生许可证"后，可向工商行政管理部门申请办理营业执照，开始正式营业。此时卫生行政部门也开始了对经营单位依法实施经常性卫生监督。

所谓经常性卫生监督是指监督机关对公共场所的卫生有计划地进行定期或不定期的检查、指导、监督和监测。

(一) 公共场所经常性卫生监督的主要内容

在卫生行政部门的日常工作中，经常性卫生监督工作占有非常大的比重，对保护和增进公民的身体健康起到了重要作用。经常性卫生监督的主要内容如下。

(1) 卫生组织、卫生制度是否建立、健全及执行情况。

(2) 基本卫生设施是否具备。

(3) 公共场所的环境卫生状况。

(4) 消毒制度、消毒设施是否健全、完好及运行情况。

(5) 对公共场所卫生标准及有关规定的执行情况。

(6) 通风换气设施的运行状况。

(7) 从业人员健康体检、卫生知识培训及患有禁忌证的从业人员的调离情况。

(8) 复核卫生许可证持有情况。

(二) 公共场所卫生许可证、健康证和卫生知识培训证的监督

1. 卫生许可证

卫生许可证是卫生行政部门在企业开业前，依据企业申请进行预防性卫生监督之后，认为经营的项目符合卫生标准和要求而制发的卫生许可证明书。

对于准备开业的公共场所经营者应持有其主管部门的证明，认真填写"公共场所卫生许可证申请表"，同时向卫生行政部门提供经营场所的平面图、建筑项目设计卫生审查认可书、竣工卫生验收认可书、从业人员健康检查、卫生知识培训合格证、基本卫生设施等各种材料。

上述材料齐备后，送卫生行政部门审查，卫生行政部门委派卫生监督员到申请单位按公共场所发证标准进行审查、监测和验收，填写监督监测记录报监督机构审批。

根据现场监测结果，对合格者由县级以上卫生行政部门签发"卫生许可证"，并由各级卫生监督部门进行日常监督管理。经营单位取得"卫生许可证"后，方可向工商行政管理部门申请登记，办理营业执照。

对已开业的，需要复核卫生许可证的经营者需携带原卫生许可证件，按卫生行政部门规定的办理期限到所属卫生行政部门办理手续。如有不合格者，卫生行政部门应给予卫生技术指导并限期改进或停业整顿。对在短期内无法改进或拒不改进者，

停发卫生许可证。已有工商营业执照的,可通知工商部门吊销其营业执照。整改达标后,重新申领"卫生许可证"。"卫生许可证"每两年复核一次。

2. 健康证

《条例》第七条规定,公共场所直接为顾客服务的人员,必须持有"健康合格证"方能从事本职工作。患有痢疾、伤寒、病毒性肝炎、活动期肺结核、化脓性或者渗出性皮肤病及其他有碍公共卫生疾病的人员,治愈前不得从事直接为顾客服务的工作。

旅店业、咖啡馆、酒吧、茶座、公共浴室、理发店、美容店、游泳场(馆)直接为顾客服务的从业人员每年进行一次体检,其他从事直接为顾客服务的人员每两年进行一次健康体检,取得"健康合格证"后方可继续工作。

新参加工作的人员上岗前必须取得"健康证"。

核发健康证。经营单位将从业人员体检表送交卫生监督机构,卫生监督机构按人员名单逐人逐项审核,体检合格者在其健康证上加注"体检合格章"及公章,并注明发证日期。如有漏检人员、漏检项目或检出阳性者应及时通知经营单位补检或复检。健康合格证不得涂改、转让、倒卖和伪造。

3. 卫生知识培训证

卫生知识培训合格证是卫生行政部门对有关职业人群进行相应的卫生法规和卫生知识培训考核后,对合格人员颁发的证明书。公共场所从业人员的健康教育应按卫生部颁发的"公共场所从业人员卫生知识培训教学大纲"进行,以便能掌握有关的卫生法规、基本卫生知识和基本操作技能。新员工应在工作前接受培训并经考核合格后方可上岗,以后每两年复训一次。

通过长期的健康教育,既可提高从业人员的卫生意识,又可为顾客提供好的卫生服务,还可以达到自我保护的目的。

(三)公共场所卫生监测

1. 公共场所卫生监测程序

卫生监督人员对公共场所进行卫生监测时,其监测程序大致可分为五个部分。

(1)制订公共场所监测计划:包括确定被监测单位、监测范围、监测方式、样品数量、分析和最后的评价等。

(2)卫生监测的布点:原则上要有代表性、均匀性,采集平行样品进行对照,尽量避免各种影响因素的影响。

(3)采样时间和频次:一般应每个季节监测一次,至少每年监测两次(冬春季和夏秋季),每次监测1~3d,每天采样不少于3次。影剧院、餐厅等场所应包括晚间的采样，游泳池、浴池应有下午的监测水样。

（4）样品的采集分析方法：应采用国家推荐的标准方法。

（5）资料的整理与评价：将获得的监测数据进行归档、分析整理。对公共场所的卫生学综合评价应包括设计卫生、现场环境质量、卫生设施效果和环境对健康医学的评价，并提出改进意见。

2. 公共场所卫生监测项目

根据公共场所的特点以及公共场所环境对滞留在该环境条件下的人群所产生的影响，公共场所的主要监测项目如表 5-1。

表 5-1　公共场所主要监测项目

各类场所	监测项目
旅店业	CO_2、CO、甲醛、可吸入颗粒物、空气细菌总数、噪声、新风量、台面照度、卧具、茶具等
文化娱乐场所	CO_2、CO、甲醛、可吸入颗粒物、空气细菌总数、噪声、新风量等
公共浴池	室温、水温、CO_2、CO、照度、池水浊度、用具消毒等
理发、美容店	CO_2、CO、甲醛、可吸入颗粒物、氨、空气细菌总数、用具的消毒等
游泳场馆	池水浊度、水温、pH、游离性余氯、尿素、水中细菌总数及大肠菌群、有毒物质、漂浮物质、空气细菌总数、CO_2、池水净化消毒等
体育馆	微小气候、甲醛、CO_2、可吸入颗粒物、空气细菌总数、照度等
图书馆、博物馆等	CO_2、甲醛、可吸入颗粒物、空气细菌总数、噪声、照度、微小气候等
商场（店）、书店	CO_2、CO、甲醛、可吸入颗粒物、噪声、照度、微小气候等
医院候诊室	微小气候、CO_2、CO、甲醛、可吸入颗粒物、空气细菌总数、噪声、照度等
交通等候室	微小气候、CO_2、CO、甲醛、可吸入颗粒物、空气细菌总数、噪声、照度、通风量等
交通工具	微小气候、CO_2、CO、甲醛、可吸入颗粒物、空气细菌总数、噪声、新风量、照度、饮水水质、卧具、病媒昆虫等

（四）从业人员健康状况的监督

公共场所从业人员定期健康检查，是保障从业人员和顾客健康的重要措施。一旦发现患有《条例》规定的职业禁忌证的从业人员，应及时将其调离工作岗位。对可疑传染病患者需随时进行健康检查，明确诊断。《条例》规定的疾病有以下几类。

（1）病毒性肝炎：肝炎患者经系统治疗后基本痊愈（主要症状消失，肝区无明显压痛及肿大，肝功能正常，乙型肝炎表面抗原阴性），可恢复工作。

乙型肝炎患者肝功能恢复正常，但乙肝表面抗原阳性者，需 e 抗原阴性，并经

6个月各方面的观察（症状、体征、肝功等），确定已痊愈，并不携带病毒时，可恢复原工作。

乙型肝炎病毒携带者 e 抗原阳性，不得从事理发美容业、公共浴池业等直接为顾客服务的工作。

（2）痢疾：包括阿米巴痢疾、细菌性痢疾，应尽早发现患者，及时隔离治疗。对已患病的从业人员，应暂时调离现在的工作岗位，需经治疗后临床症状消失，大便培养阴性，停药后2周内大便培养3次阴性者，可恢复工作。

（3）伤寒：临床症状和体征消失，大便连续培养3次阴性者可从事不直接为顾客服务的工作。经疾病预防控制机构进行观察，第二年粪便检查连续2次培养阴性者，方可从事直接为顾客服务的工作。

（4）活动期肺结核：对活动期肺结核和痰中带菌者应隔离治疗，痰培养阴性或1周内连续涂片2次阴性，达到临床治愈方可恢复工作。

（5）皮肤病：化脓性、渗出性皮肤病及接触性传染的皮肤病患者治愈前不得从事直接为顾客服务的工作，治愈后方可恢复工作。

（6）其他有碍公共卫生的疾病（重症沙眼、急性出血性结膜炎、性病等）需治愈后方可从事原工作。

对过去持有《健康合格证》的从业人员确诊为上述疾病者，由疾病预防控制机构向患者所在单位发放《职业禁忌人员调离通知书》。经营单位应将患者调离直接为顾客服务的岗位，并于接到通知书之日起十日内将患者健康证及其回执单送交疾病预防控制机构。

第六章　疾病预防控制与公众健康保障

第一节　疾病预防与控制

一、传染病的防控措施

(一) 卫生检疫 (简称检疫)

有国境卫生检疫、国内卫生检疫和疫区检疫之分。

(二) 防疫措施

防疫措施是指疫情出现后采取的防止传染病扩散、尽快平息的措施，即针对传染源、传播途径和易感人群三个环节所采取的措施。目的是使传染源无传染性，切断传播途径和保护易感人群。

1. 对传染源的措施

包括对患者、病原携带者和动物传染源的措施。

(1) 对患者的措施：应做到早发现、早诊断、早报告、早隔离、早治疗。通过广泛开展卫生宣传活动，增长群众防病知识并提高其识别传染病的能力，并建立和健全医疗保健网，提高医务人员业务水平和责任感。开展人群普查、定期进行健康检查，以及通过卫生检疫等形式都能在早期发现传染病患者。在传染病诊断中，流行病学资料往往有助于早期诊断，如患者接触史、既往病史和预防接种史等。此外，年龄、职业和季节性特征往往对早期诊断也有重要参考价值。

我国于2013年6月修订的《中华人民共和国传染病防治法》规定，法定报告的病种分甲类、乙类和丙类。

甲类传染病：鼠疫、霍乱。

乙类传染病：重症急性呼吸综合征、艾滋病、病毒性肝炎、脊髓灰质炎、人感染高致病性禽流感、麻疹、流行性出血热、狂犬病、流行性乙型脑炎、登革热、炭疽、细菌性和阿米巴性痢疾、肺结核、伤寒和副伤寒、流行性脑脊髓膜炎、百日咳、白喉、新生儿破伤风、猩红热、布鲁氏菌病、淋病、梅毒、钩端螺旋体病、血吸虫病、疟疾。

丙类传染病：流行性感冒、流行性腮腺炎、风疹、急性出血性结膜炎、麻风病、流行性和地方性斑疹伤寒、黑热病、棘球蚴病、丝虫病，以及除霍乱、细菌性和阿米巴性痢疾、伤寒和副伤寒外的感染性腹泻病。

国务院可以根据情况，增加或减少甲类传染病病种，并予以公布；国务院卫生行政部门可以根据情况，增加或减少乙类和丙类传染病病种，并予以公布。

已开通传染病网络直报系统的单位，可在规定时间内使用该系统报告；未开通网络直报系统的单位，应按相关要求通过传真、电话等方式尽快进行疫情报告，同时送（寄）出传染病报告卡至辖区疾病预防控制机构。根据疫情，当怀疑有传染病暴发流行的可能时，应依据《突发公共卫生事件应急条例》向上级卫生行政部门报告。

发现甲类传染病和乙类传染病中的肺炭疽、重症急性呼吸综合征、脊髓灰质炎、人感染高致病性禽流感的患者或疑似患者等按照甲类管理的传染病时，或发现其他传染病和不明原因疾病暴发时，应于2h内将传染病报告卡通过网络直报系统报告；未实行网络直报的责任报告单位，应于2h内以最快的通信方式向上级卫生行政部门报告，并于2h内寄送出传染病报告卡。

对其他乙、丙类传染病患者、疑似患者和规定报告的传染病病原携带者，在诊断后实行网络直报的责任报告单位应于24h内进行网络报告；未实行网络直报的责任报告单位应于24h内寄送出传染病报告卡。

做好传染病报告的订正工作，对漏报的传染病患者，应及时补报。

患者一经确定患上传染病或可疑传染病，就按《中华人民共和国传染病防治法》的规定实行分类管理，即甲类传染病为强制管理，乙类传染病为严格管理，丙类传染病为监测管理。

（2）对病原携带者的措施：对病原携带者应做好登记，并根据携带者的类型、携带病原的种类及其工作性质进行管理，且进行健康教育指导，督促他们自觉养成良好的卫生习惯和道德风尚；定期随访，经2～3次病原检查，阴性时可解除管理。在食品行业、托幼机构等工作的病原携带者须暂时调离工作岗位。艾滋病、乙型肝炎和疟疾的病原携带者严禁作为献血员。

（3）对接触者的措施：接触者是指曾接触传染源而有可能受感染者。接触者应接受检疫，检疫期限应自最后接触之日算起，相当于该传染病的最长潜伏期。具体措施包括以下几点。

① 留验：隔离观察，在指定场所限制活动范围，进行观察。对甲类传染病的接触者应进行留验。

② 医学观察：对乙类和丙类传染病接触者实施的措施，接触者可正常工作、学

习，但要接受体检、病原学检查和必要的卫生处理。

③应急接种：对接种疫苗后产生免疫快、潜伏期长的传染病如麻疹等，可对接触者进行应急接种。

④药物预防：对有特效药物防治的传染病，必要时可用药物预防。如乙胺嘧啶预防疟疾，青霉素预防猩红热或流行性脑脊髓膜炎等，但切忌滥用药物预防。

（4）对动物传染源的措施：对危害性大、经济价值不大的病畜或野生动物传染源应捕杀、焚烧或深埋，如患狂犬病的狗或猫、患牛海绵状脑病和炭疽病的家畜等。危害性不大但有经济价值的动物可以隔离治疗。此外，要做好家畜的预防接种和检疫工作。

2.针对传播途径的措施

被传染源污染的环境，主要采取消毒、杀虫和实施其他卫生措施，切断传播途径，从而有效地控制传染病的传播。如肠道传染病主要由粪便污染环境传播，措施重点是对污染物品和环境进行消毒；呼吸道传染病主要通过空气污染环境传播，应加强环境通风换气和必要的空气消毒；虫媒传染病由媒介昆虫传播，措施重点是杀虫；经水传播传染病的措施重点为改善饮水卫生及个人防护。

消毒分预防性消毒和疫源地消毒两种；疫源地消毒又分为随时消毒和终末消毒两种。

3.针对易感人群的措施

通过提高机体非特异性免疫功能，保护易感人群，提高机体免疫力。

（1）免疫预防：当发生传染病时，被动免疫是保护易感者，防止或减轻其感染发生的有效措施。如注射丙种球蛋白或胎盘球蛋白，对预防麻疹、甲型肝炎等有一定作用。在一定范围人群中可采取应急接种，以提高群体免疫力，防止传染病大面积流行，如麻疹、白喉发生流行时可采取应急接种。但产生免疫慢的疫苗不适合在疫区进行应急接种，可在疫区外围尽早进行相应疫苗的补种或重点保护对象的补种，以便形成免疫屏障。

（2）药物预防：某些传染病流行时，可给予针对该病原体的药物进行预防。但药物预防作用时间短、效果难保证，而且易产生耐药性，只作为对密切接触者的应急措施，而不要普遍投药。

（3）个人防护：对可能暴露于传染病生物媒介的个体采用必要的防护措施，如戴口罩、穿防护袜裤，作业时涂抹防护油，应用蚊帐或驱避蚊虫药物；接触传染病的医护人员及实验室工作人员严格操作规程等都可起到一定的个人防护作用。

4.传染病暴发、流行的紧急措施

根据《中华人民共和国传染病防治法》规定，在传染病暴发、流行时，除立即组织进行防治外，必要时，可采取下列紧急措施。

（1）限制或停止集市、集会、影剧院演出或其他人群聚集活动。

（2）停工、停业、停课。

（3）临时征用房屋、交通工具。

（4）封闭被传染源病原体污染的公共饮用水源等。当甲类、乙类传染病暴发、流行时划定疫区，应由县级以上地方政府决定。对甲类传染病疫区实行封锁，需经省、市、自治区政府决定。封锁疫区导致中断干线交通或者封锁国境，应由国务院决定。

二、慢性非传染性疾病的防控策略

疾病预防和控制工作包括两部分内容：一是预防策略与措施；二是疾病监测。

（一）三级预防

慢性非传染性疾病的预防策略与措施是分级预防。它是根据目前对疾病病因的认识、机体的调节功能和代偿状况，以及对疾病自然史的了解来进行。在疾病自然史的每一阶段都可以采取措施，防止疾病的发生或恶化。预防工作可根据疾病自然史相应地分为三级预防。

1.第一级预防

第一级预防亦称病因预防，这是最积极、最有效的预防措施。措施如下。

（1）针对机体的预防措施：增强机体抵抗力、戒除不良嗜好等。一级预防适用于社区内的健康人群，采取的主要手段是向群众进行不间断的健康教育，对不利于健康的生活方式进行干预，开展群众性的健康促进活动。例如，通过健康教育让人们深入了解吸烟和长期饮酒对健康的危害，开展戒烟竞赛活动，让更多的人参与到戒烟限酒的队伍中，告诉人们进行体育锻炼的好处，鼓励居民多参加户外活动和体育锻炼，多食蔬菜、水果，减少肉类、蛋类等脂肪饮食的比例，保持健康的心理状态，等等。通过上述这些措施的落实，可从整体上提高群众的自我防病意识和自我防病能力。简言之，一级预防就是通过各种可能的措施，最大限度地降低各种慢性病的发病率，防患于未然，是对抗慢性病的第一道防线。

（2）针对环境的预防措施：对生物因素、物理因素、化学因素做好预防工作。

（3）对社会及其他致病因素的预防：对心理致病因素做好预防工作，不良的心理因素可以引起多种疾病，如高血压、冠心病、癌症、哮喘等。对遗传致病因素做好预防工作，加强优生优育和围产期保健工作，防止近亲或不恰当的婚配。

2.第二级预防

第二级预防又称"三早"预防，即早发现、早诊断、早治疗，是防止或减缓疾病发展的主要措施。慢性病常是多病因的，而且病因不明者居多，因此要完全做到一级预防是不可能的。但由于慢性病的发生大都是致病因素长期作用的结果，因此做到早发现、早诊断并加以早治疗是可行的。

为保证"三早"措施的落实，可根据人力、物力、财力的情况，参照费用—效益或效果分析结果，选用普查、筛检、定期健康检查、高危人群重点项目检查，以及设立专门的防治机构等不同方法来实现。对于慢性病，"三早"预防的根本办法是做好宣传和提高医务人员的诊断、治疗水平。通过普查、筛检和定期健康检查，以及群众的自我监护，及早发现疾病初期（亚临床型）患者，并使之得到及时、合理的治疗。由于慢性病常是经过致病因素长期作用后引起的，给"三早"预防带来一定困难。

普查是早期全面发现疾病的方法，但普查工作不宜广泛应用，因为在短时期内需要集中大量人力、物力。为了简化普查工作，也可采用筛检的方法，以简单的检测方法选出重点的检查对象，然后对有阳性结果者再做详细诊断。如糖尿病的筛检，可先用尿糖试纸检查，尿糖试纸阳性者再做血糖检查，以便确诊糖尿病。除普查和筛检方法外，还可采用重点登记的方法，如防治高血压、脑血管病和冠心病时，重点放在登记脑卒中和急性心肌梗死两种疾病上，以此来反映和判断高血压和冠心病的严重程度，并作为制订该病防治计划和评定防治效果的依据。

加强卫生宣传教育，使群众了解和重视疾病的早期表现，对实现"三早"预防至关重要。可向群众宣传癌前期病变（本身不是癌，但有可能成为癌的一些病变），通过群众的自我检查达到早期发现某些肿瘤的目的。例如，可以向群众传授有关乳腺癌的防治知识，通过乳房自检来实现早期发现乳腺癌的目的。同时，医务人员应密切观察癌前病变，注意其变化，并及早对其进行治疗。常见的癌前期病变包括黏膜白斑、皮肤角化症、皮肤慢性溃疡、瘘管、黑痣等，肠管、食管、胃、子宫颈的息肉，宫颈糜烂、外翻，以及萎缩性胃炎等。许多人正处于高血压或糖尿病的患病初期，而自己尚未察觉，如果不进行早期诊断、早期治疗，势必会延误病情，进而发展成严重的并发症，如脑卒中、冠心病、心肌梗死、糖尿病引起的各种心脑血管病等。患了高血压和糖尿病并不可怕，可怕的是不能及时地控制血压和血糖，如果能做到长期地、及时控制，其寿命和生活质量就不会受到太大的影响，目前我国的高血压、糖尿病知晓率、治疗率、控制率都很低，这为开展群众性的慢性病防治活动带来了不少困难，增加了预防的难度。因此，要不断提高群众对高血压、冠心病、糖尿病等的知晓率、治疗率和控制率。

有些遗传病的预防，在当前基本属于第二级预防的范畴。除通过遗传咨询、宣传不近亲结婚等第一级预防措施外，还可进行产前检查。染色体异常和隐性致病基因携带者应早期做出诊断，进而终止妊娠，避免有遗传病的患儿出生。这些属于第二级预防措施。

3. 第三级预防

第三级预防主要是针对患者来说的，是对疾病进入后期阶段的预防措施，此时机体对疾病已失去调节代偿能力，将出现伤残或死亡的结局。此时应采取对症治疗，减少疾病的不良反应，防止复发转移，减少患者痛苦、延长生命，并实施各种康复工作，力求使患者病而不残、残而不废，促进其康复。即通过积极正确的治疗措施，最大限度地延缓和减少慢性病并发症的发生和发展，有些并发症甚至可以治愈，使患者功能恢复正常。而对于那些中晚期的并发症患者，经过治疗可以减轻患者的痛苦，提高患者的生活质量。对于已丧失劳动力或伤残者，通过康复治疗，促进其身心方面早日康复，使其恢复劳动力，争取病而不残或残而不废，保存其创造经济价值和社会价值的能力。康复治疗的措施包括功能康复和心理康复、社会康复和职业康复等。

（二）疾病监测

疾病监测是指长期、连续、系统地收集疾病的动态分布及其影响因素的资料，经过分析将信息上报和反馈，以便及时采取干预措施并评价其效果。疾病监测定义强调只有长期、连续、系统地收集资料，才能发现疾病的分布规律、发展趋势及其影响因素的变化，也强调了信息的利用和反馈。这说明疾病监测只是一种手段和方法，其最终目的是为控制疾病服务。

第二节 公众健康保障

公众健康（public health）源于对一个地区或国家整个人群健康的关注，进而使一个地区或国家以社会或群体的方式采取措施预防和控制疾病，从而提高整个人群的健康水平。

一、优质高效的整合型医疗卫生服务体系

1. 优质高效整合型医疗卫生服务体系的基本内涵

构建整合型医疗卫生服务体系是近年来全球医改最为显著的发展趋势和重要内

容。2016 年，世界卫生组织提出了整合型医疗卫生服务体系的基本框架，并将其作为实现可持续发展目标的全球卫生发展战略。按照世界卫生组织的定义，整合型医疗卫生服务体系（Integrated Delivery System，IDS）就是根据人们不同生命阶段的需要，卫生体系内不同层级机构通过协作进行健康促进、疾病预防、诊断治疗、康复和临终关怀等连续性服务的提供和管理。其核心理念在于以人为本，确保患者在最合适的场所得到适当、及时、公平、可负担的高质量卫生服务，从而实现医疗卫生服务的整合。

从医疗卫生服务供给侧来看，整合型医疗卫生服务体系的层次可分为部门整合、机构整合与服务整合。部门整合主要表现为医疗卫生服务筹资体系和医疗卫生服务部门间协作与整合，是各部门在医疗卫生服务资金筹集与使用、服务生产和提供方面合作的制度化。机构整合，即资源整合；可以分为横向整合和纵向整合。横向整合指的是不同类型医疗卫生服务的资源整合，纵向整合指的是不同级别、服务水平的医疗卫生服务机构整合。服务整合是需求驱动下服务意识提高和服务模式变革下的新实践方式，分为临床服务与支持功能整合两部分；前者包括初级卫生保健、全科、专科、康复、护理等的整合，形成连续的临床路径和规范；后者主要是利益共享协调机制、激励约束机制、资源配置机制、信任机制等关键机制和支持系统。

通常认为，构建中国特色优质高效的整合型医疗卫生服务体系，就是要着眼推动我国医疗卫生服务高质量发展，构建"优质的服务，高效的体系"：优质的服务是以病人为中心，以质量为生命，增加优质医疗资源、优质医疗服务的供给，强化和丰富优质全程服务的内涵，为百姓提供公平、可及、全方位、全生命周期的健康服务；高效的体系是指卫生资源配置、医疗资源利用和健康产出高效，通过建立协同、整合的功能模块弥补体系中的薄弱环节，更好地实现经济效益与社会效益。

2. 优质高效医疗卫生服务体系建设的主要内容

2017 年，《中国健康事业的发展与人权进步》白皮书提出要加快建立优质高效的整合型医疗卫生服务体系。我国在医疗联合体建设、家庭医生签约、以人为本的整合型卫生服务构建等方面做了许多探索。从"看上病"到"更舒心"——让信息多跑路，群众少跑腿。"指尖上的医院"送药品、送服务、送技术，预约挂号，"一站式"结算等"智慧医疗"举措将让就医效率高一点、"堵心"少一点。社会办医机构前置审批等"玻璃门""天花板"将进一步被打破，更优质、更高效的多元办医格局让百姓"有得选、选得多"。

近年来，福建省 M 市统筹推进医疗、医保、医药"三医"联动改革，破除以药补医机制，探索建立维护公益性、调动积极性、保障可持续的运行新机制，为全国医改树立了榜样。从基本入手，从基层改起，分层次推进。健康中国背景下深化医改的特点可总结为：注重实效性，推动医改由打好基础转变为提升质量；注重长期性，推动医改由形成框架转变为制度建设；注重综合性，推动医改由单项突破转变为系统集成和综合推进。2017年5月，国际医学杂志《柳叶刀》将中国列为全球医疗进步最大的5个国家之一。"中国医改这一世界上规模最大的医药卫生体制改革项目将为全球健康治理贡献宝贵方案。"世界卫生组织驻华代表施贺德说。

优质高效的、完善的医疗卫生服务体系是建成健康中国的重要组成内容。未来健康中国建设的一个重大任务，就是要通过共同努力，建成体系完善、布局合理、分工明确、功能互补、密切合作、运行高效、富有韧性的优质高效的整合型医疗卫生服务体系。"十四五"时期医疗卫生服务体系建设更加注重四个方面：强化"早期预防和医防协同""优质扩容和深度下沉""质量提升和均衡布局""中西医并重和优势互补"；强调坚持"统筹规划分级负责""关口前移医防协同""提高质量促进均衡""改革创新揭榜挂帅""中西并重特色发展"等基本原则，集中力量解决一批全国性、跨区域的大事、急事和难事，为全面推进健康中国建设提供强有力的支撑。

3.优质高效整合型医疗卫生服务体系构建的发力点

"十四五"时期，从需求侧看，我国公共卫生安全形势仍然复杂严峻，突发急性传染病传播速度快、波及范围广、影响和危害大，慢性病负担日益沉重且发病呈现年轻化趋势，职业健康、心理健康问题不容忽视。随着人民生活水平不断提高和人口老龄化加速，人民群众健康需求和品质要求持续快速增长。从供给侧看，医疗卫生服务体系结构性问题依然突出。

一是解决现有医疗卫生体系服务的"上、下"延伸整合。向下延伸包括医养结合、康复、长期护理、临终关怀等在内的供给系统，以及部分心理、营养等项目；向上延伸则是发展高端医疗服务内容，在满足更高层次健康需求的同时，使其与公立医院提供的基础医疗服务相剥离，比如美容、抗衰老等近几年兴起的非基本医疗需求，形成全链条的健康服务体系。服务体系的延伸不能仅仅集中在项目与机构上，更重要的是机构运行的政策环境，例如，各个机构提供服务的补偿、收支、人力资源配置、规范、标准以及治理等问题都要同步完善。

二是医疗、公共卫生两大体系的融合，解决好防治结合的问题。扩展整合型服务体系的组成部分，可考虑和体育、旅游及文化等有效结合，发挥整合型体系的特色，拓展到社会治理的大系统中。例如，街道、村委会等其他部门，非政府组织、志愿者组织等。此外，还要考虑如何在体系上进一步动员社会力量。

三是扩容与强基。"扩容"指医疗机构和公共卫生机构规模的扩大，其核心是优质资源的扩容，在这一方面，国家医学中心、区域医学中心等项目建设需要进一步强化。同时，要想使现有的医疗服务和公共卫生体系变强，就必须要从动力机制和效能机制入手，从文化、服务模式等方面切入实行变革。

四是合力共创。优质高效整合型医疗卫生服务体系应由政府主导、多部门共同构建而成，而不是卫生系统单打独斗的"独角戏"。同时，整合型医疗卫生服务体系应是全社会参与的，以健康体系为核心的共建共享平台，需多方合力解决百姓的健康问题。

二、完善的全民健身公共服务体系

1. 全民健身公共服务体系的组成

全民健身公共服务体系是指政府为满足全体人民健身需求而提供的各种公共体育服务组成的有机整体，是全民健身领域政府服务能力和服务程度的整体体现。全民健身公共服务体系是整合社会体育资源的保障系统，通过协调、组织、统筹分配体育资源为社会个体供给体育公共服务产品和服务，以实现公民平等获得体育健身的权利，全民健身公共服务体系由全民健身公共服务供给、产品系统、监督保障、服务对象系统等构成。

（1）全民健身公共服务供给体系：从政府部门看，全民健身公共服务的提供既是政府体育部门的主要职责，也涉及财政部、教育部、文化部、住建部、民政部等其他相关政府部门；从层次上看，包括中央政府、地方政府、基层政府以及全民、社区、青少年健身体育俱乐部等各类公益性基层体育组织。全民健身公共服务的供给者可以是私人企业、第三部门、体育社会组织甚至消费者本人。

（2）全民健身公共服务产品系统：包括全民健身基础设施服务、管理机构服务、组织机构服务、教育经费服务、指导者服务、制度创新服务、信息网络服务、国民体质监测促进服务。

（3）全民健身公共服务监督保障系统：包括绩效监督服务系统、质量考核监管服务系统、绩效评估监管服务系统、政府监督服务系统、社会监督服务系统。

（4）全民健身公共服务对象系统：包括体育组织（社会体育组织、体育企业）、社会成员（特别是老年人、青少年、妇女、儿童等）。

2. 全民健身公共服务体系标准化建设

标准化是人类在长期生产实践过程中摸索和创立的一门科学。主要是对科学、技术与经验领域内共同使用和重复使用的事物和概念制定规范性文件的活动，其目的在于规范社会行为。20世纪初，公共服务标准化的观念得到了广泛的传播，并在西方发达国家的公共服务领域得到广泛应用。之后，兴起的新公共管理理论极大地促进了政府公共服务标准化的发展，其中最重要的一个方面就是通过公共服务标准化来提升公共服务品质。

理论和实践研究都表明，全民健身公共服务是否实现了均衡，必须建立在某种衡量标准上。在体育国际化新形势下，建设与国际接轨，标准化、科学化的全民健身公共服务体系显得尤为迫切。全民健身公共服务体系标准化是保证全民健身公共服务水平、范围、均等化程度的基本参照系，是政府提高全民健身公共服务均等化水平的重要方法和手段。当前，加强全民健身公共服务标准建设，用统一的标准确定公民有权享有的全民健身公共服务范围，进而建立一套结构完整、条理清晰、目标明确和易于操作的全民健身公共服务体系标准，对于加强政府体育部门公共服务能力建设、塑造良好的政府形象、满足公众的全民健身公共服务需求等都具有重要的意义。

在我国，健身促进健康的理念深入人心，公众对健身的积极主动性也空前高涨，在这种需求的推动下，全民健身公共服务体系标准化的构建显得十分关键和必要。完善的全民健身公共服务体系标准化建设的指标设置需要充分考虑服务的获得感、参与度、质量和社会效益，在服务范围、服务项目、保障水平和服务质量等方面确定标准，以切实提高全民健身公共服务的提供、管理和服务的标准化水平。

3. 全民健身公共服务体系标准化实施路径

全民健身公共服务体系标准化是价值理念与具体实践紧密联系的长期过程和复杂系统，其实施路径应密切关注以下重点环节。

一是推动资源的合理配置。对于全民健身服务体系而言，资源的合理配置是实现体系标准化的重要前提和基础保障。因此，资源的标准化及合理化配置是目前需要重点关注的问题。具体来看，应关注以下几个方面的内容。应进一步提高全民健身事业经费支出比例，重点投入有助于实现城乡平衡、区域平衡、群体平衡，有助于优化公共体育设施空间布局的建设项目；重点投入城乡基层体育基础设施建设，推动优质资源向基层下沉，建立以需求为导向，优质高效、普遍均等化的新型全民健身公共服务机制，统筹协调综合利用资源。

二是基于供需动态调整提供相关服务。建立全民健身服务决策机制，鼓励社会群体参与到公共服务体系建设中，避免出现健身服务产品供应与群体健身诉求错位的现象，保证在供需平衡的基础上，确保财政资金利用率最大化，促进全民健身服务体系的不断完善。供需一致是发挥全民健身服务体系社会效益的关键，在体系运行过程中，应结合时代变化和公民体育需求，进行体系的动态调整，使健身服务体系具有时代特征，更好地为全民健身事业发展做出贡献。

三是完善考核评价机制。积极探讨提出满足实际需求的健身服务考核评价指标体系，同时进行相关的制度设定，使全民健身服务成为硬指标、硬任务，成为对各部门进行考核的重要指标。为了体现测评结果的客观性和有效性，积极探索实施服务体系第三方评估机制。合理的评价机制能为全民健身服务体系建设提供精准的参考依据，促进公共服务体系社会效益的提升，推动社会进步和人们生活质量的提高。

三、多层次的健康保障体系

1. 我国多层次医疗保障体系

医疗保障是减轻群众就医负担、增进民生福祉、维护社会和谐稳定的重大制度安排。从《"十四五"全民医疗保障规划》来看，多层次医疗保障体系分为三个部分，核心层是以基本医保为主，辅之以大病医保和医疗救助。目前，城镇职工、城乡居民基本医保和城乡救助制度共同构成了我国多层次医疗保障体系的第一层次。《"十四五"全民医疗保障规划》提出统一规范医疗救助制度和重大疾病救助工程。建立救助对象及时精准识别机制，实施分层分类救助，规范救助费用范围，合理确定救助标准。建立健全防范和化解因病致贫返贫长效机制，协同实施大病专项救治，积极引导慈善等社会力量参与救助保障，强化互联网个人大病求助平台监管，促进医疗救助与其他社会救助制度的衔接。完善疾病应急救助管理运行机制，确保需急救的急重危伤病患者不再因费用问题而影响及时救治。

中间层是面向特定人群的社会保障。由于我国处于社会主义发展的初级阶段，广覆盖在某种程度上意味着低保障。同时由于经济社会的发展、疾病谱的变化、居民医疗费用的增加，第一层次的医保已经不能满足公众更高层次的医疗卫生服务需要。因此，第二层次的医疗保障应运而生，主要包括面向女职工的生育保险和面向失能人群的长期护理险、城乡居民大病保险和部分地区的职工大病医保或大额医疗补助等。其弥补了第一层次保障低的缺点，满足了部分重特大疾病患者的医疗卫生需求。《"十四五"全民医疗保障规划》要求，完善和规范城乡居民大病保险制度，加强与基本医疗保险和医疗救助的衔接，提高保障能力和精准度。逐步规范职工大额医疗费用补助、企业补充医疗保险等制度。

最外层则是以商业健康险为主、医疗互助和慈善捐助为辅的市场化保障模式。前两个部分是社会保障的范畴，主要由医疗保障部门推动和监管，最后一个部分则是对社保的补充，更多依靠市场来推动，监管也涉及多个部门。随着我国居民人均收入水平的提高和健康保障意识的增强，已有的医疗保障已无法满足部分公众的健康需求，商业健康保险作为社会医疗保险强有力的补充，走进大众视野，构成了我国多层次医疗保障体系的第三层次。《"十四五"全民医疗保障规划》提出，鼓励健康险产品和服务创新，提供医疗、疾病、康复、照护、生育等多领域的综合性健康保险产品和服务。按规定探索推进医疗保障信息平台与商业健康保险信息平台信息共享，有利于商业健康险更好地发展。

新一轮医改以来，贯彻党中央、国务院决策部署，我国已建成全世界最大、覆盖全民的基本医疗保障网，为全面建成小康社会、实现第一个百年奋斗目标做出了积极贡献。基本医疗保险从"零"基础到参保人数13.6亿人，成为世界最大医疗保障网，覆盖率稳定在95%以上，职工和城乡居民基本医疗保险政策范围内住院费用基金支付比例分别稳定在80%左右和70%左右，国家组织药品和高值医用耗材集中带量采购价格平均降幅在50%。跨省异地就医住院费用直接结算全面推开，门诊费用跨省直接结算稳步试点，异地就医备案服务更加便捷。高质量打赢医疗保障脱贫攻坚战，助力近千万户因病致贫家庭精准脱贫，基本医疗有保障目标全面实现。基本医疗保险（含生育保险）五年累计支出8.7万亿元，2020年个人卫生支出占卫生总费用比例下降到27.7%。

《"十四五"全民医疗保障规划》提出，到2025年，医疗保障制度更加成熟定型，基本完成待遇保障、筹资运行、医保支付、基金监管等重要机制和医药服务供给、医保管理服务等关键领域的改革任务，医疗保障政策规范化、管理精细化、服务便捷化、改革协同化程度明显提升。

2.健康保障体系的内涵

虽然我国已经构建了多层次的医疗保障体系，但在实际的实施过程中也存在调控机制不足、效率不高、交叉重复、激励不足、重医疗轻预防等问题。为了推进全民医保和健康中国建设，需要对当前碎片化的医疗保障制度进行整合和重新架构，以实现"以疾病为中心"向"以健康为中心"的大健康理念转变，实现医疗保障体系向多层次的健康保障体系的转型。在"健康中国"的战略目标下，如何实现医疗保障体系向多层次的健康保障体系转型，是我国当前医疗保障体系改革中亟须解决的重点难题。

健康保障体系是指依托于政府管理，以国家为主体，基于法律和规定，通过国民收入再分配，以保障基金为依托，对居民在特定情况下给予物质或资金帮助，用以保障居民健康层面的基本权益。健康保障体系作为我国民生保障体系中的重要一环节，与医疗保障体系相比，是更高水平、更为系统综合的健康保障体系。

医疗保障体系重点关注医疗服务的可及性，属于健康维护的范畴，健康保障体系从健康的危险因素控制、保健因素促进等多层次、多方面着手，关注全过程、全周期的健康服务，预防疾病的同时维持或促进居民的健康状态。可以说医疗保障是健康保障体系的重要组成部分，但并非唯一内容。

3.发展多层次的健康保障体系的具体思路

一是完善全民医保体系，健全以基本医疗保障为主体、其他多种形式补充保险和商业健康保险为辅的多层次医疗保障体系。

二是织牢国家公共卫生防护网，改革疾病预防控制体系，落实医疗机构公共卫生责任，创新医防协同机制，完善突发公共卫生事件监测预警处置机制，健全医疗救治、科技支撑、物资保障体系，提高应对突发公共卫生事件的能力。

三是促进医疗保险向以健康服务为中心转型，推行关注健康结果而非单纯的服务数量的支付方式改革。

四是推进老年照护保险制度建设和医养结合，从医疗服务扩展到康复护理阶段。

五是加强服务供给体系中不同层级医疗卫生机构的协同性，以病症治疗为主向病症与病因并举转变，向城乡居民提供连续性、个性化、覆盖全生命周期的健康服务。

六是健康服务供给与健康管理同步，提高基层卫生服务能力，建立家庭医生制度，有秩序地将健康保险、医疗服务、社会服务连接起来。

七是注重健康需方管理，健康的责任从以医师为主体向医患互动转变，提升健康教育、慢性病管理和残疾康复服务质量，重视精神卫生和心理健康。

八是大力发展健康产业与健康支撑技术，支持社会资本办医，应用"互联网+"、大数据推动健康信息化。

九是深入开展爱国卫生运动，促进全民养成文明健康生活方式。

第七章　公共卫生政策与管理

第一节　公共卫生政策

一、医疗卫生政策基本内涵

由于各国的公共卫生医疗体系和内容各有不同，该领域的研究者对公共医疗卫生政策的理解和界定也各有侧重，综合各方面的观点，可以说公共医疗卫生政策是指政府在配置医疗卫生资源，解决医疗卫生问题，预防疾病，以促进、保护或恢复健康等方面的一系列规定和行动的总称。如果从公共政策涉及的范围来分，广义的公共卫生涵盖内容广泛，涉及流行病、传染病、妇幼卫生、医疗保健制度、爱国卫生、初级卫生保健及社区卫生服务，同时涉及经济、文化和教育等领域。如果从目标和层次来分，公共医疗卫生政策的内容可以划分为疾病预防和疾病治疗两大类。健康投资以及通过政府行动建立全社会的疾病控制体系，提高社会成员的健康水平和抗病能力的所有努力，都属于疾病预防的范畴。政府干预来提高全社会医疗技术水平和医疗服务质量，提高医疗服务的可及性，以尽可能公平的方式使尽可能多的人享有基本的医疗服务，降低医疗服务的价格，满足人民群众不断提高的健康需求的所有措施和政策，都属于疾病治疗范畴。

二、影响我国公共医疗卫生政策制度的因素

(一) 行政管理因素

医疗卫生政策包括公共权力机关为实现社会管理的目的而制定的行动方案和行为准则，服从于和服务于公共权力的意志、利益、任务和目标。

中华人民共和国成立之初，在经济发展水平相当低的情况下，通过有效的政策制定、制度安排，政府发挥了主导作用。医疗卫生的投入以政府为主，医疗卫生资源在不同卫生领域以及不同群体间的分配由政府统一规划，具体服务的组织与管理也由政府按照严格的计划实施，从而以国家干预保证了全国绝大多数居民能够得到最基本的医疗卫生服务，确保了中国人民健康水平的迅速提高，不少国民综合健康

指标达到了中等收入国家的水平，成效十分突出，被一些国际机构评价为发展中国家医疗卫生工作的典范。现在正在开展的新型农村合作医疗制度之所以能取得很大的成就，同样是因为政府的干预和影响。我国目前的医疗卫生政策存在的一个比较突出的问题，就是目前中国医疗卫生体制改革涉及的部门太多，包括卫生、劳动和社会保障、科技、建设、民政、食品药品监督管理、环保、计生、质检、安监、发改、财政、教育、人事等方面的多个行政部门，导致医疗卫生改革政出多门。就公立医疗机构的隶属而言，卫生部门管理的医疗机构仅占全国医疗机构总数的51%，其他医疗机构隶属其他部门、行业和企业。公立医疗卫生机构的财权和人事权隶属于不同的主管部门，使卫生行政部门难以对本行政区域的医疗卫生机构进行统一的协调和管理。

(二) 经济发展因素

芝加哥大学著名教授坎贝尔说："如果不解决经济上的问题和没有一个有效的卫生经济政策，医学的目的几乎无法实现。"可见经济因素在医疗卫生政策制定中的作用。经济因素对医疗卫生政策制定的影响有许多方面，如卫生筹资中国家的投入、社会的投入、个人的支出等。需要强调的是，在一个国家不同的经济发展阶段，医疗卫生政策应该不同，这样才能有针对性地、较大限度地满足人民的基本需求。

(三) 利益相关者的博弈因素

在现实中，各种利益相关者在医疗卫生政策制定中的博弈十分明显。这种博弈存在于政府相关部门之间、政府与公众之间、不同公众群体之间。不论是哪种博弈，都要以人人享有基本医疗卫生服务为目标，遵循伦理价值取向，最终要满足不同群体的医疗卫生需求。由于我国历史传统、体制等因素的影响，政府部门间的博弈是占绝对影响地位的。为了部门利益，相关决策机关常常会有意识或无意识地偏离公共利益导向，追求部门局部利益，变相实现小团体的利益，其实质也就是人们常说的"权力衙门化"与"衙门权力利益化"。我国医改涉及政府多个部门，国家卫计委是我国医疗卫生改革的主要政策主体，同时，医疗保障涉及人力资源和社会保障部，医疗基础设施的建设涉及发改委，医疗价格等问题涉及"发改委价格司"，医院平常的开支补贴涉及财政部，医疗救助涉及民政部，医疗人才的培养和附属医院的管理涉及教育部，医疗市场医疗广告涉及国家工商总局，药品的质量审批涉及国家食药监总局等。它们之间的利益博弈是显而易见的，不仅容易造成政策效率的低下，损害公众利益，增加公众负担，而且会弱化政策的稳定性、连续性和系统性。

由于在政策制定过程中利益博弈与价值取向的关系，权力利益化成为不同群体职能转变的最大障碍，不解决"权力利益化"这个问题，各个部门都会千方百计把持既得权力，公共政策的制定就不会具有较好的公平性。因此，在医疗卫生改革过程中，要充分考虑利益相关者的博弈因素。各相关部门在政策制定中要摒弃各自利益，以公众利益为重，加强沟通协调。要想处理好政府与公众之间的利益博弈，就应该建立良好的公众参与机制。

(四) 公众参与因素

回望中国的医疗卫生体制改革过程，由于传统公共决策系统的积弊，以及公众的观念和素质的局限，导致我国公共政策制定中公众参与的缺失，公共政策公共性、公平性难以得到很好的体现。公众参与的缺失正是我国医疗卫生改革中出现的一些政策失误和面临困境的重要原因之一。

医疗卫生政策涉及广大公众的利益，以保护公众的根本利益为目的。公众是医疗卫生政策制定真正意义上的利益相关人，因此，公众参与政策的制定过程就显得十分必要。这样可以加深他们对政策意义的理解，增加他们执行政策的自觉性，提高政策执行效率，降低运行成本。医疗卫生体制改革并不只是政府和卫生部门的事，更关系社会中每一位公民。在医改不成功的论断和"看病难"、医疗现状不令人满意的背景下，深化医疗卫生改革更需要利益相关人或社会主体达成有效共识。在达成共识之前，充分的争论是必要的、有利的。而医疗改革牵涉广泛，政策设计者、医疗从业人员、医院管理人士、经济学家、社会学家乃至普通民众患者，都有发言论事的角度与价值。构建公众参与机制，在全体公民可以自由表达意愿的前提下，借助于政客活动家们的卓越判断力，应当能够找到适合我国国情的医疗卫生政策。

第二节　公共卫生管理

21世纪，由于新发传染病在全球范围内蔓延、生态环境恶化，以及慢性病患病率增高，人类面临着新的公共卫生问题的挑战。强化公共卫生管理，基于科学依据做出公共卫生护理决策，满足民众日益增长的公共卫生服务需求，对社会的可持续发展有着积极作用。

一、公共卫生管理概述

在高度信息化、大数据共享的今天，管理学已逐渐成为推动社会进步的主要动力。随着生产力的提高和社会分工的演进，基于行业特征的管理学分支学科——公共卫生管理应运而生，对公共卫生事业的发展起到了促进作用。公共卫生护士是公共卫生人力资源的重要组成部分，有效的公共卫生护理管理是促进人群健康的重要保证。

（一）公共卫生管理的概念、特点及影响因素

公共卫生管理的主体是政府，其有效性依赖于社会各阶层的参与。完善的公共卫生体系是公共卫生管理的坚实基础，实施完善的公共卫生管理体制有利于促进国家的发展，维护社会的稳定。

1.公共卫生管理的概念

公共卫生管理即国家或地区民众健康的公共事业管理，指以健康促进、疾病预防、健康保护为主要目的，为公共卫生事业发展所进行的规划、组织、指挥、协调和控制的管理活动。

公共卫生护理管理是以提高公共卫生护理质量和工作效率为主要目的，为公共卫生护理事业发展所进行的规划、组织、指挥、协调和控制的管理活动。

2.公共卫生管理的特点

公共卫生管理的目的在于保障社会每一位成员都能够维持健康的生活水准，主要包括以下五个特点。

（1）层次性：公共卫生管理存在于社会体系中，从国家和社会层面上来看具有层次性的特点。例如，三级医院可跨地区或者为所在区、市、省乃至全国民众提供公共卫生护理服务，服务的人群范围大，而二级医院通常服务于县、区、市。

（2）复杂性：公共卫生管理既是一种较完善、较规范的管理，也具有较强的社会管理功能。其中，公共卫生护理既涉及疾病预防、控制、照护、康复等，也涉及药品、环境安全，其复杂性较为明显，且管理难度与管理力度均较大。

（3）强制性：公共卫生管理的主体通常是政府及有关部门，是公共权力部门，而强制性是公共卫生管理的基本特征，也是公共权力得以成立并运行的基本保证。

（4）非营利性：政府在履行具体的社会公共卫生职责时，不以直接的成本和效益为利益，其合法性来自立法机关的授权，其经费主要依赖财政拨款。

（5）服务性：公共卫生护理强调满足社会公共卫生服务需求，由单向度监管转向多方位服务，服务性突出。

3.公共卫生管理的影响因素

公共卫生管理受多种因素制约，了解其影响程度及作用机制，有利于不断改善此类因素的限制，促进公共卫生管理的健康发展。

（1）社会制度：在不同的社会制度背景下，公共卫生管理发展的重点、方针、政

策及管理方法有所不同。我国的公共卫生管理是政府实行福利政策的社会公益事业，其宗旨是为民众健康服务、为国家建设服务。

（2）经济基础：经济基础是各项社会事业发展的前提，公共卫生管理发展的速度和规模受经济基础的制约。随着我国社会经济的持续发展，国家、社会以及民众对公共卫生管理的投入持续增加，为提高全面健康水平提供了经济和物质保障。

（3）人口状况：包括人口数量、人口质量和人口构成。人口状况既受到公共卫生管理发展的影响，又影响公共卫生管理的进步。随着我国人口老龄化、高龄化、少子化等人口结构变化，公共卫生护理对不同人群提供的服务侧重点有所不同。

（4）文化背景：文化是一定国家和地区民众价值观、伦理观、健康观的综合反映。文化主要从以下三个方面影响公共卫生管理的发展。

①公共卫生人力资源：培养的公共卫生技术和管理人员的质和量，如有些国家专门设有公共卫生护士，其在流行病学调查、健康促进、疾病监测和政策制定等方面发挥着重要作用。

②健康教育水平：民众接受健康教育，形成良好的生活方式与文化背景。

③公共卫生保健的可接受性：公共卫生保健措施在教育程度高的国家和地区，普及程度更高，推广效益更大。

（5）科技发展：生物医学科学与技术的发展为公共卫生管理的发展创造了条件。新技术、新设备、新药品在公共卫生领域的普及和应用，丰富了公共卫生服务的手段，可提高服务的水平和效益，也进一步加快了公共卫生护理管理的发展。

（6）管理水平：科学管理的目的在于利用有限的资源创造最大的效益。公共卫生管理需要依靠科学的管理解决资源的公平分配和卫生服务的有效提供。公共卫生体制改革、公共卫生政策设计、卫生资源配置、卫生组织管理、公共卫生护士人力资源开发、医疗机构经营等，都是科学管理在公共卫生管理改革与发展中的具体实践。

（二）公共卫生管理的职能

只有进行科学的职能划分，落实各项工作的责任单位、责任人，以及相应的工作标准，才能确保公共卫生管理工作有序展开，推动各机构的专业化发展，从而全面提升公共卫生水平。

1.计划职能

计划指对公共卫生事业的发展做出合理而具有前瞻性的安排，使之成为公共卫生管理活动、评价工作绩效的基本依据，以便合理配置社会有限的资源。

2.组织职能

在公共卫生管理活动中占有重要的地位。建立管理主体和客体，明确权责，合理优化组织结构，将组织的总目标和总任务分解，保证系统内部过程的动态平衡；合理配置有限的人、财、物资源，以发挥最佳效益。

3. 协调职能

协调是公共卫生管理的主要职能之一，旨在保证组织工作的整体性和完整性。协调的手段可分为法律、经济、行政和思想文化等多种形式。

4. 控制职能

控制是对管理过程的调节，是对系统内容的各项活动和行为进行引导、约束、纠偏和限制，以确保公共卫生管理目标的实现。

二、公共卫生体系

公共卫生安全是民众生命安全、身体健康和幸福生活的基本保障，公共卫生治理是国家治理的重要组成部分，构建强大的公共卫生体系是保障公共卫生安全及实现公共卫生治理现代化的根本。

(一) 概述

公共卫生体系指在辖区范围内提供公共卫生服务的所有公立、私立和志愿者机构、组织或团体。

1. 中国公共卫生体系

中国公共卫生体系不仅指卫生健康部门，还包括其他公安、消防、运输和慈善等机构，强调部分协作和社会参与。

(1) 政府公共卫生机构：疾病预防控制机构、卫生监督机构、传染病医院。

(2) 预防和治疗服务机构：医院、社区服务中心、社会团体。

(3) 保障公共安全的机构：公安、消防等。

(4) 保障生存环境的机构：环境劳动保护、质量监督等。

(5) 促进精神健康的机构：文化、教育、体育等。

(6) 交通运输部门：铁路、公路运输等。

(7) 提供经济资源的商务机构：商业贸易机构、物流总部机构等。

(8) 救助弱势群体的民政慈善机构：中国乡村发展基金会、中华慈善总会。

2. 美国公共卫生体系

美国公共卫生体系大致呈金字塔形，包括联邦和地方层面的公共卫生机构、医疗保健提供者、公共安全机构、公共事业、教育与青少年发展组织、娱乐及艺术相关组织、慈善与公益组织等实体，由此构成公共卫生治理网络。美国联邦政府相关机构扮演"顶层设计者"角色，各州和地方公共卫生机构是提供公共卫生服务的核心部门，其他政府机构和私人组织发挥辅助支撑作用。美国公共卫生体系具有疾病控制与预防、卫生监督、突发公共卫生事件应急准备和响应等职能，注重体系运行的公平性和普惠性。

3. 突发公共卫生事件护理应急管理体系

护理应急管理体系是应对突发公共卫生事件的护理流程和策略。提高护理应急管理体系的科学性、及时性和有效性是救援成功的重要保障。以突发传染病为例，护理应急管理体系包括以下几点。

（1）应急预案：应急预案准备程度是决定针对突发公共卫生事件做出积极、合理响应的重要保障。应急预案主要包括突发公共卫生事件应急预案、护理人力资源紧急调配应急预案、护理人员职业暴露应急预案、医护人员心理疏导应急预案、隔离病区突发紧急事件应急预案。

（2）应急机构：包括领导机构、协同机构、执行机构和维稳机构。

（3）应急流程：包括突发传染病启动流程、医务人员出入病区流程、患者死亡处置流程、住院患者生活必需品进入病区流程、患者出入院流程、传染病医用垃圾处理流程、传染病病区环境物品消毒流程、各级防护用品穿脱处置流程。

（4）应急事件动态监测：包括灾害脆弱性分析评估、数据分析整理、事件上报和应急决策。

（二）公共卫生人力资源

公共卫生是消除和控制威胁人类生存环境质量和生命质量的危害因素，是提高全民健康水平的社会卫生活动。高质量人力资源管理可以不断优化公共卫生服务流程，提升服务品质。优质、充足的人力资源管理是完成公共卫生体系职能的决定因素，只有人力与资金、设备、技术等相互匹配，才能实现提高全民健康水平的目标。

1. 公共卫生人力资源的相关概念

公共卫生资源是公共卫生服务的基本要素，如何科学、合理地优化配置公共卫生资源，提高公共卫生资源配置的效率与公平性，已成为政府和社会关注的焦点问题之一。

（1）公共卫生资源：公共卫生资源是公共卫生部门所拥有和使用的人、财、物、技术和信息等各种要素的总和，是投入公共卫生部门的物化劳动和活劳动的表现，是公共卫生服务活动生产和再生产的物质基础。公共卫生资源包括硬资源和软资源两大类：硬资源指卫生人力、物力、财力等有形资源；软资源指医学科技、医学教育、卫生信息、卫生政策与法规、卫生管理等无形资源。

（2）公共卫生人力资源：指受过不同公共卫生教育和职业训练，能够根据人们健康需要提供公共卫生服务，从事疾病预防和控制、卫生防疫、寄生虫及地方病防治、工业卫生、妇幼保健、计划生育等专业工作的专业技术人员。

（3）公共卫生人力资源管理：指对公共卫生人力资源的计划、组织、控制，使之更好地为社会提供卫生服务，保障民众健康、促进社会经济运行和发展的管理活动。

（4）公共卫生护理人力资源管理：指为实现组织或机构战略目标，运用现代人力资源管理原则和管理手段，对公共卫生护理人力资源进行规划、整合、调控、开发、培训和奖酬并加以利用的过程。

2.公共卫生人力资源管理的基本原理

公共卫生人力资源管理的基本原理包括投资增值原理、互补合力原理和动态适应原理。

（1）投资增值原理：指对公共卫生人力资源的投资可以使人力资源增值，而人力资源增值指人力资源品位的提高，是人力资源管理的改善和人力资源存量的增大。例如，公共卫生护士在提供服务的过程中，通过培训和继续教育不断更新知识，认知新的健康现象和规律，反映了投资在公共卫生护理人力资源增值方面的作用。

（2）互补合力原理：公共卫生人力依赖群体的协作和卫生服务提供的环境。通过人力资源的管理与协调，劳动个体能力的总和增强，是人力资源管理的目的。例如，公共卫生护士与政府部门及志愿者合作，开展健康促进活动，向大众宣传健康卫生知识、开展计划免疫项目等。互补合力原理主要包括特殊能力互补、能级互补、经验互补等。

（3）动态适应原理：指人力资源的供给需要通过不断调整才能求得相互适应。从人力资源供给与需求关系相适应的角度出发，包括两个方面的内容：数量方面的关系，即供应量与需求量相均衡，供求关系才能适应；质量方面的关系，即需求和供应的人力资源质量应相互适应。这里的质量既包括由各种专业能力构成的人力资源特质结构，也包括劳动者的平均能力水平和各种层次能力水平构成。只有在质和量两个方面都达到适应，人力资源的供求关系才能达到均衡。

人力资源供求关系的动态平衡可以通过管理者不断干预和调整达到。这种均衡是相对的，随着供求关系的不断发展而变化。因此，管理者应理解动态适应原理，及时分析、研究人力资源的供给与需求关系，并不断调整，以提高人力资源的使用效率。

3.公共卫生护理人力资源

在国外，公共卫生护士与社区卫生护士在职能上虽然有一些交叉，但在定位和实践范畴上还是有不同。社区卫生护士职责在于为社区中的个体和家庭提供疾病预防和健康促进相关干预，公共卫生护士则更多地聚焦人群健康，在机构层面上开展疾病预防、监控、干预相关的政策变革、制度设计、系统改革、方案策划和项目实施。在韩国，公共卫生护士除包括面向社区特殊群体（如儿童、老年人）的保健护士外，还包括偏远地区、渔村的保健诊疗员，以及学校护士、产业护士和家庭访视护士等。2001 年，WHO 提出的公共卫生护士的职责包括以下几点。

（1）家庭照护：评估社会、经济状况以及家庭居住环境，满足个人和家庭的照护、治疗需求。

（2）公共卫生行动：包括健康保护和健康促进两个方面。其中，健康保护强调"保护民众，防止伤害，为应对威胁做好准备"，健康促进则旨在增强民众对其自身健康及影响因素的控制，从而促进其健康水平提升。

（3）政策制定：公共卫生护士须有影响决策的能力并能够管理变革，应具备策略思考能力，与不同群体磋商、合作的能力，尤其要关注卫生不平等议题。

(三) 公共卫生绩效管理

"绩效"一词最早应用于投资项目管理领域，后来在企业管理尤其是人力资源管理中得到广泛应用。从层次上看，绩效包括组织绩效、部门绩效和个人绩效。从内容上看，绩效包括行为和结果两个方面，既要考虑投入（行为），也要考虑产出（结果）。

1. 公共卫生绩效管理的相关概念

绩效管理指公共卫生部门在履行公共卫生责任过程中，对内部制度与外部效应、数量与质量、经济因素与伦理因素、刚性规范与柔性机制等方面，以公共产品范围的最大化和公共服务最优化为目标，实施的一种全面、系统的管理。公共部门的绩效评估主要强调"4E"，即经济（economy）、效率（efficiency）和效益（effect）、平等（equality），这是评价公共卫生组织绩效管理的宗旨和价值取向。

公共卫生组织绩效管理，又称为公共卫生部门绩效考核或绩效评估，指综合经济因素与伦理因素、组织的内部管理与外部效益等状况，采用经济效率与社会效益相统一、量化与定性评价相结合的方法，客观公正地对公共卫生组织履行职责的状况，以及组织工作效能状况进行评价和界定的过程。

2. 公共卫生绩效管理的主要方法

公共卫生组织方法和技术不仅为政府和其他公共卫生部门建立科学性和有效性的考核评价机制提供了必要的保障，还为提高公共卫生管理水平奠定了重要的理论和实践基础。

（1）目标管理（Management by Objectives，MBO）：与传统的管理方法相比，目标管理具有重视目标在管理中的作用、结果导向、参与管理三个特征。从管理过程来看，目标管理一般可分为以下三个阶段。

第一阶段——目标设置：制定组织总体目标、分解总目标，以及协调目标体系和组织体系的过程。上下级之间需要经过反复协商，对实现目标的资源分配、权力授予以及完成目标的奖惩机制形成共识，并签订目标协议。例如，出现突发公共卫生事件时，公共卫生护理管理的目标是通过科学化、系统化、高效化管理，提高组织应对突发公共卫生事件的效率，减少对护理人员的伤害。

第二阶段——目标执行：目标执行人依据自我控制，独立执行目标计划、完成工作目标的过程。在这个过程中，管理层定期检查，利用双方经常性的信息反馈及时了解目标执行状况；随时向下级通报进度，便于相互协商和沟通；当出现意外或者不测时，建立及时沟通渠道修改预定的目标执行方案。

第三阶段——目标评价和奖惩：目标实施的过程结束之后，下级进行自我评估，提交书面报告，然后由上、下级一起考核目标完成情况。对目标设定与执行情况进行比较，确定目标执行人的绩效水平，并以此作为评价组织成员奖惩的依据。

目标管理有助于提高工作效率与管理绩效，有利于优化组织结构和职责分工、激励员工。

（2）360度绩效评估（360 dgree performance appraisal）也称为全方位反馈评价法或多元绩效考核法，强调由与被评估者发生工作关系的多方主体提供评价信息，以此进行全方位和多维度的考核评估方法。

通常考核的主体包括组织内部的上级、下级、同事，与组织服务相关的外部对象，以及其他相关部门的人员。360度绩效评估法注重从尽可能多的方面和角度收集员工的评估意见和信息，最后在综合考量所有相关人员评价意见的基础上对员工进行全面评估。该法避免了长期以来由上级组织甚至个别上级意志来决定对组织员工的偏见和误差。360度绩效评估法实施的一般程序包括以下几个阶段。

第一阶段——准备阶段：目的在于建立所有涉及评估环节的参与者对考核方法的充分理解和信任。所有参与评估的人员，需要理解和认识实施360度绩效评估的目的和意义。

第二阶段——实施阶段：组建和培训评估队伍。首先，评估需事先征得被评估者的同意；其次，评估的主体应该具有充分的代表性，所选拔的被评估者的同事、上下级和顾客均不能少于3人；最后，参与评估的主体需要接受考核和反馈方法的培训和指导，使其熟悉并正确地使用评估技术。

第三阶段——评估反馈阶段：向被评估者提供反馈和辅导是360度绩效评估一个非常重要的环节。英国由于老龄化严重，导致医疗护理服务过程中出现排队现象，因此英国在公共卫生护士绩效评价中更加注重服务的数量和效率；美国则更加注重公共卫生护理服务的均等化与可及性，在评价的过程中注重服务对象的满意度，绩效考核以满意度为导向。

（3）全面质量管理（Total Quality Management，TQM）：以质量为中心，以全员参与为基础，通过让服务利用者满意和组织成员及社会受益而达到长期成功的管理途径。强调质量是"最经济的水平"和"充分满足服务利用者要求"的统一。

全面质量管理强调"三全"，即全范围（包括全面的科学管理方法和全面的质量管理内容）、全体员工（全员参加的质量管理包括高层管理人员、技术人员以及普通员工）、全过程（全过程的质量管理指要在组织活动的每个环节都把好质量关）。全面质量管理的实施过程包括以下几个阶段。

第一阶段——以服务利用者需求为导向：服务利用者是组织发展的重要决定因素，服务和满足需求是决策的基础。例如，我国社区老年人护理服务需求最多的是血压监测和血糖监测，这些需求受到年龄、文化程度、收入、患病种数等因素的影响。

第二阶段——高层管理者的领导与支持：首先，高层管理者应该对质量保障体系的重要性有深刻认识，亲自参与，并在此基础上做出全面的部署和决策；其次，须负责和建立一个精干的质量控制领导小组，由小组来负责发动、组织、协调和控制质量管理过程。

第三阶段——计划、培训与反馈：质量控制小组要经过细致分析，制订出全面、明确的工作计划；落实计划的过程中需要深入开展质量控制的教育培训，加深组织内部员工对质量控制体系的认识，并随时根据所掌握质量控制的实施状况，加强组织的信息沟通和协调工作，及时发现并纠正不符合质量管理体系要求的情况，对质量控制的实践和问题进行完善和处理。

(四) 公共卫生服务质量管理

公共卫生服务质量，狭义上指卫生服务的及时性、有效性和安全性；广义上还强调民众满意度、工作效率、成本效益以及卫生服务的连续性和系统性。

1. 公共卫生服务质量差距模型

服务质量差距模型（Service Quality Model），又称为 5GAP 模型，最初由美国学者帕拉休拉曼（Parasuraman）、赞瑟姆（Zeithamal）和贝利（Berry）等提出，用于分析质量问题出现的原因。依据此模式，公共卫生服务质量差距包括以下几点。

差距1：管理者认识与民众期望之间的差距。表现为管理者不了解民众的期望，导致民众想要什么和管理者认为民众想要什么之间形成差距。

差距2：管理者认识与公共卫生质量标准之间的差距。管理者未选择正确的服务规范和质量标准，或者管理者可能正确认识到了居民的需求，但没有建立特定的服务质量标准，没有赋予质量最高优先权。

差距3：服务提供与质量标准的差距。在提供公共卫生服务过程中，服务人员未按服务规范和质量标准提供服务。

差距4：服务提供与外部沟通之间的差距。表现为实际提供的公共卫生服务与对外承诺不相匹配。

差距5：民众感知的服务质量与居民期望之间的差距。指民众在接受公共卫生服务的过程中所形成的感知与其期望的服务不一致。这一差距可能使民众对基层卫生机构的服务质量产生负面评价，导致卫生机构形象不佳、业务受损。

2.公共卫生服务质量管理模式

公共卫生服务质量管理模式主要包括服务生产模式、服务利用者满意模式、相互交往模式和卫生服务整体质量管理模式。

（1）服务生产模式：公共卫生护理服务作为一种特殊的服务，具有无形性、无法储存、生产消费同时性等特点。因此，制定质量评价标准可使公共卫生护理服务可视化、可测量化。家庭护理质量评价内容包括公共卫生护士的知识技能、居家等待时间长短、及时有效的健康管理相关建议等。随着信息化与数据化的迅速发展，还可以借助大数据监测家庭护理结局质量，如患者生活自理能力、跌倒发生率等。

（2）服务利用者满意模式：强调服务利用者对服务质量的主观看法。是否与服务人员合作、是否会再次购买服务、是否会向他人介绍服务，都由其主观评估决定。该模式认为卫生服务质量管理的关键在于影响服务利用者感知的服务质量，提高其满意程度。因此，管理者不仅要重视服务过程和服务结果，而且要了解、分析利用者的看法以及各种影响因素。公共卫生护士开展家庭访视活动，管理者可以通过居民的满意度、家庭照护者或亲属的满意度等了解护理服务质量情况。

（3）相互交往模式：公共卫生服务的核心是服务提供者与使用者之间的相互交往。该模式认为公共卫生服务质量受预先规定的服务程序、服务内容、消费者和服务人员的特点、机构特点和社会特点、环境和情绪等多种因素的影响。提高服务质量需要同时考虑服务人员和使用者的感受、反应和交往质量。例如，在公共卫生护理服务利用过程中护士对居民的尊重、个人需求的了解、给予的关心照护和个性化服务都是服务质量管理的要素。

（4）卫生服务整体质量管理模式：卫生服务机构是感情密集型机构，服务人员须为消费者提供正确的信息，使其对服务质量形成合理的期望。而消费者则应参与服务过程，提供必要的信息，配合服务人员才能够获得优质的服务。例如，公共卫生服务机构加强服务质量教育，使全体服务人员参与质量管理；增加消费者的信任感和忠诚感，与消费者建立、保持并发展长期的合作关系。

第八章　公共卫生健康教育

健康教育学是利用医学、教育学、行为学、心理学、社会学、法学、人类学、传播学、经济学、管理学、政策学等相关学科领域的基本原则和知识体系，研究健康教育与健康促进的理论、方法和实践的科学。通过学习健康教育、健康促进与公共卫生健康教育等相关概念、基本理论和基本方法，了解和探索人类行为与健康之间的相互联系、影响因素以及干预策略，为公共卫生护理实践打下扎实的基础。

第一节　公共卫生健康教育概述

我国的健康教育与健康促进经历了以下三个阶段：20世纪50—60年代卫生宣教与爱国卫生运动阶段；20世纪80年代健康教育学科的建立与网络初步形成阶段；20世纪90年代以来的健康教育与健康促进阶段。目前，健康教育与健康促进已经成为21世纪促进人类健康的主要方法。

一、健康教育概述

(一)健康教育的定义

健康教育是有目的、有组织、有计划地通过信息传播和行为干预，帮助个人和群体掌握卫生保健知识，树立正确的健康观念，自愿采纳有益健康的行为和生活方式，并对教育效果做出评价的社会教育活动。健康教育的核心问题是促使个体或群体改变不健康的行为或生活方式，尤其是组织的行为改变。健康教育的目的是消除或减少影响健康的危险因素，预防疾病，促进健康，提高生命质量。健康教育具备知、信、行三个基本特征：知识是基础，信念是动力，行为是目标。

人的健康信念、生活方式和健康行为受社会习俗、经济状况、卫生环境、文化背景与生活条件等多种因素的影响，因此要改变个人的不健康行为，需要持续提供健康教育，包括学习健康知识、确立健康信念和养成健康行为。简单地说，就是以教育的手段来达到健康的目的。健康教育是有计划、有组织、有系统和有评价的完整过程，通过评估健康教育对象的需求，提出科学的健康教育计划，制定教育目标，确定相应的策略与方法，最后对实施的健康教育活动以及教育的效果进行科学评价。

（二）健康教育的要素

健康教育的过程由教育者、健康相关信息、教学活动、学习者与效果评价五大要素/环节构成。

1. 教育者

即健康教育工作者。根据健康教育的功能，健康教育工作者可从事专业性和普及性健康教育。其中，医疗卫生机构中的公共卫生医师、临床医师、临床护士或健康教育老师承担专业性健康教育工作；基层医院的医务工作者和社区、社会工作者承担普及性健康教育。

2. 健康相关信息

每个人在不同阶段对健康相关信息的需求不同，教育者应针对不同人群及其健康目标，给予相应的健康信息和指导。科学地选择健康相关信息的原则：

（1）确保信息的正确性，对提升人们的健康是有益的。

（2）提供的信息证据充分，即选择有循证结论的健康相关信息。

（3）信息匹配学习者的需求，适合学习者学习，同时能让学习者共同参与其中。

3. 教学活动

健康教育包括教与学两个方面，涉及一系列教学方法和技巧。从广义上看，一切有目的、有计划的有益于健康知识传播、健康技能传授或健康相关行为干预的活动，如各种媒体、医疗机构各类健康信息的传播等，都属于健康活动；从狭义上看，教学活动主要包括健康相关信息的课堂讲授、培训、训练、个体咨询、指导、团体或小组活动等各类方式。

4. 学习者

学习者可以是一个个体，也可以是一个具有相似特征的群体，如学校的学生、企业员工、医院的患者或社会群体。在教学活动中，教育者要以学习者为中心，让学习者主动学习，促进教学双方的沟通和互动。学习者应针对自身情况积极发现问题，参与寻找解决方案的讨论并理智地选择方案，同时在实践过程中不断进行反馈并完善方案。这样，学习者才能真正参与教学活动前的需求评估、教学活动的过程以及教学效果的评价，最终养成自身健康而终身学习的习惯。

5. 效果评价

健康教育实施的最终环节是评价健康信息教学活动的教学成效，也就是要推动个体或群体树立正确的健康理念，提高其健康素养，不断增强自身的健康决策力，养成有益于健康的生活行为方式，从而维持、促进、改善个人和群体的健康水平。

二、健康教育与健康素养、卫生宣教、健康促进的比较

分析比较健康教育、健康素养、卫生宣教、健康促进这四个概念，可以帮助教育者和被教育者更好地掌握健康教育的基本理论和开展各类健康教育。

(一) 健康教育与健康素养

健康素养指个人获取和理解健康信息，并运用这些信息维护和促进自身健康的能力。居民健康素养是国民素质的重要标志，也是综合反映国家卫生事业发展的评价指标，已纳入国家卫生事业发展规划之中。公民健康素养包括三个方面的内容：基本知识和理念、健康生活方式与行为、基本技能。

提升健康素养是提高全民健康水平最根本、最经济、最有效的措施之一，而健康教育是提高健康素养的主要手段。健康教育的目的是不仅要让人们掌握相关健康知识，更要让人们树立正确的健康观念和自信心、学会相应的技能，通过获取、理解、评价和应用健康信息做出合理的健康决策，从而维持和提升健康水平。健康素养既是衡量个体或群体是否有能力保持健康的指标，也是健康教育干预效果的评价指标。因此，健康素养被认为是公众在医疗服务、疾病预防和健康促进环境中的一种健康的资产。

(二) 健康教育与卫生宣教

健康教育和卫生宣教既有联系又有区别。在我国早期的健康教育活动中，将对人们进行基本卫生知识的普及和卫生知识宣传教育简称为卫生宣教，目的是让人们了解基本的卫生常识，养成基本的卫生习惯，从而预防疾病的发生和传播。卫生宣教的特点是单向的健康信息传播，由医务人员、专家基于当时的主要卫生问题选择相应的健康信息，向大众进行宣传，并不考虑个体是否接受和行为是否改变。

随着社会经济的快速发展以及医学模式的转变，具有针对性的基于过去卫生宣教的健康教育逐渐发展起来。健康教育与卫生宣教的主要区别：

(1) 健康教育明确了自己特定的工作目标，即促使人们改善健康相关行为，从而防治疾病、促进健康。

(2) 健康教育是双向的健康信息传播，是教育者有计划、有组织、有评价地与被教育者共同进行有益健康的系统教育活动。可见，健康教育虽然在过去的一段时间与卫生宣教的概念有重合，但发展至今，已不同于传统的卫生宣教，健康教育的

核心是通过系统性的教育活动使人们的行为发生改变，而卫生宣教只侧重知识的宣传，其对象、目标等有较大的差异（表8-1）。

表8-1　健康教育与卫生宣教的区别

区别要点	健康教育	卫生宣教
对象	针对特定人群	面向大众
目标	改善健康相关行为	宣传卫生知识
信息流向	双向	单向
传播途径	形式多样	大众传播
行为改变特征	自愿、主动	跟随、被动
评价方式	有	无

（三）健康教育与健康促进

健康促进是健康教育的进一步发展与延伸。健康促进于1986年在首届国际健康促进大会发表的《渥太华宣言》中被首次提出，其定义为"促使人们提高、维护和改善他们自身健康的过程"。这一定义不仅表达了健康促进的目的，也强调了其范围和方法。WHO总干事布伦特兰指出："健康促进是从获得知识到采取行动的过程，是全社会的责任，需要多部门更加积极和广泛地参与，目的是不断提高人类的健康水平和生活质量。"劳伦斯·格林等提出："健康促进指一切能促使行为和生活条件向有益于健康改变的教育与生态学支持的综合体。"一方面，这里的教育指健康教育，其在健康促进中起着主导作用，帮助人们做出健康选择与决定生活行为方式；另一方面，健康教育须得到人类物质社会环境及其与健康相关的自然环境的强有力和有效的支持，包括政府的法律法规，组织和环境的支持以及全社会群众的参与，各方共同承担健康的社会责任，做到健康的共建共享。因此，从广义上理解，健康促进是当前防治疾病和增进健康的总体战略，而狭义的理解则将健康促进视为一定领域内具体的工作方法或策略。

健康教育与健康促进既有联系也有明显区别（表8-2）。健康促进是通过健康教育，提高个人和公众的健康素养以及强化社会的健康倡导，同时通过健康共治，一方面在政府各部门间加强协作，另一方面动员全社会参与，结合卫生服务方向，促成健康的生活行为方式，促进人群健康。健康促进的出现标志着对行为干预的重点开始从"健康的选择"到"使健康选择成为每个人既方便又实惠的选择"的转变。健康促进可以简单地总结成如下公式：

健康促进＝健康教育 × 健康共治

其中，健康教育与健康共治是相乘、协同的关系。

表8-2 健康教育与健康促进的区别

区别要点	健康教育	健康促进
内容	教育、改变行为	环境支持、教育、改变行为
方法	传播与教育	传播、教育与健康环境营造
效果	个体与群体健康改善，不一定持久	个体与群体健康改善，效果持久
特点	侧重行为改变	侧重全社会参与环境改变

(四) 健康教育与健康素养、卫生宣教、健康促进的关系

健康教育与卫生宣教、健康促进三者之间的关系 (表8-3)，呈现递进式包容。卫生宣教是单纯的知识传播；健康教育进一步以行为矫正为主，着重个人与群体的知识、信念和行为的改变，也是健康促进的重要组成部分，强调一级预防；健康促进则是以行为和环境矫正为目标，注重政府行为、行政干预，融客观支持与主观参与于一体，包括健康教育和环境支持；而健康素养可作为递进式包容干预结果的一个评价指标。

表8-3 健康教育与卫生宣教、健康促进的比较

区别要点	健康教育	卫生宣教	健康促进
内容	教育、改变行为	宣传	环境支持、教育、改变行为
策略	传播结合教育，运用个体行为改变和人际水平行为改变策略	大众传播为主	制定政策、改变环境、社区参与，提高个人技能和改变卫生服务方向
特点	以行为改变为主	单向传播	全社会参与、多部门合作，综合干预健康危险因素
效果	知识、信念和行为的改变，提高个体和群体健康水平	卫生知识的积累	提高个体和群体健康水平，创造健康环境，效果有持久性

三、公共卫生与健康教育的关系

公共卫生是全社会公私机构、大小社群以及所有个人，通过有组织的社会努力以预防疾病、延长寿命、增进健康与效率的科学与艺术，关系到一个地区甚至一个国家人民健康的公共事业。20世纪60年代，"新公共卫生"概念被提出，至20世纪80年代中期之后进入"新公共卫生时代"。与传统的公共卫生相比，新公共卫生更关注慢性病和精神卫生，强调健康不仅是不生病，而且涵盖生理、心理、精神和情绪的健康，还包括社会的和谐、文明和道德的健康。公共卫生具体包括对重大疾病尤

其是传染病，如结核病、艾滋病等的预防、监控和治疗；对食品、药品、公共环境卫生的监督管制，以及相关的卫生宣传、健康教育、免疫接种等。

2017年国家卫生计生委修订形成了《国家基本公共卫生服务规范(第三版)》，共包括12项服务内容，主要涉及居民健康综合管理技术体系、重点人群健康管理技术体系和患者健康管理技术体系三部分。其中，健康教育是公共卫生服务体系的重要组成部分。在居民健康综合管理技术体系中，健康教育可以提高居民健康档案的建档率，提高公众的健康素养，提高突发公共卫生事件发生时的公众防护意识，提高公共卫生事件信息报告意识。在重点人群健康管理技术体系中，对0~6岁儿童及其家长、孕产妇、65岁以上老年人等重点人群开展针对性健康教育，可促进重点人群疾病的预防和筛查，实现疾病的一、二级预防。在患者健康管理技术体系中，健康教育贯穿整个过程，发挥促进疾病早治疗及有效控制的作用，有助于做好疾病的三级预防。

四、公共卫生健康教育的内容、目的与意义

健康教育是公共卫生服务的重要内容，也是促进公共卫生建设的主要手段。公共卫生护士要想提供合适、有效的健康教育，就需要综合考虑针对不同人群需求、适合不同服务场所的公共卫生健康教育的内容和形式。

(一)公共卫生健康教育的内容

公共卫生健康教育就人群、场地、内容而言，涉及不同年龄、不同特征的人群，学校、公共场所、医院等不同的场地，以及关于健康的所有信息。总的来说，公共卫生健康教育的内容包括：

(1)宣传普及公民健康知识，配合有关部门开展公民健康素养促进活动。

(2)对特殊人群进行健康教育，主要针对青少年、妇女、老年人、残疾人、0~6岁儿童家长等人群。

(3)开展健康生活方式教育，如合理膳食、控制体重、适当运动、心理平衡、改善睡眠、限盐、控烟、限酒、科学就医、合理用药、戒毒等健康教育，干预影响群众健康的危险因素。

(4)对重点疾病患者群进行教育，如开展心脑血管疾病、呼吸系统疾病、内分泌系统疾病、肿瘤、精神疾病等重点慢性病，以及结核病、肝炎、艾滋病等重点传染病的健康教育。

(5)开展公共卫生问题健康教育，如针对食品安全、职业卫生、放射卫生、环境卫生、饮水卫生、学校卫生等的健康教育。

（6）开展应对突发公共卫生事件健康教育，如应急处置、防灾减灾、家庭急救等。

（7）宣传普及医疗卫生法律法规及相关政策。

（二）公共卫生健康教育的目的与意义

2016年，中共中央、国务院印发的《"健康中国2030"规划纲要》中指出，在普及健康生活上，要加强健康教育、塑造自主自律的健康行为和提高全民身体素质；在优化健康服务中，要强化覆盖全民的公共卫生服务，要加强重点人群健康服务。公共卫生健康教育的目的是实现全球性健康与公平，使人人都享有能获得的最高健康水平，不因种族、宗教、经济和社会状况不同而分等级，具体体现在：

（1）增强和维护人们的健康，使个人和群体实现健康的目的。

（2）增强健康理念，从而理解、支持和倡导健康政策、健康环境。

（3）改善人际关系，增强人们的自我保健能力，养成良好的卫生习惯，倡导文明、健康、科学的生活方式。

（4）预防和降低非正常死亡、疾病和残疾的发生。

公共卫生健康教育是开展疾病控制、促进健康生活方式和建立健康环境的有效策略，是提高全民健康素养和身体素质的关键路径，也是促进全球卫生事业发展的战略需要，对一个国家甚至全球的公共卫生事业发展具有重要意义。

第二节　公共卫生健康教育的实施步骤

一项好的公共卫生健康教育项目依赖于科学可行、严谨有序的实施方案。以护理程序为指导，公共卫生健康教育项目的实施步骤可分成三个主要部分，即公共卫生健康教育项目的评估与诊断、公共卫生健康教育项目的计划与实施，以及公共卫生健康教育项目的评价。

一、公共卫生健康教育项目的评估与诊断

全面系统的评估与诊断是了解公共卫生健康教育对象需求，提供有针对性、实用性的内容，开展有效公共卫生健康教育的基础。目前最有代表性、使用最为广泛的健康教育基本模式为格林模式。根据此模式，公共卫生健康教育项目的评估与诊断包括以下5类。

(一) 社会诊断

社会诊断的目的和任务主要包含评估目标社区或对象人群的生活质量并明确影响其生活质量的健康问题；了解目标社区或对象人群的社会环境；动员社区或对象人群参与健康教育项目。以往人们多重视定量的评估，而对于定性的研究，如服务对象的主观情感、愿望和要求往往没有给予应有的重视。实际上，健康教育的实施更多地依据群众的主观感受和社区的需要。社会诊断常采用的质性方法包括：知情人座谈会、德尔菲法、社区研讨会或群众听证会、专题组讨论、小组工作法、观察法等。在社会诊断中，不仅要重视定量的研究，也必须重视定性的研究，两者是相辅相成、不可或缺的。

(二) 流行病学诊断

流行病学诊断的主要任务是确定对目标人群的生活质量或健康状况影响最大的疾病或问题。在流行病学诊断的过程中，需要回答以下六个问题。

(1) 社区中存在哪些主要疾病或健康问题，以及其在时间和空间上的分布情况及分布特点。

(2) 社区及社区居民最为关切的是哪种疾病或健康问题，或者哪些疾病或健康问题对社区或对象人群的生活质量构成最大 / 最突出的威胁。

(3) 存在这些疾病或健康问题的居民有哪些人口学特征。

(4) 导致或促使该疾病或健康问题发展的因素有哪些，影响最大的是什么，是否可能发生改变。

(5) 控制该疾病或健康问题，应利用什么资源，采取什么措施，能发挥怎样的作用。

(6) 健康教育对控制该疾病或健康问题，或者改变影响该疾病或健康问题的因素可能发挥什么作用。

(三) 行为与环境诊断

行为与环境诊断是在流行病学诊断的基础上进行的。行为诊断指对导致疾病和健康问题发生和发展的危险行为生活方式的诊断。环境诊断中，环境因素包括社会因素和物质条件因素，可以采取健康促进措施使之改善，以支持健康行为或影响健康结果。行为与环境诊断的任务包括：

(1) 区分引起健康问题的行为与非行为因素。

(2) 区别重要行为与相对不重要行为，以及其与健康问题的联系密切程度及该行为发生的频率。

（3）区别高可变性行为与低可变性行为，评估行为的预期干预效果。

（四）教育与生态诊断

教育与生态诊断的目的和任务是在明确影响目标疾病/健康问题主要行为的基础上，对导致该行为/行为群发生发展的因素进行调查和分析，从而为制定健康教育干预策略提供基本依据。在格林模式中，能够影响行为发生发展的因素主要分为倾向因素、强化因素和促成因素，任何一项健康相关行为都会受到这3类因素的影响。研究这3类因素的主要目的在于正确地制定教育策略，即根据各种因素的相对重要性及资源情况确定干预重点。

（五）管理与政策诊断

管理与政策诊断包括管理诊断与政策诊断，主要通过查阅资料、专家咨询、定性调查等方式进行。

（1）管理诊断的核心内容是组织评估和资源评估。组织评估包括组织内分析和组织间分析两个方面。组织内分析：如有无健康教育机构，该机构有无实践经验和组织能力，现有资源状况如何等。组织间分析：如健康教育规划与本地区卫生规划的关系，政府卫生行政部门对健康教育的重视程度和资源投入状况，本地区其他组织机构参与健康教育的意愿和现况，社区群众接受健康教育的意愿和现况，社区是否存在志愿者队伍等。资源评估则是对实施健康教育与健康促进的资源进行分析。

（2）政策诊断的主要内容是审视社区现有政策状况，如有无与项目计划目标相一致的支持性政策，该政策是否完善等。

二、公共卫生健康教育项目的计划与实施

通过评估与诊断，明确公共卫生健康教育对象的需求和特征。在此基础上，需要进一步进行计划与实施，具体包括确定如何来满足目标对象的需求，采用何种方式或辅助手段来达到健康教育项目的目标。

（一）确定计划目标

任何一项健康教育计划都必须有明确的目标，这是计划实施与效果评价的依据。确定计划目标就是将前期评估与诊断的结果整合后形成具体可实现目标的过程。

1.总体目标

指预期达到的计划理想的最终结果，是计划总体上的努力方向，具有远期性、

宏观性。总体目标常用文字表述，不要求达到可测量的效果，有时可能永远不能实现，但给计划指明了努力方向。

2. 具体目标

又称计划目标，是目的的具体体现，是为实现总体目标设计的具体的、量化的结果指标。

3. 指标体系

由与各方面、各阶段、各层次的具体目标有关的指标及其权重（如果需要，须专门确定）、预期指标值、指标使用方法等组成，是项目管理和评价的基本工具。

（二）确定健康教育干预方案

公共卫生健康教育干预方案的确定是整个干预过程的关键。由于涉及基层、受众人群多、场地覆盖面广等特性，一套科学性、可行性强的干预方案，是保证公共卫生健康教育高质量完成的决定性因素，同时可以尽可能避免资源的浪费。

1. 确定健康教育干预策略和方法

健康教育干预策略是在干预目标确定之后，根据公共卫生健康教育目标人群特征、环境条件和可得资源等情况来选择最佳的干预方式、方法和途径的过程。公共卫生健康教育主要干预策略如下。

（1）信息交流：向目标人群提供信息不仅能帮助其了解卫生保健知识，也是帮助其树立健康观念和采纳促进健康行为的基础，实现方式主要包括大众传播、人际交流和其他媒介传播。

（2）技能发展：健康教育干预不仅要告诉人们什么有利于健康，还必须解决"怎么做"的问题。技能发展就是在人们掌握必要健康知识和信息的基础上，帮助其形成和发展促进健康行为的能力，包括决策能力和操作技能两个方面。

（3）社会行动：社会行动策略不仅需要注重活动本身的效果，还需要关注活动的影响力和新闻效果，以此打造健康文明、积极向上的公共卫生文化。

2. 确定健康教育干预框架

即将公共卫生健康教育干预策略和方法与目标人群、目标行为、行为影响因素及干预场所相结合，综合考虑形成的健康教育干预方案。

（1）确定目标人群：目标人群指健康教育计划干预的对象或特定群体。通常基于公共卫生健康教育诊断的结果和优先解决的健康问题，明确特定疾病或健康问题在社区人群中的分布及其特点。受疾病和健康问题影响最大、问题最严重、处在最危险状态的群体，一般被确定为健康教育干预的目标人群或一级目标人群中的高危人群。根据目标人群与行为的关系可分为以下几类。

一级目标人群：公共卫生健康教育项目将直接干预的存在问题的人群。

二级目标人群：指对一级目标人群的健康知识、态度和行为有直接、重要影响的人群。

三级目标人群：行政决策者、经济资助者和其他对计划的成功有重要影响的人。

（2）确定干预内容：确定倾向因素、强化因素和促成因素三类行为影响因素中的重点干预指标，并根据不同的目标人群分类来进一步区分3类行为影响因素中的重要因素，最后根据计划目标选择干预内容。

（3）确定健康教育干预场所：指开展健康教育干预活动的主要场所，也是将健康教育干预活动付诸实践的有效途径，并在一定程度上决定了干预活动能否得到有效实施。在公共卫生健康教育活动中，干预场所一般分为学校、医院、社区、工作场所和商业场所等。

（4）建立干预框架：在健康教育干预框架制定过程中，需要综合考虑政策、法规、制度等社会策略；不同人群、场所教育策略的特异性和多样性；动员和利用场所内各种有形和无形的资源策略；改善有关社会文化环境和物理环境的环境策略。

3. 确定干预活动日程

依据公共卫生健康教育干预框架的设计，各阶段需要形成干预活动日程表。

（1）干预活动组织网络与人员队伍建设：健康教育工作因其本身的特性，必须根据工作需要形成多层次、多部门参与的网络组织。人员队伍是执行计划的根本保证，应以专业人员为主体，吸收网络组织中其他部门人员参加，并明确各类人员的职责与权利。

（2）确定监测与评价计划：建立系统、完善的质量控制与监测体系，及时发现干预计划、材料、策略及实施中的问题并进行调整，是保证项目向目标顺利发展、衡量计划实施效果的重要措施。

（3）确定干预项目预算：干预活动预算是干预经费资源的汇总与分配方案。确定干预活动预算需遵循科学合理、厉行节约的原则。

第三节 公共卫生护士在健康教育中的作用

健康教育的开展必须动员社会各方力量积极参与，包括政府行政部门、群众团体、医务人员和人民群众等。而在所有的公共卫生健康教育者当中，护士具有得天独厚的条件，尤其在社区巡诊、家庭访视等方面，都为护士施行公共卫生健康教育提供了机会。这决定了护士在公共卫生健康教育中的主导地位，也促使护士成为公共卫生健康教育的主力军。

一、公共卫生护士在健康教育中扮演的角色

有效开展公共卫生健康教育，不仅能提高患者的依从性、提高生存质量，而且能节约医疗资源，减轻家庭和社会的医疗负担。公共卫生护士作为公共卫生健康教育的具体实施者，在健康教育中扮演着教育者、组织者和联络者的角色。

(一) 教育者

健康教育是一种特殊的教学活动，公共卫生护士作为教育者不同于一般意义上的教师。学校教师关心的是教育，其职责是将知识传授给学生，而公共卫生护士关心的则是提供教育服务，其不仅要传授知识，还要关注学习者的行为。公共卫生护士实施公共卫生健康教育的目的是帮助特定人群建立健康行为，在不健康行为与健康行为之间架起一座传授知识和矫正态度的"桥梁"。

(二) 组织者

在公共卫生健康教育的实施过程中，公共卫生护士需要制订健康教育计划、策划教育内容、选择教育方法以及调控教学进度。公共卫生护士组织教学能力的强弱对公共卫生健康教育效果有直接影响，因此，公共卫生护士必须掌握健康教育的基本原则和基本技能，创造性地做好对教育对象的健康教育工作。

(三) 联络者

公共卫生健康教育是一个完整的教育系统，虽然健康教育计划可由公共卫生护士制订，但实施过程需要各类人员的密切配合。公共卫生护士作为联络者，应起到与医师、专职教育人员、营养师、物理治疗师等相关人员协调的作用，以满足不同教育对象对公共卫生健康教育的需求。

二、公共卫生护士的重要作用

公共卫生护士作为健康教育的主要实施者，其具体作用体现在以下几个方面。

(一) 为服务对象提供大量有关健康的信息

公共卫生护士应根据人群的不同特点和需要，为其提供有关预防疾病、促进健康的信息，同时须认识到主动参与比被动参与更有利于改变教育对象的态度和行为。因此，需要唤起人们对自身及社会的健康责任感，使其投入卫生保健的活动中，从

而提高大众的健康水平。

(二) 帮助服务对象认识影响健康的因素

影响人群健康的因素多种多样，主要包括环境因素、人群的行为和生活方式等方面的因素。公共卫生护士应帮助人们认识危害健康的环境因素及不良行为与生活方式，根据个体、家庭、人群的具体情况，有针对性地教育人们保护环境，鼓励其保持健康的生活方式和行为，提高人群的健康素质。

(三) 帮助服务对象确定存在的健康问题

公共卫生护士需要通过对个人、家庭、社区的全面评估，帮助服务对象认识其现存的和潜在的健康问题，通过健康教育，帮助服务对象解决问题，恢复和保持健康。公共卫生护士可与社区成员一起明确健康问题，共同讨论健康问题产生的原因，尤其是日常生活影响健康的行为因素。

(四) 指导服务对象采纳健康行为

公共卫生护士为服务对象提供有关卫生保健的知识和技能，使其能够运用并解决自身的健康问题，从而提高人群的自我保健能力。健康教育的对象是受教育者，公共卫生护士需要满足受教育者的需要，以改善受教育者健康状况作为提升健康教育能力的出发点和落脚点。

(五) 开展系统的健康教育

护士要将服务对象视为一个功能性的整体，在进行护理服务时，提供包含对服务对象生理、心理、社会、精神、文化、发展等方面的全面帮助和照护。护理要体现在人的生命全过程及其每一个阶段。健康教育应贯穿人成长与发展的各个阶段。公共卫生护士不仅应重视成人的疾病护理、青少年健康保健，还应重视母婴保健、老年护理。健康教育的对象不仅是患者，而且包括健康的人，健康教育的服务范畴不仅在医院而且还包括家庭和社区。

第四节　公共卫生健康教育中的伦理问题

健康教育的对象主要为人群，因此在教育过程中需要坚持个体利益与群体利益相统一的原则开展工作。下面主要介绍公共卫生健康教育的影响因素、公共卫生健康教育的伦理原则和公共卫生健康教育中的伦理问题及应对策略。

一、公共卫生健康教育的影响因素

(一) 家庭因素

家庭与个体健康行为的形成和发展有着极密切的联系，几乎任何健康教育活动都应考虑家庭因素的影响。家庭成员间的饮食习惯、体育锻炼等方面可以互相影响持续数十年。进行以家庭为主要场所的健康教育时，因为对家长的行为干预可以影响到对家庭其他成员的行为干预，所以家庭成员中的家长成为健康教育的重点对象。

(二) 教育与学习因素

对个体健康行为的形成和发展，以及改变不健康的行为有非常重要的作用。在教育者的启发下，被教育者可以全面理解和认识目标行为，从理性上感受到自身对它的需要，然后实现和学习该行为，并在各种促成和强化因素的作用下得以强化和巩固。同时，受教育程度较高者，获取健康知识的能力往往越强，更能采用较健康合理的方式安排其生活。通过健康教育改变不良行为和培养新的健康行为的过程大多依据这种模式。

(三) 文化因素

研究文化与健康教育的关系时，必须注意不同地区、不同民族和宗教信仰的存在。民俗文化对健康行为有着正反两个方面的影响。教育者应鼓励人们继承发扬文化因素中有益于健康的成分；同时，对于文化中不利于身心健康的部分，要开展促进健康的活动，逐步取代民俗文化中与健康科学不一致的成分。

(四) 社会因素

经济、人口密度、制度法规为人们采取维护和促进健康的行为提供了最重要的基础。经济发达、人口密度较大的国家和地区，具有社会组织程度较高、传播媒体效率较高等特点，更能为其居民提供良好的卫生服务。不同的社会条件，其医疗制度、法规施行方式和内容也不同。因此，健康教育者应积极推动卫生立法工作，以法律的强制约束力来避免危害人群健康行为的发生，从根本上保障人们获取健康信息、采取促进健康行为的权利。

(五) 物质环境

生活在不同物质环境的人们, 在适应过程中会形成不同的生活方式和健康行为。物质环境不同, 居民的饮食生活习惯、性格特点、经济活动内容也都有所不同。通过建设相应的人工设施可以促进居民健康行为的形成, 如近年来我国城市社区体育运动设施的建设, 很大程度上提升了城市居民参与体育锻炼的积极性, 促进了积极、健康生活方式的形成和普及。健康教育者在对某一地区服务对象进行健康教育时, 也应注意物质环境因素的影响。

二、公共卫生健康教育的伦理原则

为切实保护被教育者的利益, 在进行健康教育时除要考虑相关的影响因素外, 还应该遵循相应的伦理原则, 即公正原则、不伤害原则、有利原则和自主原则。

(一) 公正原则

公正原则指在公共卫生健康教育的过程中, 被教育者有被公平对待的权利和隐私权。

1. 公平对待的权利

健康教育者应充分认识到不同文化、社会因素和物质环境所带来的影响, 公平地选择被教育者, 不忽视或歧视某些人群, 剥夺他们享受从健康教育中受益的权利。目前, 健康教育作为重要的公共卫生策略已经得到广泛认可, 我国已将健康教育确定为向社会大众提供的基本公共卫生服务之一。由此可见, 健康教育体现了让社会中的每个人都有平等机会享受潜在利益以及实现公共利益最大化的公正原则。

2. 隐私权

被教育者的病情和健康状况被视作私人信息和秘密, 受到隐私权的保障。健康教育者有为其保密的义务。隐私权主要涉及以下内容。

(1) 敏感信息: 对于被教育者而言, 有些信息如性关系、个人及家庭收入等属于敏感范围。教育者应保护教育对象, 同时设法得到其信任。一般情况下, 教育者必须承担相应保密义务和具备职业道德, 这是得到教育对象配合的前提。

(2) 所观察的事物: 现场观察的事物, 如居室有些是不宜公开或被教育者不愿公开的, 在进行现场健康教育的过程中需要保护被教育者的隐私。常用方法有匿名和保密。

(二) 不伤害原则

不伤害原则指教育者在开展健康教育的过程中有责任将对被教育者的伤害降至最低，使其获得益处最大。健康教育的干预手段与其他医疗卫生手段有所不同，主要是通过提供信息、知识、技能，改善自然环境和社会环境，促使人们采纳有益于健康的行为生活方式。不同地区的人们生活方式不同，健康教育者应结合不同地区的文化因素实施健康教育，进而实现预防疾病、促进健康的目的。这样的干预手段对人体无创伤，并能预防疾病、伤残的发生，提高人们的生活质量。同时，与其他形式的医疗卫生服务措施相比，服务对象的经济及精神损失更小，更好地诠释了伦理学中的不伤害原则。

(三) 有利原则

有利原则指教育者应把有利于被教育者健康的因素放在第一位，并且切实为被教育者谋利益的原则。有利原则，不仅是对个人有利，也是对社会和国家有利。开展健康教育，是权利与义务统一的体现。每位公民都有维护自己的健康和生命不受侵害的权利。在国家、政府承担公民健康责任的同时，个人也应该积极接受相应的教育和学习，采纳有益于健康的行为生活方式，从疾病预防、合理利用卫生服务、配合医生进行康复等方面承担相应的义务和责任，从而减少健康问题对个人生理、心理、经济等造成的伤害，也可减少社会卫生资源的消耗以及劳动力的损失。

(四) 自主原则

自主原则指在健康教育的过程中被教育者有自主决定和充分认知的权利。为了充分尊重被教育者的自主权，教育者可以向被教育者提供知情同意书，即在进行健康教育时，首先征得被教育者同意并在知情同意书上签字。尤其当健康教育内容涉及被教育者的疾病、某种健康问题，甚至某种健康相关行为问题时，教育者有义务向被教育者说明健康教育工作的内容、意义与用途，并征得其同意和理解。

三、公共卫生健康教育中的伦理问题及应对策略

在健康教育过程中，教育者需要思考面临的伦理学问题，遵循伦理原则进行健康教育的需求评估、策略制定与实施，并进行效果评价。下面主要介绍在公共卫生健康教育过程中出现的公共卫生健康教育伦理问题及其对策。

(一) 公共卫生健康教育中的伦理问题

1. 人群需求与个体需求

健康教育是有计划、有组织、有评价的系统工程，其干预策略和活动的设计都基于对个体或人群的需求评估。健康教育需求评估首先要确定人群的主要健康问题和需要优先干预的相关健康行为，其次要确定大多数人愿意接受的健康教育策略和方法。这样的组织实施过程，能够最大限度地满足大多数人的需求，对于解决一个地区人群的健康问题，促进当地人群健康有重要意义；而且作为公共卫生策略也体现了"公众利益最大化"的宗旨。然而，在关注群体健康时，可能会忽视不同个体的具体问题和个性化需求，这在一定程度上可能造成个人利益的损失。

2. 群体利益与个人利益

绝大多数情况下，采纳有益于健康的行为生活方式，不仅符合个人的健康利益，也符合公众和社会的健康利益。例如，戒烟不仅可以有效减少吸烟者发生肺癌、冠心病、慢性阻塞性肺疾病的风险，也可以消除二手烟对他人的危害。然而，在一些情况下，人们在实现个人健康利益时，忽视了对他人健康和社会健康的维护。例如，一些社区的老年人通过扭秧歌锻炼身体、愉悦身心，但吵闹的锣鼓声、音乐声可能打扰了需要安静或休息的其他人。显然，在一些情况下，个人利益和群体利益之间存在矛盾。

3. 社会责任与自我决策

健康教育强调向人们提供充分的健康信息、知识，以便人们能在认知水平提高后"自觉"采纳有益于健康的行为，突出体现了对个人自主性和自我决定权的尊重。事实上，通过教育、信息传播，人们在认识提高后做出有益于健康的决定是一个漫长的过程。在强调尊重个体的自主性及自我决策权的同时，个体如何承担对于健康的社会责任也需要每一位公民思考。

4. 隐私保护与社会健康

健康的行为生活方式，不仅是戒烟、合理膳食、规律运动等，还包括定期体检、合理利用卫生服务，如结核病筛查、艾滋病自愿咨询检测、抗结核治疗等。例如，结核病、艾滋病等传染病患者可能会处于担心隐私泄露受到歧视而不及时检查就诊的困境中，一方面这可能使患者延误治疗、危害自身健康，另一方面也会因传染源没得到有效控制而造成疾病传播风险增加。因此，尊重和保护患者隐私，消除歧视，既是对患者权益的维护，也是传染病预防、维护社会健康的重要举措。

(二) 公共卫生健康教育伦理问题的应对策略

1. 参与和赋权

赋权指将决策的责任和资源控制权授予或转移到即将受益的人的手中。让目标人群参与健康需求评估过程，发现和认识自己的健康问题，自主决定如何解决自身以及所在社区的健康问题，即将参与和赋权的理念和方法运用于健康教育评估的过程中。这一方法不仅是自主这一伦理原则的体现，更能激发人们的健康意识和健康责任感，激发人们参与健康教育的热情与积极性，以此获得更好的健康教育效果。

2. 关注个性化需求

在需求评估阶段，细分目标人群，更为准确地区分不同人群的健康教育需求，可以有效提高健康教育干预的针对性，在一定程度上满足人们对个性化服务的需求。此外，在健康教育实施阶段，增加面对面的沟通活动，增加健康教育工作者与目标人群、个体的双向互动，尽可能对重点人群进行个体需求评估和分析，进而开展更有针对性的干预、指导。

3. 教育引导与规范约束并重

健康教育强调人们认知提高后的"自觉"行动，更为人性化，更符合尊重自主性和自我决定权的原则。在设计和实施健康教育干预策略时，应做到两者并重。在尊重个人选择和保护大众与社会健康之间，底线是个人选择不能损害他人、社会的健康。例如，一名吸烟者可以选择不放弃吸烟，但要确保其吸烟行为不会对他人的健康产生危害，即不能在公共场所吸烟。此外，在健康教育内容中，要改变传统的"利己型"价值观，倡导"利他型"健康意识，形成尊重他人健康选择、维护社会健康利益的理念。

4. 知情同意与隐私保护

即医学研究与实践必须遵守的伦理准则，健康教育也不例外。具体表现：如实告知目标人群收集资料的目的、意义、目标人群可能的损失（如时间花费、X 线检查的副作用等），以争取目标人群的理解、支持与配合；不以"如果不接受调查将无法获得服务"等信息威胁目标人群；告知目标人群有权在接受调查的过程中退出或中止；还应严格遵守对目标人群的承诺，真正落实尊重隐私与保密原则。在开展健康教育的过程中，健康教育工作者必须尊重目标人群中的每个个体，不论其年龄、性别、民族、职业、贫富、健康状况，应一视同仁；对有违法及违反与破坏社会道德规范行为的调查对象平等对待；在文字资料中要规避引发歧视性、耻辱感的词句、图片；在面对面交流中，健康教育工作者应注意自己的语言、语气、表情，避免歧视、责备等。

第九章　预防接种与免疫规划

第一节　预防接种

一、预防接种的种类

预防接种是将生物制品(抗原或抗体)接种到机体,使机体获得对传染病的特异性免疫力,从而保护易感人群,预防传染病的发生。预防接种包括人工自动免疫、人工被动免疫和被动自动免疫3种。

(一)人工自动免疫

人工自动免疫指将疫苗接种到机体,使之产生特异性免疫,从而预防传染病发生的措施。疫苗是病原微生物或其代谢产物经理化因素处理后,使其失去毒性但保留抗原性所制备的生物制品。

(二)人工被动免疫

人工被动免疫是将含特异性抗体的血清或细胞因子等制剂注入机体,使机体被动地获得特异性免疫力而受到保护。此种免疫见效快,但维持时间较短,主要用于疫情发生时的紧急预防或治疗。

(三)被动自动免疫

被动自动免疫兼有被动及自动免疫的长处,使机体在迅速获得特异性抗体的同时,产生持久的免疫力。

二、预防接种的途径

(一)皮下注射

皮下接种是主要的免疫途径,凡引起全身性广泛损害的疾病,以此途径免疫为好。皮下接种应选择皮薄、被毛少、皮肤松弛、皮下血管的部位,一般选择颈部。

局部消毒剪毛后，以左手的拇指与中指捏起皮肤，示指压其顶点，使其形成三角形凹窝，右手持注射器，针头垂直于凹窝中心，迅速刺入，深约 2 cm，右手继续固定注射器，左手放开皮肤，检查针头正确刺入皮下后，抽动活塞不见回血时，推动活塞注入药液。此方法优点是免疫确实、效果佳、吸收较皮内快；缺点是用药量较大，副作用也较皮内接种稍大。

（二）皮内注射

皮内接种目前只适用于羊痘疫苗和某些诊断液等。注射部位应选择皮肤致密、被毛少的部位，一般选择颈部外侧或尾根内侧。局部剪毛消毒后，以左手捏起皮肤呈皱褶，右手持注射器，针头与皮肤呈 30° 刺入皮内，缓慢注入药液（一般不能超过 0.5 mL），推药时感到费力，同时可见到针刺部隆起一个丘疹。注射完毕，拔出针头，用乙醇棉轻轻压迫针孔，避免药液外溢。皮内接种的优点是使用药液少，注射局部副作用小，产生的免疫力比相同剂量的皮下接种为高；缺点是操作需要一定的技术和经验。

（三）肌内注射

肌内注射应选择肌肉丰满、血管少、远离神经干的部位，一般选择颈部及臀部两侧。局部剪毛消毒后，先以左手固定注射部位皮肤，右手拇指和示指捏住针头基部，中指固定针的深度，用力将针头垂直迅速刺入肌肉内，然后，改左手固定针头，右手持注射器，回抽活塞检查有无回血，如刺入正确，随机推进活塞，注入疫苗。肌内注射接种的优点是药液吸收快、方法简便易行；缺点是注射剂量不能大。

（四）口服法

将疫苗均匀地混于饲料和饮水中，经口服或特殊器械灌服后而获得免疫。例如，羊的布氏菌病活疫苗、败血型链球菌活疫苗。口服免疫时，应按照羊只数和每只羊的平均饮水量及采食量，准确计算疫苗用量。需注意以下问题：免疫前应停水或停喂半天，以保证饮喂疫苗时每只羊都能够饮一定量的水或吃入一定量的饲料；稀释疫苗的水应用纯净的冷水，不能用含有消毒药物的水，在饮水中最好能加入 0.1% 的脱脂奶粉；混有疫苗的饲料或饮水的温度，以不超过室温为宜（一般要求 15~25℃）；疫苗混入饲料或饮水后，必须尽快用完，不能超过 2 h；最好在清晨，还应注意不要把疫苗暴露在阳光下。

(五)静脉接种法

此法奏效快,可以及时抢救患畜,主要用于注射抗病血清进行紧急预防或治疗。注射部位一般选择颈静脉。因疫苗残余毒力、佐剂等因素,一般不做静脉注射。

三、预防接种的反应及处理

(一)疑似预防接种异常反应监测

疑似预防接种异常反应(Adverse Event Following Immunization, AEFI)是指受种者在预防接种过程中或接种后发生的怀疑与预防接种有关的反应或事件。按照AEFI的发生原因,将AEFI分为不良反应(一般反应和异常反应)、疫苗质量事故、接种事故、心因性反应和偶合症5种类型。

1. 报告

接种单位发现(包括接到受种者或其监护人的报告)AEFI后,应当做好相关信息记录,对符合报告范围或认为有必要报告的其他AEFI,应当按照规定向疾病预防控制机构报告:有网络直报条件的责任报告单位和报告人,应当在发现上述AEFI后48h内,通过中国免疫规划信息管理系统上报AEFI个案报告卡。

发现怀疑与预防接种有关的死亡、严重残疾,或群体性AEFI等对社会有重大影响的AEFI时,核实后立即通过中国免疫规划信息管理系统填写并上报AEFI个案报告卡;不具备网络直报条件的,应当按照上述时限将AEFI个案报告卡以电子版或传真等方式向接种单位所在地的县级疾控机构报告,县级疾控机构核实后,立即通过中国免疫规划信息管理系统进行网络直报。对怀疑与预防接种有关的死亡、严重残疾,群体性AEFI等对社会有重大影响的AEFI时,接种单位应在2h内以电话等最快方式向所在地的县级疾控机构报告。

2. 调查诊断

县级疾控机构接到AEFI报告后,应进行核实,对除明确分类为一般反应外的其他AEFI应当在接到报告后48h内组织开展调查,收集相关资料,在调查开始后3日内初步完成AEFI个案调查表的填写,并通过中国免疫规划信息管理系统进行网络直报。

怀疑与预防接种有关的死亡、严重残疾,或者群体性AEFI等对社会有重大影响的AEFI,由设区的市级以上人民政府卫生健康主管部门、药品监督管理部门在接到报告后立即按照各自职责组织开展调查、处理。死亡、严重残疾,或群体性AEFI等对社会有重大影响的AEFI,由市级或省级疾控机构组织预防接种异常反应调查诊断专家组进行评估。

其他需要进行诊断的，由接种单位所在地的县级疾控机构组织专家组进行调查诊断。新发呼吸道传染病流行期间，AEFI 的调查诊断尽量以电话调查为主。

（二）常见反应的处理

接种人员对较为轻微的全身性一般反应和接种局部的一般反应，可给予一般的处理指导，在新发呼吸道传染病疫情期间减少受种者外出就医；对接种后现场留观期间出现的急性严重过敏反应等，应立即组织紧急抢救。对于其他较为严重的 AEFI，应建议及时到规范的医疗机构就诊。

1. 全身性一般反应

（1）临床表现

①少数受种者接种灭活疫苗后 24h 内可能出现发热，一般持续 1～2d，很少超过 3d；个别受种者在接种疫苗后 2～4h 即有发热，6～12h 达高峰；接种减毒活疫苗后，出现发热的时间比接种灭活疫苗稍晚，如接种麻疹疫苗后 6～10d 可能会出现发热，个别受种者可伴有轻型麻疹样症状。

②少数受种者接种疫苗后，除出现发热症状外，还可能出现头痛、头晕、乏力、全身不适等情况，一般持续 1～2d。个别受种者可出现恶心、呕吐、腹泻等胃肠道症状，一般以接种当天多见，很少超过 2～3d。

（2）处置原则

①受种者发热，体温在 ≤37.5℃时，应加强观察，适当休息，多饮水，防止继发其他疾病。

②受种者发热，体温 ＞37.5℃，或 ≤37.5℃但伴有其他全身症状、异常哭闹等情况，应及时到医院诊治。

（三）局部一般反应

（1）临床表现

①少数受种者在接种疫苗后数小时至 24h 或稍后，局部出现红肿，伴疼痛。红肿范围一般不大，仅有少数人红肿直径 ＞30mm，一般在 24～48h 逐步消退。

②接种卡介苗 2 周左右，局部可出现红肿浸润，随后化脓，形成小溃疡，大多在 8～12 周后结痂（卡疤），一般不需处理，但要注意局部清洁，防止继发感染。

③部分受种者接种含吸附剂的疫苗，会出现因注射部位吸附剂未完全吸收，刺激结缔组织增生，而形成硬结。

（2）处置原则

①红肿直径和硬结＜15mm 的局部反应，一般不需任何处理。

②红肿直径和硬结在 15~30mm 的局部反应，可用干净的毛巾先冷敷，出现硬结者可热敷，每日数次，每次 10~15min。

③红肿和硬结直径≥30mm 的局部反应，应及时到医院就诊。

④接种卡介苗出现的局部红肿，不能热敷。

第二节　免疫规划

一、免疫规划概述

免疫规划是指根据国家或省、自治区、直辖市确定的疫苗品种、免疫程序或者接种方案，在人群中有计划地进行预防接种，以预防和控制特定传染病的发生和流行。

免疫规划疫苗，由政府免费向公民提供接种的疫苗，公民应依照政府的规定接种的疫苗，目前包括卡介苗、脊髓灰质炎疫苗、百白破三联疫苗、白破二联疫苗、麻疹（麻风、麻腮、麻腮风）疫苗、乙肝疫苗、A 群流脑多糖疫苗、A+C 群流脑多糖疫苗、乙脑减毒活疫苗及甲肝减毒活疫苗等。

二、免疫规划疫苗免疫程序

免疫程序是一个国家免疫规划和免疫策略的重要组成部分。它主要根据各个国家和地区疫苗所针对的疾病的流行情况、预防和控制规划、人群免疫状况，以及疫苗的生物学特性和免疫效果、疫苗生产研发和供应能力、疫苗应用技术和条件、疫苗接种不良反应的监测水平和补偿救济机制、国民的消费水平等的情况而制定。

（一）制定免疫程序的依据

1. 疫苗针对疾病流行情况

根据当地疫苗针对疾病流行的种类、强度、年龄、疾病负担及疾病控制规划等，确定人群需要接种疫苗的种类。有些疫苗，只在某些地区、国家、民族或高危人群中推荐，因为在这些地区，某种疾病很常见。例如，黄热病疫苗在法属圭亚那的常规疫苗接种计划表中；在巴西的某些地区，黄热病疫苗只做推荐性使用；在我国等其他国家和地区，这种疫苗却只提供给前往有这种疾病史的国家的旅行人士。在非洲，黄热病、霍乱、疟疾等蚊虫疾病非常流行，在其他国家则不常见。因此，非洲国家针对蚊虫类疾病的疫苗，都是国家推荐接种的。尤其是预防黄热病的疫苗，在很多非洲国家都是强制接种疫苗。我国是结核病、乙脑和A群流脑的高发区，因而把卡介苗、乙脑疫苗和A群流脑疫苗纳入国家免疫规划疫苗；而在美国，流脑已成为一个公共卫生危险因素，因而将能同时预防A群、C群、Y群和W135群流脑多糖疫苗和流脑结合疫苗分别纳入儿童和青少年免疫程序。

2. 疫苗生物学特性和免疫效果

根据疫苗的免疫原性、免疫持久性、各种抗原同时接种机体的安全性和免疫原性、机体免疫系统发育的完善程度、来自母传抗体的消失时间以及产生理想免疫应答的剂次和合理的间隔时间等制定免疫程序。

3. 免疫接种实施条件

制定免疫程序时，需充分考虑疫苗生产研发与供给，公众可接受性，接种后的成本和效益，以及实施地区的交通运输状况、冷链保障等因素。实施疫苗免疫程序，还必须有法规和政策配套支持。

（二）免疫程序的具体内容

1. 起始免疫年（月）龄

起始免疫年（月）龄是指可以接种该剂次疫苗的最小接种年（月）龄。其确定原则主要是产生理想免疫应答的起始月龄和疾病威胁的起始月龄。母传被动抗体干扰活疫苗免疫，影响抗体阳转，同时，月龄过小、机体免疫机能不完善也影响免疫应答，因此，一般情况下不建议对婴儿过早地接种活疫苗。但免疫时间过度推迟，儿童暴露疾病的危险增大。为控制某种传染病发病，在免疫起始月龄前接种疫苗，不纳入免疫程序统计，应按照免疫程序再接种。

2. 接种次数与剂量

只有接种足够的疫苗次数和剂量，才能有效保护抗体。灭活疫苗只有在接种第2次或第3次时才能使机体获得持久的免疫力，减毒活疫苗一般1次免疫即可产生比较理想的免疫效果，但口服减毒活疫苗除外。

疫苗的接种剂量对免疫效果有所影响。接种剂量过小，难以刺激机体免疫系统的应答，不能产生达到保护水平的特异性抗体，造成免疫失败而达不到防病的目的。接种剂量过大，由于抗原剂量超过机体免疫反应能力，机体将产生免疫麻痹，在一定时间内处于免疫抑制状态，影响免疫效果的同时，还会加重免疫反应的临床过程及增加接种不良反应发生率。

3. 接种间隔

间隔时间对免疫应答也有影响。研究表明，疫苗剂次之间的间隔时间长要比间隔时间短所产生的免疫应答好。如果同一种疫苗需接种二剂次或三剂次疫苗，每剂次之间必须有一定的时间间隔，灭活疫苗特别是含有吸附剂的疫苗更是如此。对短于规定最小间隔时间接种的，定义为超前接种，判定为不合格接种。但间隔时间如果过长，保护性抗体产生也将推迟，会增加暴露危险因素的风险，因此，按免疫程序及时接种最为理想。

4. 不同疫苗同时接种

在实际工作中，随着到访一次门诊要接种疫苗的数量增加，漏种疫苗的风险也在增加，不同疫苗同时接种或使用联合疫苗可有效减少适龄儿童应种疫苗脱漏率，为适龄儿童提供及时的免疫保护。依据免疫活性细胞的生理特征，不同疫苗同时接种不会降低免疫反应，也不会增加异常反应发生率。现阶段的国家免疫规划疫苗均可按照免疫程序或补种原则同时接种，2 种及以上注射类疫苗应在不同部位接种。除非特别说明，严禁将 2 种或多种疫苗混合吸入同一支注射器内接种。2 种及以上国家免疫规划使用的注射类减毒活疫苗，如果未同时接种，应至少间隔 28d 进行接种。2 种灭活疫苗或减毒活疫苗与灭活疫苗可以在任何时间在不同部位接种。一般认为，口服减毒活疫苗与注射减毒活疫苗同时接种不会相互干扰，不同时接种对接种时间间隔也不做限制。

一般情况下，免疫球蛋白不能与减毒活疫苗同时接种，使用免疫球蛋白后需至少间隔 3 个月才能接种减毒活疫苗，接种减毒活疫苗 2 周后才能使用免疫球蛋白。

三、免疫规划实施要求

(一) 疫苗接种的时间和间隔

接种疫苗的时间和间隔是正确使用疫苗两个最重要的问题。在预防接种工作中，常常要处理含抗体的生物制品和减毒活疫苗（特别是麻疹疫苗）的接种时间问题，不同疫苗同时或不同时接种的问题，以及同一种疫苗前后两次接种的间隔时间问题。第一类疫苗的接种时间和间隔按照国家和省卫生行政部门公布的免疫程序执行。第二类疫苗的接种时间和间隔根据国家制定的第二类疫苗使用指导原则，或国家、省级发布的接种第二类疫苗建议信息，或疫苗使用说明书执行。

(二) 免疫接种的分类

1. 常规接种

常规接种是指接种单位按照国家免疫规划疫苗儿童免疫程序、疫苗使用指导原则、疫苗使用说明书，在相对固定的接种服务周期时间内，为接种对象提供的预防接种服务。

2. 临时接种

在出现自然灾害、传染病流行而开展应急接种、补充免疫或其他群体性预防接种时，按照应急接种、补充免疫或群体性预防接种方案，在适宜的地点和时间，设立临时预防接种点，对目标人群开展的预防接种服务。

3. 群体性预防接种

群体性预防接种是指在特定范围和时间内，针对可能受某种传染病威胁的特定人群，有组织地集中实施的预防接种活动。补充免疫（原称为"强化免疫"）是一种较常采用的群体性预防接种形式。

4. 应急接种

应急接种是指在传染病疫情开始或有流行趋势时，为控制传染病疫情蔓延，对目标人群开展的预防接种活动。

（三）免疫接种人群

免疫接种应有针对的人群，即预防接种实施前应确定受种对象。第一类疫苗的免疫接种人群应根据国家免疫规划疫苗的免疫程序、群体性预防接种、应急接种或补充免疫方案等，确定受种对象。受种对象包括本次受种对象、上次漏种者和流动人口等特殊人群中的未受种者。预防接种单位实施免疫接种前，需要整理预防接种卡（簿），或通过信息系统建立的儿童预防接种个案信息，根据预防接种记录核实受种对象。此外，还需要主动搜索流动人口和计划外生育儿童中的受种对象。第二类疫苗的免疫接种人群通常为疫苗说明书规定的适用人群，或国家、省级发布的接种第二类疫苗建议信息中推荐的接种人群。

（四）免疫接种的原则

1. 第一类疫苗

国家免疫规划疫苗的预防接种对象、接种剂次及间隔、起始月龄、接种部位、接种途径和剂量，按照国家卫生行政部门公布的免疫程序执行。省级增加的国家免疫规划疫苗和应急接种，或群体性预防接种疫苗的使用原则依照有关部门制定的方案执行。

国家免疫规划疫苗可以实行同时接种原则。现阶段的国家免疫规划疫苗均可按照免疫程序或补种原则同时接种，2 种及以上注射类疫苗应在不同部位接种。除非特别说明，严禁将 2 种或多种疫苗混合吸入同一支注射器内接种。不同疫苗的接种间隔为：2 种及以上国家免疫规划使用的注射类减毒活疫苗，如果未同时接种，应至少间隔 28d 才进行接种。国家免疫规划使用的灭活疫苗和脊灰减毒活疫苗，如果与其他种类国家免疫规划疫苗（包括减毒疫苗和灭活疫苗）未同时接种，对接种时间间隔不做限制。

国家免疫规划使用的疫苗都可以按照免疫程序和预防接种方案的要求，全年（包括流行季节）开展常规接种，或根据需要开展补充免疫和应急接种。

国家免疫规划疫苗补种通用原则如下。

未按照推荐年龄完成国家免疫规划规定剂次接种的14岁及以下的儿童，应尽早进行补种。在补种时，应掌握以下情况。

（1）对于未曾接种某种国家免疫规划疫苗的儿童，根据儿童当时的年龄，按照该疫苗的免疫程序进行补种。

（2）对于未完成国家免疫规划规定剂次的儿童，只需补种未完成的剂次，无须重新开始全程接种。

（3）应优先保证儿童及时完成国家免疫规划疫苗的全程接种，当遇到无法使用同一厂家疫苗完成全程接种情况时，可使用不同厂家的同品种疫苗完成后续接种（含补种）。疫苗使用说明书中有特别说明的情况除外。

2. 第二类疫苗

根据国家制定的第二类疫苗使用指导原则或国家、省级发布的接种第二类疫苗建议信息或疫苗使用说明书接种。第二类疫苗应在受种者或其监护人知情同意的情况下，自愿自费选择接种。

国家免疫规划疫苗和第二类疫苗在接种时间上有冲突的，原则上应优先接种国家免疫规划疫苗。但在特殊情况下，用于预防紧急疾病风险的非国家免疫规划疫苗，如狂犬病疫苗、黄热病疫苗或其他需应急接种的疫苗，可优先接种。

（五）禁忌证和慎用证

1. 禁忌证

禁忌证是指个体在某种状态下接种疫苗后容易发生的严重不良反应。禁忌证是由个体的状态而不是由疫苗本身决定的。如果在有禁忌证的情况下接种，产生的不良反应将严重伤害受种者。例如，给一个对鸡蛋过敏的人接种流感疫苗可能引发受种者的严重疾病，甚至死亡。因此，当受种者有禁忌证存在时，不应给予接种相应疫苗。

一般的禁忌证有：对疫苗所含成分过敏、发热，急性疾病，慢性病急性发作期，进行性神经系统疾病等。

接种某种疫苗后曾经发生严重的超敏反应，是以后接种该疫苗的禁忌证。严重的过敏反应由 IgE 作为介质引起，发生在接种后数分钟和数小时内，需要及时进行医疗处理。其表现为出现非特异性皮疹、喉头水肿、呼吸困难、喘息、低血压和休克。受种者可能会对疫苗抗原、动物蛋白、抗生素、防腐剂和稳定剂过敏，其中，最常见的动物蛋白是鸡蛋蛋白，这些蛋白是在用鸡胚生产疫苗时溶于疫苗中的（如流感疫苗）。一般而言，能够吃鸡蛋和鸡蛋产品的人可以接种此类疫苗，曾经有鸡蛋或鸡蛋蛋白过敏史的人不应接种此类疫苗。在接种流感疫苗前，询问受种者是否对鸡蛋过敏，就可以避免过敏反应的发生。

通常受孕和机体免疫系统抑制是减毒活疫苗接种的暂时禁忌。

有免疫抑制的人由于不能完全控制所接种疫苗病毒的繁殖，对他们而言，减毒活疫苗能够引起严重，甚至致命性的反应，特别是口服脊灰减毒活疫苗，免疫抑制者服用后，体内不产生抗体，病毒在肠道复制，毒力回升，易侵入中枢神经系统，可引起麻痹，并持续感染和排毒。免疫抑制者接种卡介苗后，可引起卡介苗骨髓炎、卡介苗全身性播散症。因此，有免疫抑制者不应接种减毒活疫苗。具有单纯 B 细胞缺陷的人，由于细胞免疫功能正常，可抵御病毒感染，可接种水痘等减毒活疫苗。由于灭活疫苗不繁殖，可对免疫抑制者进行灭活疫苗的接种。

疾病和药物都可引起机体明显的免疫抑制，因此，患有先天免疫缺陷、白血病、淋巴病及非特异性恶病质者等不应接种减毒活疫苗。有免疫抑制家史的人群不能接种口服脊灰减毒活疫苗，但可接种麻腮风疫苗和水痘疫苗。

免疫抑制虽然不是灭活疫苗的禁忌证，但受种者对疫苗的反应很弱。即使给予灭活疫苗，免疫抑制者也可能得不到保护，但如果免疫抑制者有免疫的适应证，也可对其接种。

2. 慎用证

发生严重不良反应的概率比禁忌证要小，一般情况下，应建议有慎用证者推迟接种相关疫苗。

患有中重度急性疾病（对所有疫苗）和最近接受过含有抗体的血液制品（仅对注射减毒活疫苗），通常应暂时慎用免疫接种。

对孕妇进行接种，更关注的是胎儿是否会被感染。尚无证据表明接种任何减毒活疫苗（包括风疹）会导致新生儿出生缺陷。然而，由于理论上存在可能性，因此，不应给孕妇接种减毒活疫苗。

3. 禁忌证的筛检

禁忌证在疫苗说明书上都会列出。因此，在免疫接种前应仔细阅读，然后，仔细询问有接种指征的受种者，可以对禁忌证进行筛选。通常询问如下几个问题可以初步确定是否可以进行接种。

（1）近 1 周内有发热等不舒服吗？

询问该问题可筛检中重度急性疾病。

（2）是否对药物、食物、疫苗等过敏？

对疫苗成分产生严重的超敏反应是免疫接种的禁忌证，因此，这是必问问题。以普通方式询问过敏问题（如任何食物或药品），比询问是否对特定的疫苗成分过敏更为有效，因为大多数家长并不清楚疫苗的成分，但他们应该知道他们的孩子是否对食物和药品有严重的超敏反应。

（3）是否曾经在接种疫苗后出现过严重反应？

询问该问题可了解上一剂次接种的超敏反应，确定以后剂次接种的禁忌证（如高热、低渗性休克等）。

（4）是否有癫痫、脑或其他神经系统疾病？

询问该问题将有助于鉴别那些有神经系统疾病的儿童，有助于鉴别某些疫苗（如百白破疫苗、乙脑疫苗、流脑疫苗等）的禁忌证。

（5）是否患有癌症、白血病、艾滋病或其他免疫系统疾病？

询问该问题将有助于鉴别那些有免疫缺陷或免疫功能低下儿童，防止其接种减毒活疫苗（如脊灰减毒活疫苗等）。

（6）你的家庭成员免疫系统有问题吗？

不应给接触家庭免疫缺陷者的健康儿童接种脊灰减毒活疫苗。

（7）在过去的3个月内，是否使用过可的松、泼尼松、其他类固醇或抗肿瘤药物，或进行过放射性治疗？

询问该问题将有助于鉴别那些正在使用免疫抑制药物的儿童，可建议其推迟接种减毒活疫苗。

（8）在过去的1年内，是否接受过输血或血液制品，或使用过免疫球蛋白？

询问该问题有助于鉴别减毒活疫苗的禁忌证。这些疫苗不应给在前几个月接受被动抗体的人注射，这个问题还可以了解到前面没有询问到的疾病。

（9）你受孕了吗，或有可能在3个月内受孕吗？

询问该问题仅需询问育龄妇女，麻腮风疫苗、麻风疫苗和水痘疫苗等减毒活疫苗不应给孕妇和受孕前4周的妇女接种。

对一些特殊人群的禁忌证的判断，可参考特殊人群的免疫接种章节。

（六）联合疫苗与联合接种

1. 联合疫苗

联合疫苗是指由2种或2种以上独立的抗原通过物理方法混合后制成的单一疫苗制剂。常用的联合疫苗包括全细胞百白破联合疫苗、无细胞百白破联合疫苗、三价脊灰灭活疫苗或口服三价脊灰活疫苗、麻风疫苗及麻风腮疫苗等。随着疫苗制造技术的提高，越来越多的联合疫苗可以提供选择，如无细胞百白破联合疫苗／乙肝疫苗四联疫苗及无细胞百白破联合疫苗／脊灰灭活疫苗／乙肝疫苗五联疫苗等联合疫苗。

使用联合疫苗后可以带来较好的经济效益，包括疫苗采购、储存、简化操作形成的节省，减少劳动力和降低供应成本，减少接种次数以避免多次注射，受种者的满意度增加，以及对免疫接种建议的服从性增加等。

2. 联合接种

联合接种是指 2 种或 2 种以上疫苗同时在同一个体的不同部位接种。现阶段的国家免疫规划疫苗均可按照免疫程序或补种原则同时接种，2 种及以上注射类疫苗应在不同部位接种。除非特别说明，严禁将 2 种或多种疫苗混合吸入同一支注射器内接种。WHO 关于疫苗的立场文件和美国免疫实施咨询委员会推荐的疫苗接种程序支持 2 种及以上的疫苗同时接种。国内外相关研究证明，同时接种不降低疫苗的安全性和有效性。随着我国上市疫苗品种的不断增加，预防接种单位和受种者面临多种疫苗同时接种的情况越来越多。第一类疫苗和第二类疫苗的联合接种，不同省份有不同规定，例如，广东省自 2018 年 7 月规定第一类疫苗和已投保基础保险的第二类疫苗，在不违反国家免疫程序、疫苗说明书等前提下可同时接种；已投保基础保险的第二类疫苗之间，在不违反疫苗说明书等前提下也可同时接种，说明书有特殊规定的除外。

第十章　社区健康护理

第一节　以社区为中心的护理程序

以社区为中心的护理是以社区整体为护理对象，为增进和恢复社区运用护理程序而进行的一系列有目的、有计划的护理活动，包括社区护理评估、社区护理诊断、社区护理计划、社区护理计划的实施和社区护理评价5个步骤。

一、社区护理评估

社区护理评估是社区护理程序的第一步，主要是收集社区健康状况的相关资料，并对资料进行整理和分析，目的是评估社区具备的能力，发现社区有关健康问题并找到导致这些问题的相关因素，为制订社区护理诊断和计划提供依据。

(一) 社区护理评估的内容

健康受很多因素的影响，社区评估的内容涉及社区各方面，主要有社区地理环境、社区人群和社会形态三个方面。

1. 社区的地理环境

社区的地理位置、自然或人为环境及社区资源的多少都会影响社区人群的健康。在评估过程中，不仅要收集与地理环境特征相关的资料，还要收集与之相关的社区活动。社区护理人员必须了解地理环境特征对社区居民生活方式及健康状况所产生的影响，同时需要了解社区居民是否已认识到环境中威胁健康的危险因素，是否采取相应的措施并能充分利用社区的资源。

2. 社区人群

社区的核心是人，不同的人群有不同的健康需求，通过了解社区不同人群的健康需求，从而为其提供所需的、合适的服务是确定社区护诊推断、护理计划的基础。

(1) 人口数量及分布：社区人口的数量及分布决定了社区所需卫生保健服务的需求。人口过多、较集中将增加社区卫生保健服务的工作负荷，影响服务质量及服务的普遍性，也有增加生活压力及环境污染的可能性，但人口过少、较分散又会降低社区卫生资源的利用率。另外，还要注意人口数量在一定时间范围内的变化趋势。

（2）人口构成：在收集社区的人口资料时，要了解人口的年龄、性别、婚姻、职业、文化程度、宗教及民族构成、籍贯等情况。根据人群的年龄构成可以确定社区主要需求；根据婚姻构成可以了解社区的主要家庭类型及判断有无潜在的影响健康的因素存在；根据职业构成可间接反映社区居民的收入水平及判断职业对健康的影响水平；根据文化程度构成可以了解社区居民接收信息的能力以及遵循卫生人员引导，养成良好行为和生活习惯的能力；根据宗教信仰及民族构成了解生活习惯与饮食习惯；根据籍贯构成了解社区中流动人口情况及制定应如何尽量满足流动人口健康需求的措施。

（3）人口健康状况：了解社区居民的主要死亡原因、死亡年龄，各种死亡率（如孕产妇死亡率、新生儿及婴幼儿死亡率等）、出生率、急慢性疾病患病率、主要疾病谱，疾病的地理分布、时间分布，高危人群数（如未婚母亲、乙醇或药物依赖等）；了解社区居民的健康保健行为（如定期体检、坚持体育锻炼、戒除不良的生活习惯和行为等）、预防突发公共卫生事件的预警行为及职业卫生健康等情况。

3. 社会系统

一个完善的社区应具备卫生保健、经济、交通与安全、通信、社会服务与福利、娱乐、教育7个社会系统。护士对社区进行护理评估时，要注意对上述社会系统进行逐一评估，评估各系统健全与否、功能是否正常、能否满足居民的需求。

（1）卫生保健系统：卫生保健系统在7个社会系统中的评估是最重要的。社区中的保健服务机构可以帮助居民满足基本的保健护理需要。机构的地理位置、分布情形、交通便利与否等因素直接影响居民的就医及保健。卫生人力资源如医护人员数量、素质、提供保健服务的能力、设备与人口比例、卫生经费的多寡也会影响居民的健康水平。还要判断这些保健机构能否为社区中所有居民（包括健康者、患病者、高危人群和特殊人群）提供全面连续的健康服务。同时，评估社区的转诊程序、与其他机构的配合情况等。

（2）经济系统：社区经济状况决定了可能投入社区卫生服务福利事业中的经费和资源；社区居民的经济水平直接影响其利用医疗资源的行为和健康需求。社区护士评估时需要了解居民的经济状况（如收入、职业类别等）以制订适合不同人群的计划。

（3）安全与交通系统：评估居民生活中的交通便利程度，尤其是评估去医疗保健机构是否方便，有无道路标志不清、交通混乱、人车混杂或者停车不便等情况。评估社区的治安现状、居民安全感、社区内的消防设备（消防通道、灭火器等）情况。附近有无消防队、警察局、环保所等，社区是否为残障者设置了无障碍通道等。

（4）通信系统：社区内的通信功能是否完善直接影响到能否顺利向社区大部分居民普及相关健康知识。评估时，主要了解社区居民平常获取信息的途径，如电视、报纸、网络、杂志、电话、公告栏、收音机、信件等，为将来制订计划时选择合适的沟通途径提供依据。

（5）社区服务及福利系统：提供社会服务的机构包括商店、饭店、旅馆以及满足特殊需要的机构，如托儿所、家政服务公司等，能否满足居民日常生活的需求；社区护士要了解政府所提供的福利政策及申请条件、福利政策的覆盖率及民众的接受度、满意度等。

（6）娱乐系统：社区内娱乐设施的种类、数量及可利用的程度会影响社区居民的生活质量。护士在评估时，应了解社区内是否具备公共休闲设施，如公园、街心花园、儿童游戏区、影剧院、游乐场，以及居民对社区所提供的休闲设施是否满意。

（7）教育系统：需要评估社区中居民的教育程度，包括各种学历人员占社区人口的比例；社区中正式与非正式的教育机构及其类型、数量、分布、师资、教育经费投入、学校健康保健系统及利用情况，居民接受和满意度；社区附近有无图书馆、文化中心及接受教育可利用的资源。

为提高评估的效果和效率，社区护理人员在评估前可根据实际情况和社区的具体需求对以上建议评估的内容加以取舍，制定评估简表，评估时对照简表上列出的内容，以免遗漏重要信息。

(二) 社区护理评估的方法

一个完整的社区护理评估内容应包括主观资料和客观资料，评估者应充分利用个人的感官，采用各种方法收集资料。评估者可以根据不同的目的、评估对象特点、优势条件等选择不同的评估方法。需要注意的是，所有的收集资料方法都有优缺点，而且没有任何一种方法可以独立收集到完整的信息，只有通过多个渠道运用多种收集方法才能收集到完整的评估信息。

1. 查阅文献资料

包括统计报表、经常性工作记录和既往做过的调查，现简单归纳如下，见表10-1。

表 10-1 现有统计资料来源

可能的资料来源	内容	注意事项
社区卫生服务中心、服务站，其他基层卫生机构	居民个人健康档案、家庭健康档案、社区健康档案	资料的连续性、完整性、准确性、时效性
疾病控制中心	生命统计资料、疾病监测资料	标准的一致性、覆盖人口面和代表性

可能的资料来源	内容	注意事项
卫生局或医院	疾病现患率	资料分母的定义与范围
企事业单位、学校	健康体检记录	诊断标准
科研院所	疾病现患及危险因素的调查、研究结果	标准的统一
政府行政部门	有关政策、组织、机构的文件，出生、死亡资料	日期、有效期、保密与否、死因诊断依据
公安局、统计局	人口学资料	标准化与可比性
交通管理局	交通事故登记资料	分类与标准

利用现有文献资料时应首先对其进行资料质量评价，经确认为可靠、可能的资料后再进行数据分析，得出项目所需的信息。

2. 社区专题调查资料

（1）社区实地调查：又称挡风玻璃式调查，也称周游社区调查法，指护理人员通过自己的观察，主动收集社区的资料，如人群的一般性、住宅的一般形态及结构、社区居民聚集场所的情况、各种服务机构的种类及位置、垃圾的处理情况等，了解不同的地理、人文、社会、环境、经济发展等情况。

（2）重要人物访谈：寻访居住或工作在社区、对社区非常了解的重点人物进行访谈，了解社区发展的过程、社区的特性以及社区的主要健康问题及需求等。

（3）参与性观察：直接参与社区活动，此时的社区护士以社区成员的角色出现，通过直接或间接的观察，收集社区居民目前的健康状况资料，了解社区活动安排及居民参与的情况。

（4）问卷调查：包括信访法和访谈法。一般来说，在设计问卷之前调查者就应该决定，是采用信访法让被调查者自己填写问卷，还是使用访谈法收集资料。问卷的设计和质量是调查成功和有效的基础，问卷可以是开放式的，也可以是闭合式的。信访法一般通过邮寄问卷给被调查者，由他们自己填写后寄回，具有调查范围广泛、高效、经济等优点；但主要缺点是回收率低，并且要求被调查者有一定的文化水平，能自行完成问卷。访谈法是指经过统一培训的调查员，通过对调查对象的访谈收集资料。其优点是回收率高、灵活性强、可以询问比较复杂的问题；其缺点是费时、费钱，需要培训调查员，并且可能存在调查员的偏倚。从调查质量的角度看，访谈法的优点多于信访法。在样本较大、调查对象较集中的情况下，调查中一般采用访谈法。

(三) 社区资料分析

资料收集后的整理与分析是社区护理评估的重要环节。社区护士在分析过程中进一步确认需要补充的资料，并且根据分析的结果发现社区护理需要。资料的完整、全面、有预见性是准确判断社区护理诊断的关键。资料的整理与分析包括：

1. 资料整理与复核

社区护理人员将收集的资料分类。目前，分类方法有很多：按身体、心理、社会等方面来分类；按马斯洛（Maslow）的基本需求层次论分类；按高登（Gardon）的功能性健康形态分类；还可以从流行性病学方面分类，包括人、环境、生活形态与卫生保健系统四大部分。

资料整理常采用文字描述法、表格法、图形法等形式。

2. 资料分析

资料分析是对已归纳和分类整理出来的资料和数据进行解释、确认和比较，分析社区现存的问题和影响因素，为确定社区健康诊断奠定基础的过程。资料分析应遵循以下原则。

(1) 原始资料要经过统计学处理，文字资料要进行含义的解释与分析：资料可分定量资料和定性资料。对定性资料，如发病和死亡等指标通常按年龄、性别、年代及其他有关的变量分组后进行分析；对定量资料，按内容进行分类，按问题提出的频率确定问题的严重程度。

(2) 去粗取精，去伪存真：在收集的资料中，可能存在资料的准确性和完整性的各种各样的混杂因素，这时就需要通过分析消除混杂因素，找出本质问题。

(3) 注意进行不同区域的横向比较：尤其是当疾病的分布有地域性时，需要对该地区的居民所具有的特征或该地区的生物、化学、物理、社会环境进一步分析和解释，并与其他地区进行横向比较。

(4) 立足社区健康护理：确定的问题和诊断应是社区整体的健康问题，以社区环境 (包括自然环境和社会环境) 和群体健康为主，而不是仅仅局限于个人或家庭的健康问题。

3. 报告评估结果

向社区评估小组的成员及领导、社区居民等报告评估结果，并寻求反馈。

二、社区护理诊断

社区护理诊断是对所收集的社区资料进行分析，推断社区现存或潜在的健康问题的过程。社区护理诊断不同于一般的医疗诊断或护理诊断，因为它更多关注整个社区而不是独立的个体。虽然是单个独立问题的提出，但是产生的原因或影响因素及表现却可能是多样的，并要求多个层面共同参与实施改进。

（一）社区护理诊断的形成

北美社区护理诊断协会（NANDA）公布的护理诊断名称以人患病时的问题为主，面对社区和人群的护理诊断则较少；从社会角度看，现规定的护理诊断名称缺乏社会性、经济性和环境性问题。以 Martin 为首的内布拉斯加（Nebraska）州奥马哈（Omaha）访视护士协会于 20 世纪 70 年代中期开始发展适用于社区卫生服务的 Omaha 系统（表 10-2）。

表 10-2　NANDA 系统护理诊断（问题）分类表

领域	护理诊断（问题）分类
环境	收入、住宅、邻居／工作场所等
心理社会	与社区资源的联系、社会接触、角色改变、人际关系、精神压力、哀伤、情绪稳定性、性、照顾、忽略儿童／成人、虐待儿童／成人、生长发育、其他
生理	听觉、视觉、说话与语言、咀嚼、认知、疼痛、意识、皮肤、神经肌肉骨骼系统与功能、呼吸、循环、消化、排便功能、生殖泌尿、产前产后等功能
健康相关行为	营养、睡眠、休息形态、身体活动、个人卫生、物质滥用（乙醇或药品）、家庭计划、健康指导、处方用药、特殊护理技术等

1. 确定社区护理诊断

社区护理诊断是指对个人、家庭、群体或整个社区现存或潜在的健康问题以及相关因素的陈述。对于个人及家庭的护理诊断可参考 NANDA 公布的护理诊断名称，根据具体情况提出有针对性的社区护理诊断。可从以下几个方面考虑：公共设施方面，死亡率、发病率和传染病发生率方面，身体和情感上的危险问题，健康需要方面，社区功能方面，环境危险方面等。

（1）社区护理诊断标准：社区护理诊断的确定需根据以下标准来判断其准确性。

① 此诊断反映出社区目前的健康状况。

② 与社区健康需求有关的各种因素均已考虑在内。

③ 每个诊断合乎逻辑且是确切的。

④ 诊断必须以现在取得的各种资料为依据。

（2）社区护理诊断的形成：包括得出结论和进行核实。

① 得出结论：通过对调查资料的整理分析，得出积极的或消极的结论。对具体健康问题的评估结论应为以下结论中的某 3 个：A. 此时没有明显健康问题，不需要提供促进健康的活动；B. 此时虽没有明显健康问题，但需要提供促进健康的活动；

C. 有现存的、潜在的或是可能的健康问题；D. 现存的、潜在的或是可能的护理问题。

②核实：进一步对相关资料进行分析，核实得出结论的相关因素。如果相关因素与得出的结论一致，则社区护理诊断形成，否则需要重新得出结论，再核实。

2. 社区护理诊断的陈述

社区护理诊断的陈述，可以按照 PSE 公式陈述。

P（Problem）——健康问题，是对护理对象健康状况简洁清楚的描述。有 4 种类型：现存问题、高危问题、良好状态和医护合作性问题。

（1）现存问题：指评估时社区、家庭或护理对象确实存在的问题。

（2）高危问题：指问题尚未发生，但有危险因素存在，如不采取措施就一定会发生的问题。提出此类护理诊断时应陈述为"有……的危险""有皮肤完整性受损的危险"。

（3）良好健康状态：指护理对象表现出某一完好状态，并有潜力达到更高的健康状态，包括个人的、家庭的和社区的，如"家庭应对有效"。

（4）医护合作性问题：指护理对象存在的、护士需要医师与护士合作解决的问题，如"潜在并发症：电解质紊乱"。

S（sign/symptom/define characteristics）——症状、体征或有关特征（诊断依据）。分为主要依据和次要依据。主要依据是指证实护理诊断成立的症状和体征，次要依据是可能出现的症状和体征。

E（etiology）——原因，是与问题有关的生理、心理、社会、精神、环境等因素。用"与……有关"加以描述，包括病理生理、治疗、情境因素和成长、发育方面的因素等，如提出诊断"儿童缺乏照顾与其父母缺乏育婴知识有关"描述相关因素，有助于明确如何促进或阻止某一状况的发生。

可根据社区实际情况确定社区护理诊断，以 PSE 方式、PE 方式、SE 方式或者 P 方式进行陈述。

例如："皮肤完整性受损：与长期卧床有关"是以 PSE 方式陈述；"活动无耐力：与大量失血有关"是以 PE 方式陈述；"胸痛：与心肌缺血有关"是以 SE 方式陈述；"角色紊乱"是以 P 方式陈述。

社区护士除应用已有的护理诊断外，还可提出更多与家庭、社区有关的护理诊断，如"家庭就医困难：与收入减少有关""不能有效利用医疗卫生资料：与社区居民缺乏了解卫生人员保健能力有关"等反映家庭、群体、社区健康状况的护理问题，以期开展护理诊断。

(二) 确定社区护理诊断的优先顺序

常用决定优先顺序的方法有两种，即 Muecke 法和 Stanhoped Lancaster 法。

1. Muecke 法

(1) 准则

① 社区对问题的了解。

② 社区对解决问题的动机。

③ 问题的严重性。

④ 可利用的资源。

⑤ 预防的效果。

⑥ 社区护士解决问题的能力。

⑦ 健康政策与目标。

⑧ 解决问题的迅速性与持续的效果等。每个社区护理诊断按 Muecke 法的 0～2 分的标准 (0 分表示不太重要，不需优先处理；1 分表示有些重要，可以处理；2 分表示非常重要，必须优先处理)。

(2) 步骤

① 列出所有社区护理诊断。

② 选择排定优先顺序的准则。

③ 决定诊断重要性的比重 (比重由社区护理人员调整，比重越高，表示越需优先处理)。

④ 评估者自我评估每个诊断的重要性。

⑤ 综合每个诊断所有评估准则的得分，分数越高代表越需优先处理。

2. Stanhoped Lancaster 法

(1) 准则：对每一个项目给予 1～10 分的分数，评定各自的比重，得分越高，表示越是急需解决的问题。

(2) 步骤

① 列出所有社区护理诊断。

② 选择排定优先顺序的准则。

③ 决定诊断重要性的比重 (1～10 分)。

④ 评估者自我评估每个诊断的重要性。

⑤ 评估者再对每个诊断的每项准则、依据社区具有资源的多少给 1～10 分。

⑥ 将每个诊断每项准则所得的重要性得分与资源得分相乘。

⑦ 综合每个诊断所有准则的得分，分数越高代表越需优先处理。

三、社区护理计划

社区护理计划是指经过社区护理评估、资料分析、确定护理诊断后，制订出促进社区健康的计划。目的是明确护理目标、确定护理要点、提供评价标准、设计实施方案。社区护理计划包括确定护理对象及活动目标，制定实施措施的方案。社区护理计划是一种合作性、有序、循环的程序，以达到预期的目标。

（一）制定社区护理目标

预期目标是期望服务对象在接受护理干预后所能达到的结果，包括功能、认知、情感及行为等方面的改变。当社区护士做完对社区全面的评估并分析确定出社区需要优先解决的问题时，护理对象就被明确了。护理对象可以是需要照护的人群和需要改善的环境设施等。进而，社区护士要确定明确的活动目标。目标视具体情况而定，通过描述一个个阶段性渐进的结果（短期目标）以达到长期目标要求。目标的制定应做到 SMART（specific、measurable、attainable、relevant、timely），即特定的、可测量的、可达到的、相关的、有时间期限的，以便于护理计划的落实和护理评价的实施。比如，在制定目标时，护士应避免用"能够了解"这样含糊的语句，而是具体描述为"能够确定／能够列出／能够讨论"。

（二）制订社区护理计划

1. 制订社区护理实施计划

制定实施措施方案时，社区护士或计划小组应邀请社区居民或相关机构的人员共同参与以保证所实施措施的可行性。活动方法、所需资源、时间安排、经费预算等内容应被考虑其中。当初步护理计划制订后，社区护士或计划小组要通过充分考虑社区资源及其局限性（如资金缺乏、工作人员不足等）对原有护理计划进行讨论、修改，最终形成被认可、可实施的护理计划。制订护理计划的过程比较复杂，需要考虑各方面的因素。因此，社区护士常常需要借助各种工具。目前，在北美广泛用于指导制订护理计划的工具包括社区作为合作伙伴模式，PRECEDE-PROCEED 模式及 Targeting Outcomes of Program。

2. 撰写社区护理评价计划

拟订社区护理评价计划时，可参照 4W1H 原则和 RUMBA 准则。

（1）4W1H：指社区护理计划应明确参与者（who）、参与者的任务（what）、执行时间（when）、地点（where）及执行的方法（how）。

（2）RUMBA：指真实的（realistic）、可理解的（understandable）、可测量的

（measurable）、行为目标（behavioral）、可实现的（achievable）。

四、社区护理计划实施

社区护理计划实施是以社区健康为中心的综合干预过程，指在社会各部门的参与下，充分利用社区资源，依从制订好的护理计划，对不同的目标人群开展一系列防治疾病及促进健康的活动。制订社区护理计划以后，社区护士根据计划的要求和具体措施开展护理实践活动。实施是计划付诸行动的阶段。

实施的主要内容与社区多部门的联络和协调；对具有共性健康问题群体（高血压患者及看护者）的健康教育和保健指导、饮食指导等。

在前期的工作中社区护士已经进行了评估、判断，并制定适合的实施方案，护理实施工作似乎显得直接而简单。但事实上，社区护士需要花费足够的时间去思考和增强进社区的主人翁意识，培养和协助社区发展自行解决问题的能力，使社区能主动接受所实施的护理措施。

五、社区护理评价

社区护理评价是社区护理程序中的最后一步，是考察结果、吸取经验教训、改进和修正护理计划的过程。由于社区护理活动时间长、覆盖面广，对护理实施的评价就显得复杂且尤为重要。

（一）社区护理评价的内容

1. 不同的活动性质

根据活动性质的不同，社区护理评价可分为过程评价和结果评价。过程评价是指对社区护理程序中的 5 个步骤进行评价。例如，评估中所收集到的信息是否可靠，是否涵盖社区居民最关心的健康问题等。而结果评价是针对护理计划中项目实施情况是否达到预期目标及指标的总评价，可分为近期结果目标及远期结果目标。近期结果目标包括在实施中可以短时间看到的结果，如护理对象的知识、态度、技能、行为改变及社会支持等。远期结果目标是指危险因素、疾病发生率、疾病死亡率的变化情况等。

2. 不同的时间顺序

社区护理评价还可以根据时间顺序分为事前评价、中期评价及事后评价。事前评价是指做社区护理计划时的评价；中期评价是对社区护理计划进展情况的评价，确定实施活动是否按照预期计划进行，结果如何；而事后评价是在护理实施结束后判断是否达到预期目标。

（二）社区护理评价的过程

1. 关注评价

包括确定评价的目标、确定评价问题等。

2. 选择评价方法

根据不同的评价内容，选择适合的评价方法。常用的有个案分析、问卷调查或个人访谈、实验比较、对高危因素或发病情况的监测等。发展完善评价时所需要的测量工具，如评价调查问卷的内容是否全面清晰。收集并分析数据完成书面的社区护理评价报告。

3. 社区护理评价要点

（1）实施项目的相关性：评价是否需要进行这个护理项目，对实施项目的相关性评价尤为重要。这是因为常见的阻碍新项目实施的问题就是人员及资金的缺乏，而对已有项目进行相关性的评价可以帮助社区护士终止那些已有的相关性差的项目，从而将人员及资金转移到新的项目上。

（2）实施项目的过程：在评价过程中，需要回答实施的活动是否按预期计划进行，适合的人员或材料是否到位，结果是否达到预期目标等问题。

（3）实施项目的花费：评价项目的花费是多少，项目的收益又是多少，通过这种花费与收益的比较，可以帮助社区护士找到花费少但收益大的新的实施方法。

（4）实施项目的有效性：评价项目的预期目标是否达到，参与者是否对项目满意，组织者对实施活动及社区居民的参与情况是否满意，对项目有效性的评价，实际囊括过程评价及近期目标评价的内容。

（5）实施项目的结果：项目的远期目标是什么，项目最终对社区居民的健康带来怎样的改变，也就是对远期目标评价的内容。

第二节　社区健康档案的建立与应用

要想为社区、家庭及个人提供连续性、综合性的保健服务，就必须了解社区、家庭及其个人的社会、经济、文化、宗教、心理和医疗等背景。完整、系统的健康档案是了解社区、家庭和个人健康及健康相关因素并提供合适的医疗保健服务的有效工具。

一、建立社区健康档案的方法

社区健康档案要求资料的记录保持动态连续性，除记录患病资料外，还要求记录患者所参加的健康教育内容，有些内容需要根据个别患者的特殊健康状况而添加，如随访表等。档案中各类项目建立后，应连续动态地记录相关的信息，并使之有较高的利用率。

（1）个别建档：结合全科医疗服务，在家庭个别成员来就诊时建立档案，然后通过多次临床接触和家访，逐步完善个人健康档案和家庭健康档案。这种方式简便易行、省时省力，但不容易得到完整、全面的资料，家庭其他成员参与较少。

（2）社区全面建档：社区医护人员在一段时间内，动员社区力量，拜访社区中的每一个家庭，一方面宣传建立健康档案的意义和与之相关的服务内容、服务方式；另一方面，对每一个家庭成员及整个家庭进行一次全面的评估，收集个人及其家庭的基础资料，包括身体、心理、家庭生活、社会关系和生活环境等。同时，针对建立档案过程中发现的有关健康的危险因素，进行必要的健康教育。这种方式耗费较多的人力、物力和时间，但这是能在短时间内全面了解社区居民及其家庭健康状况的最佳途径，也加强了医护人员与社区个人和家庭的联系，是一次发现和解决个人及其家庭健康问题的良好时机。

此外，社区健康档案的建立主要依靠政府的统计资料、现有的医疗登记资料、医疗工作日志、个人和家庭健康档案、社区调查资料等。定期将上述资料进行分类、整理、统计、分析，即可得到所需的社区健康档案资料。社区健康档案一般每年整理、统计一次，逐年积累，并视具体情况分门别类地进行统计、分析。

二、社区健康档案的种类和内容

健康档案按其层次分为个人健康档案、家庭健康档案和社区健康档案3种类型。根据各地情况，档案形式上不完全一致，但基本内容相似。

（一）个人健康档案

个人健康档案包括以问题为导向的健康记录和以预防为导向的记录方式。

1. 以问题为导向的健康记录（Problem Oriented Medical Record，POMR）

包括患者的一般资料、健康问题目录、健康问题描述、健康体检表、重点人群健康管理记录表以及接诊记录表、会诊记录表、双向转诊单等内容。个人健康档案除记录社区居民生理疾病外，对影响居民健康的各种相关问题或因素均要记录。通常把影响居民健康的任何问题称为健康问题，包括已明确诊断的疾病、尚未明确鉴别的躯体症状以及居民自我感觉的不适、社会适应等问题。

（1）患者的一般资料：

① 人口学资料：如姓名、性别、年龄、文化程度、职业等。

② 健康行为资料：如饮食习惯、饮酒、运动、就医行为等。

③ 既往史和家庭史：既往所患疾病及治疗情况、外伤手术史及家庭主要成员主要疾病及遗传病史等。

④ 生物学基础资料：如身高、体重、血压、腰围等。

⑤ 生活环境：农村地区需根据实际情况对厨房设施、饮水、厕所、禽畜栏等生活环境进行记录。

⑥ 其他：如免疫接种、周期性健康检查记录、心理评估、行为等。

（2）健康问题目录：记录过去影响、现在正在影响或将来还要影响患者健康的异常情况。既可以是明确的或不明确的诊断，也可以是无法解释的症状、体征或实验室检查结果，还可以是社会、经济、心理、行为问题。

健康问题目录常置于健康档案的首页，包括主要问题目录和暂时性问题目录。

主要问题目录：主要记录慢性问题、健康危险因素及尚未解决的问题。

暂时性（临时性）问题目录：主要记录急性或短期、一次性或自限性问题。暂时性健康问题的记录有助于全科医师和社区护士及时发现可能的重要线索。

内容包括问题的编号、名称、发生时间、诊断时间、处理措施及处理结果等，以表格形式记录，将确认后的问题按发生的先后顺序逐一编号记入表中。

（3）健康问题描述：指健康问题目录中所列的问题依据编号采用"SOAP"的形式进行逐一描述。SOAP 是以问题为导向的健康档案的核心部分，主要包括主观资料（subjectivedata）、客观资料（objectivedata）、对健康问题的评估（assessment）及健康问题的处理计划（plan）。

（4）病情流程表：流程表以表格的形式描述病情（或其他问题）在一段时间内的发展变化情况，包括症状、体征、实验室检查、用药、转归、转会诊结果等的动态观察。

流程表通常在病情（或问题）发展一段时间后，将资料作一图表化的总结回顾，可以概括出所随访问题进展的清晰轮廓，掌握病况，对病情发展和干预做出及时应对（修订治疗计划、病人教育计划等）。对长期存在的、始终影响、困扰患者生活的问题或某些特殊疾病使用病情流程表有利于临床经验的积累，也有利于临床教学和研究，是社区医师、护士教学、自我学习提高的良好教材。

（5）对社区重点人群，如婴幼儿、孕产妇、慢性病、老年人、残疾人等，其健康管理记录表按照表格要求内容进行详细填写、记录。

①儿童保健记录：为社区 0 ~ 6 岁的儿童建立保健记录，包括一般情况、预防接种记录、定期体格检查记录等。

②妇女保健记录：为社区已婚妇女或 20 岁以上的未婚妇女建立的有关围婚期、围产期、围绝经期保健记录，包括一般情况、围产期保健（妊娠情况、分娩情况、产后访视）、妇科检查记录等。

③老人保健记录：为社区 65 岁以上的老人建立的保健记录，包括生活行为与习惯、生活自理能力、慢性病史、体检记录等。

④残疾 / 精神障碍人健康档案：为社区残疾 / 精神障碍患者建立的专项评估记录，包括一般情况、日常生活能力评定和康复记录等。

⑤慢性病随访记录：根据社区居民慢性病发病情况，建立主要慢性病随访监测记录，为实施慢性病干预措施提供依据，内容包括症状、体征、实验室检查、用药、并发症、转诊、健康咨询等。

⑥家庭病床记录：居民因病需要在家建立病床，由社区卫生服务机构派员上门服务。记录问题名称、发生日期、建床日期、撤床日期和病人转归等。

2. 以预防为导向的健康记录

包括周期性健康检查记录表和免疫接种记录表。以预防为导向的健康记录体现了社区护理以健康为中心，从生物—心理—失衡医学模式全方位考虑的工作特点，以达到早期发现病患及危险因素、及时进行干预的目的。

周期性健康检查记录：属于全科医疗中的预防医学资料，它是根据社区中主要健康问题的流行情况，针对个体的不同性别、年龄、职业及危险因素等方面而设计的健康检查表，不同的性别年龄可设置不同的检查项目，可根据具体情况和实际需要进行选择。一般包括有计划的健康普查（如测血压、乳房检查、胃镜检查、尿液检查等）、计划免疫（预防免疫接种等）和健康教育及评估等。周期性健康检查在国外基层医疗中是体现预防服务的重要措施。

（二）家庭健康档案

家庭健康档案是社区卫生工作者实施以家庭为单位的保健服务的重要依据，也是社区健康档案的重要组成部分。它包括家庭基本资料、家庭主要健康问题、家庭功能评估、家庭成员健康资料等。

1. 封面

封面内容简洁明了，主要包括档案号、户主姓名、家庭地址、联系电话、建档医师、家庭医师等。

2. 家庭基本资料

家庭基本资料包括家庭成员资料、家庭生活周期、家庭类型、居住状况、家庭生活习惯等。

3. 家庭主要健康问题目录

家庭主要健康问题指各家庭、成员的主要健康问题及家庭危机、家庭压力等，按家庭成员姓名、问题名称、发生时间、处理措施、处理结果几个方面的记录。

4. 家庭功能评估

家庭功能评估常用 APGAR 量表，主要用于测试个人对家庭功能整体的满意度。A（Adaptation）是适应度：当家人遇到问题时，能否得到家庭及家庭内外资源的帮助；P（Partnership）为合作度：是家人共同讨论各种事情以及分担责任的方式；G（Growth）为成长度：当家中有人希望从事新的活动或希望有新的发展时，能否得到大家的帮助和支持；A（Affection）为情感度：家人表达情感的方式，以及对家人出现情绪变化时表示理解和同情的程度；R（Resolve）为亲密度：与家人共度时光的方式和共享金钱的情况等。

5. 家庭成员健康资料

家庭成员健康资料：在家庭健康资料记录中，每一个家庭成员都应有一份个人健康档案，其内容同个人健康档案。

（三）社区健康档案

社区健康档案是记录社区健康问题、评估社区特征及健康需求的系统性资料。社区健康档案将社区看作服务主体，通过记录社区居民卫生资源、社区主要健康问题及社区居民健康状况，实现以社区为导向，为社区居民提供整体性、协调性的医疗卫生服务的目的。完整的社区健康档案应包括社区基本资料、社区卫生服务资源、社区卫生服务状况和社区居民健康状况四个部分。

1. 社区基本资料

（1）社区人口学资料：社区人口学资料包括社区人口的数量、年龄构成、性别构成、老年人口基数、出生率、死亡率、人口自然增长率、社区居民的婚姻状况、职业分布、家庭构成及社区人口的文化构成等。

（2）社区地理及资源分布图：按比例绘制社区地图，包括村庄或居民区分布、人口数量、社区机构名称和位置。此外，还可以用不同的符号在地图上标明每个医疗单位的管辖范围、相互关系、负责人姓名、医师数量、服务人口、交通情况、实际距离等。同时，还应标明社区所处的位置、范围、自然气候及环境状况、卫生条件、水源、交通情况、宗教及传统习俗等。

（3）经济状况：可用表格反映每个社区每一年的经济状况，包括人均收入、消费水平、就业率、失业率等，动态观察社区经济变化情况，以便做出符合当地经济发展水平的卫生决策。

（4）社区资源：包括社区内可以被动员起来参与和支持社区健康服务活动的人力、物力和财力资源，如社区内的各种组织，包括街道办事处、居委会、健康促进会、志愿者协会、爱卫会等。

2. 社区卫生服务资源

社区卫生服务资源指社区卫生服务机构（类型、数量、交通等）及社区卫生人力资源状况（数量、结构等情况）。

3. 社区卫生服务状况

社区卫生服务状况主要包括每一年的门诊量、病人就诊原因分类、常见健康问题的种类及构成、门诊服务内容分类；家访人次、家访原因、家访问题分类及处理情况；转诊人次、转诊率、转诊原因、转诊问题分类及处理情况；住院率、患病种类及构成、住院时间等。

4. 社区居民健康状况

社区居民健康状况资料主要包括：

（1）社区疾病谱与死因谱。

（2）居民健康问题分类及性别、年龄、职业、文化、家庭等层次分布情况。

（3）社区居民就医方式、医疗费用及支付方式、就医满意度等。

（4）社区流行病、传染病的流行与监控情况。

（5）社区健康危险因素的变化情况等。

三、社区健康档案的管理

为了使社区健康档案完整地反映个体、家庭和社区的健康状况，建立健全社区健康档案相关制度就显得十分重要。近年来，国家制定了《城乡居民健康档案服务规范》，印发了《关于规范城乡居民健康档案管理的指导意见》，对确定建档的对象及居民健康档案管理流程作出了明确规定，对健康档案的建立、使用、管理各环节提出了具体的要求。

（一）健康档案的建立

（1）辖区居民到乡镇卫生院、村卫生室、社区卫生服务中心（站）接受服务时，由医务人员负责为其建立居民健康档案，并根据其主要健康问题和服务提供情况填写相应记录。同时为服务对象填写并发放居民健康档案信息卡。

（2）通过入户服务（调查）、疾病筛查、健康体检等多种方式，由乡镇卫生院、村卫生室、社区卫生服务中心（站）组织医务人员为居民建立健康档案，并根据其主要健康问题和服务提供情况填写相应记录。

（3）已建立居民电子健康档案信息系统的地区应由乡镇卫生院、村卫生室、社区卫生服务中心（站）通过上述方式为个人建立居民电子健康档案，并发放国家统一标准的医疗保健卡。

将医疗卫生服务过程中填写的健康档案相关记录表单，装入居民健康档案袋统一存放。农村地区可以家庭为单位集中存放保管。居民电子健康档案的数据存放在电子健康档案数据中心。

（二）健康档案的管理

社区居民健康档案记载了社区居民个人及其家庭、社区人群健康的所有资料，应集中存放、由专人负责，以便于居民每次就诊时，调档、就诊、登记、归档。

1.建立健全居民健康档案管理的相关政策制度

为便于健康档案集中统一管理，有必要对有关健康档案的建立、保管、使用、保密等制定一套切实可行的、规范化的、科学的管理制度，完善相应的设备，配备专职人员，妥善保管健康档案。

2.居民健康档案的保管

健康档案要集中存放在社区卫生服务中心（站）或全科医疗门诊部。应按一定的建档归档制度在规定的时间、按照归档要求和范围进行归档保存，并由专人负责保管。健康档案应统一编号，按一定顺序排列摆放。可以家庭为单位编号、按姓氏的汉语拼音顺序编号或按疾病分类编号，以方便查找。

（1）规范书写：对档案管理人员和建档人员，应进行统一的培训，在书写上，要求适当、准确、真实，而且记录的资料必须规范，能够被其他健康服务者读懂。

（2）整理归档：按个人、家庭、社区健康档案进行分类，按具体要求进行编目、编号。对健康资料进行系统整理，组成档案保管单位如卷、册、袋、盒进行归档管理，后续的资料根据要求可随时归档或定期归档，一般家庭及个人健康资料可随时归档，而社区健康档案可每年定期归档一次。

一般每个家庭拥有一个健康档案袋，上面有家庭档案编号，内装家庭健康档案及家庭内所有成员的个人健康档案。社区卫生服务中心或相关医疗机构内备有专门的档案柜，将所管辖社区所有家庭档案袋按编号顺序存放于档案柜内。在建立家庭档案时，发给居民一张保健服务卡，卡上注明家庭健康档案和个人健康档案的编号，家庭成员就诊时必须携带此卡，医师或护士按卡上提供的编号就能顺利找到档案袋，获得相关资料。

（3）定期总结：健康档案资料记录逐渐积累增多，因此有必要对健康档案中一些内容定期地进行总结和整理，如转诊、住院、手术、首次诊断的慢性病、意外事故、孩子出生、重要生活事件（如丧偶、离婚等）、重要家庭医疗史等情况应适时进行总结，对档案内容进行补充和修正。社区健康档案一般每年更新或添补一次，重要的指标要绘制成图，并有每年的动态比较。

（4）避免损坏：保存的环境温度在 14 ~ 18℃、湿度在 50% ~ 65% 为宜；应配有防潮、防尘、防虫、防鼠设备；防水、防火；避免阳光直射。档案使用时避免损坏。

（5）保护隐私：健康档案所记录的内容可能会涉及个人或家庭的隐私，因此要特别强调健康档案管理的可靠性、保密性。查阅、摘抄和复印健康档案必须经过档案管理人员及相关人员的具体审批。对于个人健康档案，一般规定不准其照顾者以外的人员阅读或拿取，在转诊病人时可在转诊单上书写相关健康信息，必要时，才把原始健康档案上的资料转给上一级医师，一般情况下，健康档案不外借。在实行计算机管理健康档案时，尤其要注意对隐私的保护。

3. 逐步实现健康档案的信息化

健全社区健康档案并通过信息化手段，可实现不同医疗机构信息资源共享，促进公立医院与基层医疗卫生服务机构的双向转诊和分工协作，提高卫生服务效率、提高服务质量、节约医药费用、减少医护患矛盾等，最大限度地发挥健康档案的作用。

4. 加大督导考核力度

各级卫生行政管理部门，在考核的过程中，依据服务对象分类，查建档情况：

（1）查询机构接受服务者是否建档，是否更新档案内容。

（2）辖区重点管理人群，如儿童、孕产妇、老年人、慢性病患者、重度精神疾病患者是否建档，是否及时更新。

第三节 流行病学在社区护理中的应用

流行病学是研究人群中的疾病与健康状况的分布及其影响因素，并研究如何防治疾病及促进健康的策略与措施的科学。该定义强调了流行病学是从群体的角度研究各种疾病和健康状况，从疾病或健康状况的频率和分布出发研究影响分布的因素，从而提出预防和控制疾病及促进健康的具体策略与措施。

一、社区护理中常用的统计指标和计算方法

(一) 率和比的概念

1. 率（rate）

表示在一定的条件下某现象实际发生的例数与可能发生该现象的总例数之比，用以说明单位时间内某现象发生的频率或强度。一般用百分率、千分率、万分率或10万分率表示。计算公式为：

$$率 = \frac{某现象实际发生的例数}{可能发生该现象的总人数} \times k$$

式中 k 为比例基数，可以是100%、1000‰、10000/万等。

2. 相对比（relative ratio）

表示两个数相除所得的值，说明两者的相对水平，常用倍数或百分数表示。计算公式为：

$$相对比 = \frac{甲指标}{乙指标}（或 \times 100\%）$$

3. 构成比（proportion）

说明某一事物内部各组成部分所占的比重或分布，常以百分数表示。计算公式为：

$$构成比 = \frac{某一组成部分的数值}{同一事物各组成部分的数值总和} \times 100\%$$

构成比有两个特点。一是各部分构成比的总和应为100%；二是事物内部某一部分的构成比发生变化，其他部分数值不变其构成比也会发生变化。

(二) 常用的流行病学统计指标

1. 疾病统计指标

（1）发病率：表示特定人群在一定时间内（一般为1年）发生某病新病例的频率。对描述疾病的分布，探讨发病因素和评价预防措施效果，发病率都是一个非常重要的指标。发病率的计算公式如下：

$$发病率 = \frac{某年（期）某人群中发生某病新病例数}{同年（期）暴露人口数} \times k$$

式中 k = 100%、1000‰、10000/万或100000/10万。

公式分子中的新病例数是指在观察期间新发生的病例。若在观察期间内一个人

多次患病时，则应多次计为新发病例。分母中的暴露人口数是指可能会发生该病的人群，对那些正在患病或因曾经患病或接受了预防接种而在观察期内肯定不会再患该病的人不能算作暴露人口。若可能患某病的人群不易明确界定（如高血压等）时，则以全人群作为暴露人群。

（2）罹患率与发病率同样，是测量新发病例的频率指标。其计算公式为：

$$罹患率 = \frac{观察期间某病新病例数}{同期暴露人口数} \times k$$

式中 k = 100% 或 1000。

罹患率与发病率的相同之处是分子均是新发病例数，不同之处是罹患率用于衡量小范围、短时间新发病例的频率。观察的时间以月、周、日或一个流行期为单位。其优点是可以根据暴露程度精确地测量发病概率，在一些食物中毒、职业中毒及传染病的暴发和流行中经常使用罹患率探讨病因。

（3）患病率：又称现患率或流行率，是指某特定时间内总人口中某病新旧病例所占的比值。患病率主要用于病程长的慢性病的研究，可用来研究这些疾病的流行因素、防治效果，亦可为医疗发展规划和质量评价提供科学依据。患病率的计算公式如下：

$$患病率 = \frac{某特定时间内新旧病例数}{同期平均人口数} \times k$$

式中 k = 100%、1000%、10000/ 万或 100000/10 万。

由于计算患病率的特定时间长短不同，可将患病率分为时点患病率和期间患病率。时点患病率要求调查时间尽可能短，一般在 1 个月以内；调查时间超过 1 个月时用期间患病率。由于患病率受到发病率和病程的双重影响，因此对其意义要仔细分析。

（4）感染率：指在调查时受检查的人群中某病现有感染的人数所占的比率，常用百分率表示。

$$感染率 = \frac{调查时某病感染人数}{调查时受检人数} \times 100\%$$

2. 死亡统计指标

（1）死亡率：又称粗死亡率，是指某人群在一定期间内（一般为 1 年）的总死亡人数与该人群同期平均人口数之比。死亡率的计算公式如下：

$$死亡率 = \frac{某人群某年总死亡人数}{该人群同年平均人口数} \times k$$

式中 k = 100%、1000%、10000/ 万或 100000/10 万。

死于所有原因的死亡率是一种未经调整的死亡率，称为粗死亡率。死亡率如按疾病的种类和人群的年龄、性别、职业等分类计算，则称为死亡专率。

（2）病死率：表示一定时间内，患某病的人群中因该病而死亡人数的比值。病死率可用来说明疾病的严重程度和医院的医疗水平。病死率的计算公式如下：

$$病死率 = \frac{一定时间内因某病死亡人数}{同期患该病的人数} \times 100\%$$

3. 疾病防治效果指标

常用于衡量疾病防治效果的指标有治愈率、有效率和生存率。

（1）治愈率：表示受治病人中治愈的频率，计算公式如下：

$$治愈率 = \frac{治愈患者数}{受治患者数} \times 100\%$$

（2）有效率：表示受治病人中治疗有效的频率，计算公式如下：

$$有效率 = \frac{治疗有效人数}{受治患者数} \times 100\%$$

（3）生存率：又称存活率，是指在随访期仍存活的病例数与坚持随访的病例总数之比。

$$n 年生存率 = \frac{生存满 n 年的病例数}{随访满 n 年的病例总数} \times 100\%$$

n 年存活率是评价慢性、死亡率高的疾病的远期疗效的重要指标。一般以确诊日期、手术日期或住院日期为随访的起算时间。

二、流行病学在社区护理中的应用

社区护士必须运用有关流行病学的知识，对人群的疾病和健康进行调查，分析判断威胁社区居民健康的问题并及时予以解决，才能保护社区居民的健康。流行病学在社区护理中的实际应用具体表现在以下几个方面。

（一）社区人群健康信息采集

社区护士在社区护理工作中，需要应用各种流行病学方法和统计指标，采集社区人群的健康信息，以此作为社区护理的基础或参考资料。

（二）进行社区人群健康的监测及疾病的诊断

通过流行病学调查，可掌握社区人群的健康状况；做好社区居民的护理评估、护理诊断，制订科学、有效的社区护理计划和护理措施；对社区中患病的居民做到早发现、早诊断，促使病人早期接受治疗。

(三) 社区人群的疾病预防和健康促进

及时发现社区中影响人群健康的主要疾病及相关的危险因素,确定优先处理的问题和重点人群,为预防疾病及促进社区人群的健康提供科学依据。

(四) 评价社区疾病预防和控制 (干预) 措施的效果

对社区人群实施疾病预防和控制、健康教育等干预措施后,需要利用流行病学的统计指标对预防和控制措施的实施情况、干预效果等进行评价。

第十一章　社区家庭健康护理

家庭是社会生活最重要的基石，随着健康政策与照护需求的改变，以家庭为导向的健康照护日趋重要。早在19世纪末期，以"家庭为单位"的照护，就成为公共卫生护理工作的内容之一。公共卫生护士借助家庭评估的过程和工具，评估家庭的健康状况，了解家庭的健康需求以及健康问题，并针对这些问题运用理论知识为家庭提供专业的服务，从而解决家庭的健康问题，提高整个社区人群的健康水平。

第一节　家庭健康照护

早在20世纪初期，公共卫生护理专家就认识到，如果要维持或增强个人、家庭或社区的服务，就要以预防及整体性为取向。因此，整体性的家庭健康已成为公共卫生护士工作最主要的目标。

一、家庭照护的理念

家庭照护包含的层面广且复杂，弗里德曼认为家庭照护应包含以下三大层次。

(一) 个人层次

指个人本身的健康问题。

(二) 成员间的层次

指家庭成员间的沟通与互动等问题，护理人员应提供协调性的服务以解决其问题。

(三) 家庭系统层次

指以家庭为护理单位，视家庭全体为照护的对象，需强调家庭功能的发挥及家庭与外界互动所产生的结果，因为这些都可能是影响家庭健康的相关因素。

二、家庭照护的目标

家庭照护是协助家庭接受或进行改变，并利用家庭资源对刺激及压力源做适应性的反应，其护理的重点在于帮助个案本人或其他家庭成员学会照顾个案。公共卫生护士应协助家庭达到下列家庭照护目标。

（一）协助家庭发现并接受健康问题

如通过对家庭角色型态或生活环境的评估，让家庭成员了解家庭出现角色负荷过重或可能存在的健康问题。同时，让其能接受此问题，并愿意面对问题、解决问题。

（二）提升家庭处理健康问题的能力

家庭照护的主要目的是协助家庭获得最大可能的健康，其最终目的是培养家庭独立解决健康问题的能力。在公共卫生护士的协助下，每个家庭需建立起对自己健康负责任的态度，并学会解决家庭的健康问题。

（三）协助家庭了解并善于运用社会资源

解决健康问题的能力与家庭资源的多少以及是否懂得运用资源有关。当家庭遇到健康问题时，公共卫生护士应该适时给予转介服务或提供具体的资源信息。

（四）通过三级预防促进家庭健康及自我照顾能力的提升

一级预防包括健康促进、卫生教育、预防接种等，以促进家庭采取预防性健康行为。二级预防是利用筛检、转介等服务，为协助家庭早期发现疾病、早期治疗。三级预防是提供家庭访视或居家照护服务等，以恢复个案的健康并提升其自我照护的能力。

（五）强化家庭功能以促进家庭成长及健康生活

通过家庭照护，公共卫生护士协助其发现家庭的优点与弱点，同时激发潜能，促进家庭的成长与发展，提升家庭的功能，以达到家庭实现健康生活的目的。

三、家庭照护常用的理论

常用的家庭照护理论包括家庭系统理论、家庭发展与生命周期理论、生物生态系统理论等，公共卫生护士可以根据实际情况选择应用。

(一) 家庭系统理论

家庭系统理论认为:

(1) 家庭系统是一个有组织的整体,家庭中的个体是相互依赖的。

(2) 家庭系统中有许多层次结构,子系统之间存在逻辑关系(如母—子和家庭—社区)。

(3) 随着时间的推移,家庭系统变得越来越复杂,不断进化。

(4) 家庭系统因内外环境的压力和紧张而不断变化。

(5) 家庭系统某一部分的变化会影响整个系统。

(6) 家庭系统有自我平衡的特点,以保持稳定的模式。

家庭系统理论表明,当家庭一个成员受到健康事件的影响时,整个家庭和其余的家庭成员都会受到这种平衡变化带来的影响。家庭系统理论鼓励公共卫生护士将个体视为整个家庭的参与成员,帮助家庭在家庭系统中保持平衡和稳定,使家庭最大限度地发挥其功能和适应能力。

(二) 家庭发展与生命周期理论

家庭发展与生命周期理论提供了一个框架,有助于公共卫生护士理解家庭随着时间的变化和过渡所经历的压力或问题。基于此理论,护士可以了解个人和家庭成长以及发展的阶段,预测家庭可能经历的压力或危机,以及家庭是否在经历这些"适时"或"不适时"的变化。护士必须认识到,每个家庭中都有个人和家庭发展需要完成的任务,每个家庭或个人生命周期的每个阶段都是独一无二的。表11-1显示了杜瓦尔(Duvall)家庭生命周期的各个阶段、家庭发展任务以及保健任务。

表 11-1　杜瓦尔家庭生命周期阶段、家庭发展任务及保健任务

家庭生命周期阶段	家庭发展任务	保健任务
已婚夫妇	以家庭为单位建立关系,发展角色;确定家庭常规和仪式	性生活指导、心理沟通指导、人际关系指导
有婴儿的育龄家庭	适应受孕和婴儿的出生;学习母亲和父亲的新角色;保持夫妻时间、亲密度和关系作为一个整体	围生期保健指导、新生儿和婴幼儿保健指导、预防接种指导、压力应对指导
有学龄前儿童的家庭	了解儿童成长和发展过程;应对资源的消耗;安排个人时间、家庭时间和夫妻时间	儿童意外事故防范指导、儿童传染病预防、儿童生长发育监测、儿童良好习惯的培养

续表

家庭生命周期阶段	家庭发展任务	保健任务
有学龄儿童的家庭	随着孩子与家人以外的人相处时间的增加，学会开放家庭界限；管理好时间需求，支持孩子的兴趣和家庭之外需求；建立规则和新的纪律行为；保持夫妻时间	引导儿童正确应对学习压力、儿童安全教育
有青少年的家庭	随着青少年自主性的提高，适应家庭沟通、权力结构和决策的变化；帮助青少年成长为个人和家庭成员	亲子代沟所致的沟通问题指导、青春期教育及性教育
年轻人离家的家庭	当年轻人搬入／离开家庭时，学会分配空间、权力、交流和角色；保持夫妻时间，亲密度和关系	亲子沟通指导、婚姻再适应指导
中年的父母	重新关注夫妻时间、亲密度和关系；维护亲属关系；关注退休和未来	围产绝期保健、定期体检、心理咨询
年迈的父母	适应退休、配偶去世和独居的生活；适应新的角色(如丧偶、单身、祖父母)；适应新的生活环境、健康的变化	慢性病防治、孤独心理辅导、临终关怀

（三）生物生态系统理论

生物生态系统理论用以描述随着时间的推移，家庭之外的环境和系统对家庭发展产生的影响。该理论认为家庭外部发生的事情与家庭内部发生的事情同等重要。家庭和其系统之间的作用是双向的，家庭会受到外部系统的影响，同时家庭亦会影响这些外部系统。该理论的优点在于，它提供了家庭和社会之间互动的整体观点。公共卫生护士在与家庭合作的过程中，一个关键的策略是绘制出一个家庭生态图，显示家庭相互作用的系统。

1. 微系统

指个体活动和交往的直接环境。这个环境是不断变化和发展的，可包括社区、工作单位、学校、医疗保健系统、公共卫生系统。

2. 中系统

指与家庭相互作用但非日常的系统。这些系统根据公共卫生护士与家庭合作的情况而异，如社会工作者、给家庭送食物的志愿者、专科医师、药房等。

3. 外部系统

指对家庭有间接影响的外部环境，如社区／保健和福利服务、社会保障办公室等。

4.宏观系统

指一种广泛的社会意识形态和文化价值观、态度和信仰，可间接影响家庭，如传统习俗、文化价值等。

5.时间系统

指与时间相关的环境。在这种环境中，随着时间的推移发生的变化可能会影响上述所有系统，如父母的死亡、离婚和再婚、战争或自然灾害等。

第二节　以家庭为中心的健康护理程序

公共卫生护士在各种不同的环境中与各种类型的家庭互动，在促进家庭健康方面处于独特的地位，可提供直接的护理，消除所需服务的障碍，提高家庭照顾其成员的能力。在这个过程中，公共卫生护士可遵循以家庭为中心的照护流程。

一、预先采集诊前资料

当某个来源（可能来自家庭、保健提供者、学校护士或社会工作者）可确定某家庭现存的或潜在的健康问题时，公共卫生护士就开始采集信息。如以下情境：新生儿出生后，家庭被转介到家庭保健机构，护士进行家庭访视；家庭打电话给临终关怀中心，请求协助其为身患晚期癌症的家庭成员提供护理；一位老师观察到某学生经常缺课，并且在课堂上表现出明显的行为变化，建议学校护士进行家庭评估；公共卫生护士对一个发育不良的孩子进行家庭评估；个体到基层医疗卫生机构或诊所寻求保健。

一旦转诊或预约完成，评估和资料收集就开始了。护士可通过以下途径采集就诊前资料。

(一)转诊资料

从转诊数据中可收集的资料包括导致该家庭出现问题的资料、一般人口学资料和主、客观资料。

(二)家庭

在初诊或筛查的过程中，可以从家庭中收集有价值的信息。收集资料的方式可以是通过电话与家庭成员互动。

（三）历史记录

查阅以前的历史记录，通常情况下会获得家庭或个人记录的基本信息。

二、预先准备工作

护士在约见患者及其家庭之前需要思考如下问题。

（1）为什么要约见这个家庭？

（2）谁会在会面中出现？

（3）将在哪里约见这个家庭，怎样布置会谈时的环境？

（4）需要评估什么？

（5）将如何收集信息？

（6）预计这个家庭将需要什么护理？

（7）在与这个家庭交流时，需要考虑哪些文化因素？

三、选择约见地点

约见的最佳地点可以是家庭、诊所或办公室。在家庭中会面的主要优点是公共卫生护士可以看到日常的家庭环境，家庭成员在家里也会感到更放松，从而表现出典型的家庭互动。需要注意的是，在家庭中会面时，护士应关注的是整个家庭而不是某一位成员。这种方法使整个家庭都能参与查明和解决健康问题，需要护士具有较强的沟通能力和引导互动的能力。

在办公室或诊所进行家庭会谈可以更容易地获得其他医护人员的帮助；在家庭关系紧张的情况下，一个更正式的环境可能有助于家庭谈论情绪化的问题。但缺点是护士没有看到家庭的日常环境，因此无法理解家庭环境对该家庭的影响。

公共卫生护士在确定和家庭的会谈地点后应当和家庭成员联系，护士应简要说明要求会谈的原因，并鼓励所有的家庭成员参加会谈。

四、做好确保自身安全的计划

在进行家庭访视前，做好确保自身安全的计划至关重要。公共卫生护士需了解即将前往的社区的情况，并确定独自进行家庭访视是否安全，是否需要安排一名随行人员陪同，确保手机充满电且随时可用等。此外，以下策略有助于确保在家庭访视时的安全：在办公室里留一份时间表；在安全的时间访问；穿着得体，保持手机通畅；独自一人时，避免到隐蔽的地方；找一位同事陪同前往；坐在家属和出口之间；如果感到不安全，不再进行访谈并立即离开。

五、实施访谈

以家庭为中心的照护的基本原则之一是建立信任的家庭护理关系。处理家庭问题需要护士通过非正式谈话和有技巧的访谈策略，有效和巧妙地使用治疗性沟通。在进行家庭访视前应准备好即将询问的访谈问题。

访谈刚开始时，护士向受访的家庭成员介绍自己。花一些时间进行非正式的谈话有助于让受访者放松，缓解他们的紧张情绪。另外，在受访家庭和护士进行接触的早期，过多信息暴露可能会导致受访过程不能顺利进行。放慢这个过程，与受访家庭逐渐建立信任。

在访谈中，要让每个家庭成员参与对话，包括儿童、老年人或残疾的家庭成员，表现出尊重和关怀，并传递此次访问的目的是帮助整个家庭，并非是某个家庭成员。另外还需注意的是让家庭分享他们当前的现状，如果护士只关注医疗问题或与疾病相关的事情，那么很多有价值的信息和家庭面临的首要解决问题可能会在数据收集中被遗漏。访谈的目的是收集信息，帮助家庭关注他们的问题，并找出解决方案。

六、家庭评估

公共卫生护理强调个人、家庭和社区间内部关系的联结，公共卫生护士应将家庭作为照护的重点，通过促进家庭健康的活动，如教育、咨询等，改变家庭不健康的生活方式或消除环境中的危险因子，进而提高家庭成员的健康水平。只有通过系统的家庭评估，才能确认家庭健康问题，制定具体目标及干预措施。

(一) 家庭评估模式

卡尔加里（Calgary）于1983年提出 Calgary 家庭评估模式。该模式指出家庭评估应针对家庭结构、功能、发展三个方面进行评估，并利用各种评估图形，如家系图、家庭社会关系图、循环式沟通图等，来进行家庭评估。

家庭评估可通过观察、非结构及结构式会谈或问卷填写等方式进行。家庭是个人成长最自然的环境，因此公共卫生护士最好能通过家庭访视实际了解个案的家庭，并善用视、听、嗅、触觉收集家庭的健康资料，如家庭中的潮湿、腐败味、尿味等，以及为家庭成员进行身体检查等评估。进行家庭评估时，公共卫生护士还应注意观察家庭成员间的互动性，若无法直接接触家庭成员，可通过电话访谈进行评估。

(二) 家庭评估内容

常见的家庭评估内容包括家庭成员基本资料与成员结构、家庭环境、家庭发展与成熟度、家庭结构、家庭功能、家庭压力及应对策略、家庭资源以及家庭健康素养等。

1.家庭成员基本资料与成员结构

(1)家庭文化背景：包括籍贯、民族、教育程度等。

(2)社会经济状况。

(3)家庭成员基本健康资料：包括称谓、性别、年龄、排行、职业、健康状况、健康危险因素等。这些基本资料与家庭健康问题息息相关，如在家庭中排行第几可能反映个人在家中的角色，并影响家庭的互动；通过职业可分析出个案患职业病的可能性等。

(4)家庭类型。

(5)家庭成员结构：常以家系图的形式呈现至少三代以内的家庭成员健康状况及世代结构，内容包含疾病史、家庭成员人格特质与家庭关系网，由此可看出家庭成员的相互关系与个别健康状况或家族史。家系图可以帮助护士将家庭结构和家族病史、成员健康信息联系起来，以此做出正确的临床判断。

2.家庭环境

指所有围绕在家庭或个人的一切，影响家庭资源的方便性、卫生安全状况及生活方式等。通常家庭环境评估包括家庭住屋环境与社区环境两层面。家庭环境的评估可以了解住屋条件对健康的影响以及家庭的价值取向。

家庭住屋环境评估内容包括住屋所属、住屋种类、住屋安全性、卫生状况及屋内状况。

(1)住屋所属：自宅或租赁。

(2)住屋种类：公寓、独栋住屋、平房或农舍等。

(3)住屋安全性：住屋空间大小、建筑构造情况及其建材与耐震性，是否为辐射屋或危险建筑；屋内有无尖锐物品、有毒物质或易燃物品堆放，地面是否湿滑或凹凸不平，卫浴位置及热水器放置的位置是否安全，屋内天然与人工照明是否足够，是否有引起意外危机的因素存在，并评估逃生设备是否足够等。

(4)卫生状况：如光线、通风、饮水、噪声、食品卫生状况以及厨余、垃圾处理方式，是否出现蚊、蝇等病媒生物，个人卫生用具是否足够等。

(5)屋内状况：包括屋内的空间安排、摆设用物的安全性与适当性、活动空间隐私性、家人互动情形等。此外，家中如果有成员生病卧床，应评估其环境的安排是否影响到照护，如病患是否被隔离、被疏忽等。

社区环境评估内容包括社区形态、社区相关资源、医疗资源、家庭与近邻社区的关系、安全和卫生及文化与风俗习惯。

（1）社区形态：属农业区、商业区、住宅区、工业区、文教区或是贫民区。

（2）社区相关资源：如交通、教育、市场、福利等公共设施及家庭利用的情况。

（3）医疗资源：社区附近医院、医疗保健机构的数量、种类以及便利性等。

（4）家庭与近邻社区的关系：包括与近邻的互动状况、是否参与社区活动等。

（5）安全和卫生：社区附近治安、犯罪率、防火设施及是否有环境、噪声等公害及环境卫生问题。

（6）文化与风俗习惯：文化是社区民众生活的方式，家庭所处文化环境对家庭的影响很大。

3.家庭发展与成熟度

家庭与个人一样，也有生活周期与发展阶段，每个阶段都有不同的任务。公共卫生护士除评估家庭的发展任务是否达成，是否有阻碍家庭发展的因素以及影响健康的相关问题外，还可依照家庭功能进行成熟度评估，依据不同层次的家庭提供合适的照护。泰皮亚（Taipia）将核心家庭功能的成熟度分为以下五个层级。

（1）混乱家庭：此类家庭类似个人发展的婴儿期，无法维持家庭安全、营养等最低基本需要。此时期公共卫生护士最主要的任务是与家庭建立信任的人际关系，协助家庭获得安全与基本的生理需要。

（2）中间家庭：此类家庭类似个人发展的幼儿期，虽能解决生存、安全等基本需求，但与社会脱节，不会主动求助和寻求社会资源。对于此类家庭，公共卫生护士最主要的任务是与其建立咨询与教导的关系，使家庭能主动寻求资源解决问题。

（3）有冲突与问题的家庭：此类家庭类似个人发展的青春期，家庭可以维持生存、安全的需要，并能寻求社会资源，但容易有夸张的情绪冲突与暴力事件。公共卫生护士应给予协调与教导，培养家庭独立解决问题的能力。

（4）能自立解决问题的家庭：此类家庭类似个人发展的成年期，家庭健康、平稳且可自立解决问题，但偶尔会出现紧张、焦虑。公共卫生护士应给予预防性的健康指导，增进家庭成员的自我了解和运用有效的家庭功能。

（5）理想独立的家庭：如完全成熟的成人，能达到真正的和谐、美满与稳定。

4.家庭结构

即家庭单位的成员及其互动的特质，是一种家庭内在结构。弗里德曼将其分为角色结构、权力结构、沟通过程和价值观。家庭结构的评估内容包括以下几点。

（1）角色结构：家庭中正式与非正式角色是什么；是否出现成员角色紧张、角色压力、多重角色负荷或角色扮演不当等。

（2）权力结构：家中主要决策者是谁，尤其是健康照护决策权；家中成员彼此的互动如何；是否有特定的家庭成员显得特别权威；家庭决策形成的过程如何；家庭成员能否很自由地提出意见。通过上述评估，可以找出影响家庭健康的关键人物。

（3）沟通过程：家庭沟通的形态、频率；彼此是否有能力倾听别人的意见；家庭成员是否有攻击性行为或暴力倾向；沟通是否明晰、开放；若有意见冲突时，如何处理，是否有协调者；家庭成员对于家庭沟通的方式是否满意；经过沟通后，是否形成共识。

（4）价值观：家庭成员各自的价值观是什么，是否有冲突；什么是家庭成员认为重要的事；家庭的价值观与一般社会的价值观是否冲突；家人对于预防保健行为的执行状况如何；家人对健康与生病的定义是什么。

5. 家庭功能

了解家庭功能的状况，同时评估家庭应对压力及处理健康危机的能力，公共卫生护士才可确定介入的程度。家庭功能的评估内容包括以下几点。

（1）生育功能：家庭对子女数是否满意；不孕或丁克家庭能否接受没有孩子的生活；夫妻的性生活如何；是否进行家庭计划；父母如何与子女谈论性的问题。

（2）社会化功能：家庭中主要的教养者是谁；家中是否有奖励与惩罚的规定；家中的社会经济状况或价值观是否影响教养态度；家庭教育孩子的理念是什么；对孩子未来的期望有哪些。

（3）经济功能：家庭收入的主要来源是什么；家庭经济的提供者是谁；家庭的收支是否平衡；是否可以满足食物、衣物及住房等最基本的需求；家庭的资金如何分配；家庭是否有健康保险；有无就医经济方面的困境。

（4）家庭健康照顾功能

① 家庭的生活形态，如饮食、运动、卫生习惯等。

② 家庭对健康问题的了解程度；对疾病的病因及危险因素是否了解；家中是否有健康专业人员；健康资讯的来源为何。

③ 家庭的健康行为，比如如何保健自己，维护家庭的健康。

④ 家庭的疾病行为，如生病时如何处理，是自行医疗还是寻找专业人员。

⑤ 家庭照护的人力资源，主要照护者是谁，能力如何；健康处理的决定者是谁。

⑥ 预防性健康措施的执行状况，是否定期健康检查；是否参与预防保健检查；如何预防意外事件；家庭健康照护的困境是什么。

家庭功能还可使用 APGAR 家庭功能评估量表进行评估。该量表是史麦克史坦（Smilkstein）于 1978 年提出的可简易评估家庭功能的量表。量表包括五大类问题，以"APGAR"代表家庭功能的五大重要成分：适应度（adaptation）、合作度（partnership）、成长度（growth）、情感度（affection）以及亲密度（resolve），每一个问题的答案选项包括经常（2分）、有时（1分）、几乎很少（0分）。量表满分为10分，总得分0~3分表示家庭功能重度障碍；4～6分表示家庭功能中度障碍；7～10分表示家庭功能无障碍。

6. 家庭压力与应对策略

家庭压力来自家庭发展过程中的压力以及生活的压力事件，目前应用最为广泛的压力评估工具为霍姆斯（Holmes）与拉厄（Rahe）于1967年提出的生活变化单位（Life Change Units，LCU）。霍姆斯和拉厄将人类的生活事件归纳为43种，用LCU来表示每个生活事件对人影响的严重程度，如丧偶事件的LCU为100分，其次为离婚73分，退休45分，与上级矛盾而苦恼23分，轻度违纪11分为最低分值。霍姆斯和拉厄通过对5000多人调查发现，LCU与疾病的发生密切相关，若1年内的LCU不足150分，则下一年基本健康；生活改变事件值在150～300分的人，约50%会在1年内罹患疾病；生活改变事件值在300分以上的人，约70%会在2年内罹患疾病。此结论提醒公共卫生护士应仔细评估个案家庭的压力事件。

7. 家庭资源

在生活中，家庭与家庭成员会遇到各种困难和压力，严重时可能出现家庭危机。为维持家庭基本功能，应对紧急事件和危机状况，家庭需要物质和精神上的支持，称之为家庭资源。当家庭资源丰富时，整个家庭的应对能力提升，因此能顺利解决问题，克服困难。公共卫生护士的重要职责之一就是帮助家庭发现和获得可利用的资源，向家庭提供相关的信息，进行相应的联络和协调。家庭资源包括家庭内部资源"FAMLIS"与外部资源"SCREEEM"。

（1）家庭内部资源"FAMLIS"：包括多种资源。

① 财力支持（financial support）：指金钱、健康保险或投资获利等。公共卫生护士应评估谁是家庭的主要经济提供者，家庭成员的医药费主要由谁支付等。

② 精神支持（advocacy）：家庭发生压力事件或困难时，成员间能否互相提供心理上的支持或鼓励等。对于独居者，家中的宠物往往是重要的精神支持来源。

③ 医疗处置（medical management）：家庭成员患病时，如何应对，是否有照护人力，能否寻求合适的就医渠道等。

④ 爱（love）：爱最重要的来源是家庭，家人的互相关爱与扶持是家庭成长所不可缺少的。

⑤ 信息或教育（information or education）：通常越是懂得获取信息的来源或家庭成员受教育程度越高，其面对压力与解决问题的能力就越好。

⑥ 结构支持（structure support）：包括硬体结构与软体结构。硬体结构指住家环境的安排与设计能否满足家庭成员的需求；软体结构指角色调整或沟通方式等改变。

（2）家庭外部资源"SCREEEM"：包括多种资源。

① 社会资源（social resources）：指家庭以外的亲戚朋友或相关福利机构能否适

时提供必要的协助等。

②文化资源（cultural resources）：包括图书馆、文化中心、戏剧或音乐会等活动。

③经济资源（economic resources）：当家庭有经济困难时，是否有相关的人或机构能提供支持以应对最基本的生活需要。

④教育资源（education resources）：是否有正式或非正式的学习途径，以获取新知识。

⑤环境资源（environmental resources）：日常生活的活动空间是否符合安全卫生的条件。

⑥医疗资源（medical resources）：住家附近是否有医疗设施，是否方便利用。

家庭外部资源除上述的评估方法外，另一个常用的评估工具是哈特曼（Hartman）提出的家庭社会关系图（eco-map）。它是社区中家庭单位与其他单位或子系统之间的可视图。家庭社会关系图显示了家庭成员之间以及家庭成员与社区之间关系的性质，是对家庭的概览，描绘了家庭与环境之间的重要联系。

8. 家庭健康素养（family health literacy）

指做出适当的卫生保健决策，理解信息，准确地执行行动计划，并成功地倡导家庭在复杂的卫生保健系统中接受照护的能力。家庭健康素养对于家庭及其成员积极参与健康照护是必要的。公共卫生护士可以通过沟通、完成家系图和家庭社会关系图等方式评估个体及整个家庭的健康素养。

七、制定家庭干预方案

公共卫生护士与家庭合作，帮助家庭识别其所面临的主要问题，共同制订切实可行的步骤或行动计划，保证干预措施简单、具体、及时和现实。值得注意的是，制定干预措施时家庭成员必须参与。下列行动计划办法有助于护士及家庭列出他们可以立即做的事情，以帮助解决问题。

（1）我们需要以下类型的帮助。

（2）我们需要以下信息。

（3）我们需要以下物资。

（4）我们需要告诉以下人员。

（5）为了让我们的家庭行动计划得以实施，我们需要……（按照发生的顺序列出5件事情）。

八、评价

在评估结果时，公共卫生护士需要利用评判性思维确定计划是否有效，问题是否解决，或者计划是否需要根据变化进行修改。计划若没有起作用，护士需和家庭一起找出并确定影响计划成功的障碍因素。

第三节　家庭访视

个案管理、家庭访视和订立家庭合同是家庭照护中的主要方法。公共卫生护士通过家庭访视可以发现家庭存在的健康问题并寻求解决问题的方法。通过签订家庭合同促使家庭正式参与到护理过程中，最终促进家庭的健康。

一、个案管理

个案管理指当家庭或个人出现健康问题时，公共卫生护士为个案或家庭提供护理服务及管理。常见的个案管理类型及管理内容如下。

(一) 孕前卫生

管理对象是自青春期至受孕前的妇女，管理的内容包括婚前健康检查、婚后家庭计划、遗传咨询、生育问题等。

(二) 产前保健

管理对象是自受孕至分娩的妇女，管理的内容包括定期产检、指导孕期营养与卫生、减少孕期不适等。

(三) 产后保健

管理对象是自生产分娩至产后 42d 的妇女，管理的内容包括产后乳房护理、产后运动指导、产后营养、产后心理调适等。

(四) 新生儿保健

管理对象是自出生至满月的新生儿，管理的内容包括指导父母育儿知识，如新生儿沐浴、新生儿哺乳、观察大小便状况、脐带护理、预防接种等。

（五）婴儿卫生保健

管理对象是自满月至满周岁的婴儿，管理的内容包括评估婴儿生长发育状况、辅食添加、预防接种等。

（六）学龄前儿童的卫生保健

管理对象是自满周岁至满 6 岁的儿童，管理的内容包括帮助父母了解儿童的身心发展、培养其良好的生活卫生习惯、保证儿童营养等。

（七）学校卫生督导

管理对象是小学、中学、大学的在校学生，管理的内容包括建立良好的人际关系、培养有效的学习习惯、提供课业压力调适方法等。

（八）非传染性疾病管理

管理对象是经医师诊断为非传染性疾病的个案，如脑血管疾病、糖尿病、高血压等。管理的内容包括指导个案饮食、药物、运动、复诊、日常保健、自我照护等知识与技能，提供个案社会支持资源、长期照护等。

（九）传染病管理

管理对象是经医生诊断为传染病的个案，如结核病、痢疾、乙型肝炎、霍乱、伤寒等。管理的内容包括评估个案居家环境、疾病控制、隔离情况、接触者检疫、增加宿主抵抗力、预防注射等。

（十）营养不良的个案管理

管理对象是体重超过或低于标准体重 20% 者，管理的内容包括评估营养不良状况、提供合适的饮食指导、减重计划、适宜转介等。

（十一）老年人保健

管理对象是 60 岁以上的老年人，管理的内容包括协助其适应老年生活、身心健康照护、居住环境评估、独居照护等。

家庭个案管理的原则包括开发家庭内部资源、鼓励家庭运用社区资源以及促进家庭产生解决问题的动机。家庭个案护理的方式包括家庭访视、电话访谈、团体活动等。因个案需要长期观察、持续性照护等，公共卫生护士须具备判断个案问题的轻重缓急和优先顺序、熟悉社区资源的能力，以便为家庭提供更有效率的护理服务。

二、家庭访视

公共卫生护理是以社区为整体，以家庭为基本单位的服务，因此家庭访视是公共卫生护士提供家庭护理经常使用的方式。研究显示，家庭访视占目前公共卫生护理工作的 1/5，最能体现公共卫生护理的独特功能。

(一) 家庭访视的意义与目的

家庭护理工作中最重要、最基本的护理访视就是家庭访视 (home visit)，但家庭访视并非唯一的方法，还包括门诊、电话联系、办公室约谈、团体健康教育活动等方式。每种家庭护理方法都有其特点。家庭访视的意义与重要性包括：

(1) 提供服务的主动性与就近性，减少个案奔波往返的困扰。

(2) 提供一个最直接与真实的观察环境，增加评估资料的可信度。

(3) 公共卫生护士与个案的关系更为亲近、自然，并且个案置身于能掌控、熟悉的环境中，更有助于其表达自我的意愿。

(4) 对于家庭成员及整个家庭的互动、沟通、经济状况、环境卫生及健康问题等，能更深入地获取相关资料。

(5) 可提供更加符合个案及家庭实际所需的护理服务。

家庭访视的主要目的：

① 及早发现和评估家庭健康问题并加以预防。

② 协助家人了解及接受问题。

③ 提供护理服务。

④ 通过家庭护理及健康教育，协助个人及家庭的成长。

⑤ 有效利用社区资源，以确保大众的健康。

⑥ 最终目标是使家庭具备自我照护的能力，能发现问题并解决问题。

(二) 家庭访视的阶段

家庭访视由开始阶段、访问前阶段、居家访问阶段、结束阶段和访问后阶段组成。与家庭建立信任关系是成功家庭访视的基础。有效的家庭访视需要掌握五个基本技能：观察、倾听、提问、探究和提示。

1. 开始阶段

通常家庭访视是由健康或社会机构的转诊开始的。开始阶段是公共卫生护士与家庭的第一次接触，为建立有效的治疗关系奠定了基础。随后的家庭访视应基于患者的需求以及护士和患者达成的共识。公共卫生护士首先要明确家庭访视的目的，并将此目的告知被访视者。

2. 访问前阶段

（1）公共卫生护士应在家庭访视前与被访视者联系，进行自我介绍，说明原因，并安排好家庭访视日程。第一次电话联系时间应该简短，最多15min。

（2）公共卫生护士应告诉被访视者确定他们需要进行家庭访视的依据，如通过转诊或来自学校的记录。

（3）公共卫生护士可以简单总结目前家庭的情况，让家庭成员明确他们的需要。例如，护士可以说："我知道你的家人昨天出院了，你们需要我们提供哪些帮助?"

（4）安排家庭访视，让被访视者知道可供家庭访视的时间、时间长短和家庭访视的目的等有助于被访视者决定何时安排家庭访视。家庭访视的时间长短可能会因情况而异，通常是30~60min。

（5）家庭访视应安排在有尽可能多的家庭成员能参加整个家庭访视过程的情况下进行。

3. 居家访问阶段

对家庭的实际探访构成了居家访问阶段，公共卫生护士可以评估家庭、邻里和社区资源以及与家庭进行互动。家庭访视的主要部分是与患者建立相互信任的关系和实施护理。家庭访视的内容取决于家庭访视的目的。公共卫生护士可与家庭一起探索家庭的需求和可用于满足需求的资源，并确定是否需要进一步的服务。如果需要进一步的服务，而护理机构不合适，公共卫生护士可以帮助家庭寻找社区中可提供的其他服务，并帮助转诊。家访的频率和强度随着家庭的需要而变化。

4. 结束阶段

当家庭访视的目的达到后，公共卫生护士会与家庭一起回顾访视过程以及已经完成的内容。这是结束阶段的主要内容，也为后续的家庭访视提供了基础。如果此次访视任务圆满完成，就可以计划下一次家庭访视。计划未来的家庭访视包括设定目标和规划服务。

5. 访问后阶段

结束家庭访视后，公共卫生护士要把与被访视者的互动记录下来，这样才能算完成一次完整的家庭访视。家庭访视后最主要的任务就是记录访问过程和提供服务。公共卫生护士可以家庭为单位来整理家庭访视记录，即基本记录的存在形式可能是包含所有家庭成员的"家庭"文件夹。记录系统和格式因机构而异，公共卫生护士需要熟悉所在机构中使用的特定系统。所有系统都应该包括一个数据库、一个护理诊断和问题清单、一份包括具体目标的护理计划、实际行动和干预措施以及评估单。记录的格式可以包括文字记录、流程图、问题导向的病例记录（problem oriented medical record，POMR）、主客观评价计划（subjective-objective-assessment-plan，SOAP），或者是这些格式的组合形式。

三、订立家庭合同

目前越来越多的卫生专业人员正在考虑以互动、协作的方式与家庭合作。订立家庭合同是一种旨在使家庭正式地参与到护理过程中，并愉快地定义家庭成员和卫生专业人员角色的策略。运用家庭合同的最大优点是增进公共卫生护士与家庭之间的共识，表示彼此同意讨论后的健康计划，且期望个案能为自己的健康负责，并有计划地进行。

订立家庭合同一般包括三个阶段：开始阶段、生效阶段和终止阶段，这三个阶段进一步可分为八组行动（表11-2）。

表11-2 订立家庭合同的阶段和行动

阶段	行动
Ⅰ.开始阶段	共同收集数据，并且探索问题和需求
	共同设立目标
	共同制订计划
	共同分工
Ⅱ.生效阶段	共同设定时间限制
	共同完成计划
	共同评估和重新谈判
Ⅲ.终止阶段	共同终止合同

收集和分析数据包括了解家庭对目前存在问题的看法以及他们的需求和存在的问题。护士可以陈述自己的观察结果，向家庭求证，并获得家庭的看法。

共同确定目标并使之实现非常重要。对于公共卫生护士和刚接触家庭合同的家庭来说，目标不宜设定过高的。护士应认识到他们的期待和家庭的需求之间可能存在差异，并确定是否需要协商。因为订立家庭合同是一个以重新谈判为特征的过程，目标并不是一成不变的。

制订计划包括特定的活动、设定目标的优先级和选择一个合适的起点。然后，护士和家庭需要决定各自负责的活动。

设定时间限制包括确定为评估目标完成的进展而联系的频率，以及确定完成目标的最后期限。在约定的时间或次数内，公共卫生护士和家庭共同评估过程和结果完成的进展。在评估的基础上，可以对合同进行修改、重新谈判或终止。

订立家庭合同是一种可供选择的方法，签订合同需要花费时间和精力，并且可能需要家庭和公共卫生护士重新定位他们的角色。尽管订立家庭合同不一定适用于所有情况或所有家庭，但可以为降低家庭健康风险和健康促进提供指导及框架。

第十二章　社区老年人健康管理

第一节　老年人保健指导

随着社会经济和医药卫生事业的不断进步与发展，以及人口出生率和死亡率的下降，人均预期寿命日益延长，人口老龄化已经成为一个不容忽视的社会趋势，也成为21世纪一个重要的社会问题。由于老年人大多生活在社区，因此，社区是对老年人实施预防、保健、医疗、康复、健康教育的主要场所。研究社区老年人的健康问题，满足老年人的健康需求，提高老年人的生活质量，已经成为社区老年保健的重要内容。

一、老年人的概念

(一) 老年人的划分

联合国提出的老年人划分标准：发达国家65岁及以上者，或发展中国家60岁及以上者称为老年人。根据现代人生理、心理结构的变化，近年来联合国将老年人的年龄界限又做了新的划分：60~74岁为年轻老年人，75~89岁为中年老年人；90岁以上为高龄老年人或长寿老年人。

(二) 老龄化社会

联合国规定：一个国家或地区，年满65岁的老年人口占总人口7%以上，或年满60岁的老年人口占总人口10%以上，即可定义为老龄化社会。目前全世界有60多个国家先后进入老龄化社会行列，我国是其中之一。我国老年人口系数在1999年10月已经超过10%，已成为老龄化社会。2011年公布的我国第六次全国人口普查结果表明，60岁及以上人口占社会总人口的13.26%，其中65岁及以上人口占社会总人口的8.87%，分别比2000年人口普查上升2.93个百分点和1.91个百分点，这说明我国老龄化的进程逐步加快。

二、社会人口老龄化状况及其特点

(一) 世界人口老龄化状况及其特点

人口老龄化指在社会人口结构中，60 岁或 65 岁以上的老年人口系数增加的一种发展趋势。人口老龄化已成为 21 世纪不可逆转的世界性趋势，这也是社会进步的标志。但人口老龄化的程度和地区存在差异，总的来说，世界人口老龄化具有以下特点。

1. 发展中国家老年人口增长速度快

从 20 世纪后期开始，发展中国家的老年人口急剧增加，预计到 2050 年，世界老年人口约有 16.1 亿（82%）将生活在发展中国家和地区，仅有 3.6 亿老年人将生活在发达国家和地区。

2. 高龄老年人增长速度快

全世界的高龄老年人占老年人口总数的 16%，其中发达国家占 22%，发展中国家占 12%。我国 75 岁以上老年人平均每年以 3.62% 的速度增长，仅次于巴西；日本高龄老年人增长速度最快，预计到 2025 年，每 3 个日本老年人中就有 1 个高龄老年人。

3. 女性老年人增长快

绝大多数国家老年男性死亡率高于老年女性；女性老年人的平均预期寿命比男性老年人长 3～9 年，使女性老年人占老年人口总数的比例加大。

4. 人类平均预期寿命延长

近半个世纪以来，世界各个国家的平均寿命都有不同程度的增加。19 世纪大多数国家的平均寿命只有 40 岁，20 世纪则达到 60～70 岁，日本等一些国家已经超过 80 岁。

(二) 我国人口老龄化状况及其特点

我国人口平均预期寿命已从 20 世纪 40 年代末的 35 岁上升到现在的 69 岁，从 1999 年 10 月正式进入老龄化社会，预计 2025 年年末老年人口系数将达 20%，2050 年上升到 22.5%，届时每 4 个中国人就有 1 个老年人。我国人口老龄化有以下特点。

1. 我国是世界上老年人口绝对数量最多的国家

我国老龄人口绝对值为世界之冠，占世界老龄人口总数的 1/5。2004 年年底，中国 60 岁及以上老年人为 1.43 亿，2013 年已突破 2 亿大关，2050 年将超过 4 亿，之后将一直维持在 3 亿～4 亿的规模。

2.我国是世界上人口老龄化最快的国家之一

随着人们生活水平的不断提高，以及20世纪70年代后实施的计划生育国策，使人口的结构比例不断改变，老龄化的速度加快。65岁以上老年人占总人口的比例从7%提升到14%，发达国家用了45年，而中国仅用了27年。

3.地区之间发展不平衡

中国人口老龄化发展具有明显的由东向西的区域梯次特征，东部沿海经济发达地区明显快于西部经济欠发达地区。最早进入人口老龄化城市行列的上海（1979）与最迟进入人口老龄化城市行列的宁夏（2012）比较，时间跨度长达33年之久。

4.城乡倒置显著

我国老年人口中农业人口的比例大，高于城镇1.24个百分点，这种城乡倒置的状况将一直持续到2040年。直至21世纪后半叶，城镇人口的老龄化水平将超过农村，这是中国人口老龄化不同于发达国家的重要特征之一。

5.老年人口的性别比低、年龄结构轻

我国老年人口的性别比：女：男为104：100，表明我国女性老年人口数量多于男性；60～69岁年轻老年人占老年人口总数的61.48%，说明老年人口的年龄还比较轻。

6.老龄化超前于现代化

发达国家是在基本实现现代化的情况下进入老龄化社会的，属于先富后老，或富老同步。而中国则是在未实现现代化、经济尚未发达的情况下提前进入老龄化社会，属于未富先老，导致现在"养老难"的社会难题。

三、老年人的生理特点

人体的生命过程都要经过生长、发育、成熟及衰老等各个阶段，进入老年期后机体的生理功能和器官、组织、形态等方面也呈进行性的退行性改变，致使老年人表现为不同程度的机体活动能力减弱，生物效应力降低，对外界环境适应力减退等各系统生理功能和代谢的障碍。

（一）体表外形改变

人在衰老的过程中，出现身高下降、体重减轻；须发变白、逐渐脱落；皮肤弹性降低，厚度变薄、松弛，皱纹加深，失去光泽，出现老年性色素斑；眼睑下垂、眼球凹陷；牙龈萎缩，牙齿松动脱落；弯腰驼背，关节活动不灵活。

（二）器官功能下降

进入老年期后，突出表现为各个系统器官功能的下降。如视力和听力的下降；

嗅觉逐渐迟钝；对酸、甜、苦、辣等味觉的敏感性降低；皮肤感觉迟钝，触觉、痛觉、温觉减弱；呼吸功能减弱，肺活量降低，气体交换能力下降；心肌收缩力下降、心搏出量减少；血管弹性调节作用降低；消化功能日益减退，消化液分泌减少，胃肠蠕动减慢；肾单位数目减少，肾功能减弱；脑体积减小，重量减轻，神经反射变弱或消失；肌肉萎缩、骨质疏松等。由此，导致老年人器官储备能力减弱，对环境的适应和调节能力下降，容易出现各种慢性退行性疾病。

(三) 机体调节控制作用降低

老年人动作迟缓，学习速度和学习效率下降，操作能力和反应速度均降低，加之记忆力、认知功能的减弱及人格改变，出现日常生活自理能力的下降；老年人免疫功能降低、防御能力低下，容易患各种感染性疾病；免疫监视功能降低，容易患各种恶性肿瘤。

四、老年人的心理特点

由于生理功能的衰退，老年人易出现精力不足、记忆力下降；社会地位改变使老年人常有孤独、抑郁、自卑等不良情绪；离退休后，家庭成员间关系的改变以及患慢性病等易导致焦虑、孤独、抑郁和消极心理；死亡的临近使老年人产生悔恨感、负罪感等各种复杂的心理。不同职业、不同经历、不同性格的老年人有不同的心理特点，主要表现为以下两种倾向。

(一) 积极健康的心理状态

有相当一部分老年人生性乐观、为人宽厚随和，或因人生经历丰富，遇到不顺心或不如意的事总能积极想办法化解；有些老年人发挥余热忙于工作，或经常参加社区老年人的集体活动，如钓鱼、郊游、打太极拳、跳舞等。上述老年人始终能保持知足常乐的平和心态，有益于身心健康。

(二) 消极不良的心理状态

1. 自卑心理

由于退休后社会地位的改变，老年人常会感到与同事、朋友之间的关系越来越疏远，不再受人尊重与重视，容易产生失落感，表现为焦虑、抑郁、闷闷不乐等负面情绪。此外，还因为退休后经济收入减少、家庭地位变化等因素，整天发牢骚、埋怨，指责子女或以前的同事及下属，或表现为自暴自弃，特别是性格内向、孤僻、兴趣狭窄、不善于交际的老年人，更容易出现自卑心理。

2.黄昏心理

有些老年人因年老体弱、丧偶，或与子女相隔甚远、朋友相继离世，感觉到死亡临近等原因，整日唉声叹气，对生活失去兴趣，甚至对未来丧失信心，对任何人、任何事都怀有一种消极、否定的灰色心理。

3.不安全感

有些老年人（尤其是性格内向、孤僻者）对社会上的某些人、某些事持有偏见，从而刻意地封闭自己，不愿与人交往，常产生孤独、焦虑、抑郁、恐惧等不良情绪，认为外界缺乏安全感，甚至恐惧外面的世界。这种不安全感常可通过各种语言、情绪和行为表现出来，如孤寂、忧伤、焦躁、不冷静、攻击性语言和行为等。

4.无价值感

人的衰老常与价值降低相伴。有些老年人不能很好地适应退休后的闲散生活，常感到无所事事、无所作为，或因患慢性病导致身体功能下降，和以前的同事、朋友等交往减少，常感觉自己成了家庭和社会的累赘，觉得活着没有意义，对自己的评价过低，产生悲观厌世的不良心理。

五、老年人社会生活改变

进入老年期后，人的各种生理功能都进入衰退阶段，这必将会引起身心一系列变化，使老年人的心理处于特殊状态。同时，老年人社会角色的改变和一些生活事件的发生，也终将导致老年人的社会生活发生改变。

(一) 生活方式的变化

由于离、退休所带来的社会角色的改变，加上体弱多病，使老年人与社会的交往减少。部分老年人到晚年开始吸烟、饮酒、赌博等，这种生活方式对老年人的健康十分不利。

(二) 生活事件

在人的一生中，总会遭遇一些不幸或不如意的生活事件，给人带来无限的烦恼、忧愁与痛苦。而在晚年遭遇到的生活事件，对老年人的精神打击尤为沉重，不仅留下心灵创伤，也可诱发一些躯体疾病，如高血压、冠心病及脑血管意外等。在精神创伤的长期折磨下，甚至可以加速老年人的衰老和死亡。重大的生活事件常有以下几种。

1.丧偶

老人丧偶后，形影孤单、寂寞难熬，对未来丧失信心而陷于孤独、空虚、抑郁、无助之中。美国纽约罗切斯特理工学院的研究者分析发现，男性丧偶后短时间内死亡率会比女性高出30%。还有研究表明，在失去配偶的人中，在两年内相继死去的人数，高于夫妇都存在者的死亡人数的7倍。

2. 丧子（女）

晚年丧子（女）是人生一大恸事，这不仅基于父母和子女之间的感情，还涉及老年人日后的赡养及善后问题。有研究表明，丧子（女）的母亲在两年内死亡的概率高于子（女）存在者的3倍。

3. 家庭不和睦

老年人离（退）休后，面临的人际关系问题主要是集中在家庭内部。有些家庭两代人之间存在代沟，彼此之间缺乏沟通、理解和信任，如婆媳关系、父（母）子关系不和等，常发生抱怨、争吵、指责，甚至发展到关系恶化、歧视和虐待老年人。家庭不和睦，给老年人的晚年生活留下了阴影，严重地危害老年人的身心健康。

4. 经济困窘

因离（退）休后，老年人的经济收入明显减少，常有一种对前景的不安全感。而靠儿女赡养的老年人，则有寄人篱下、看儿女脸色屈辱生活之感，这些都在不同的程度上挫伤了老年人的情感与自尊。

5. 再婚

由于受我国传统观念等影响，老年人再婚常遇到较大的阻力，让老年人为之烦闷、苦恼与无奈。这些阻力或来自社会舆论，或来自子女的不理解、不支持。老年人再婚难的根本原因是家庭财产及遗产继承问题。再婚后，老年人的生活也不一定都幸福愉快，原因在于有些老年人再婚的动机不够正确，或因重组的夫妻关系十分脆弱，双方都希望对方能适应自己、照顾自己而又不占有自己的财产。

六、老年人的患病特点

老年人机体各系统、各器官发生不同程度的老龄化，对内外刺激的反应性和代偿能力均有不同程度的减弱。因此，老年人患病的表现有其自身特点：

（一）多病性及多脏器病变

调查资料显示，老年人的两周患病率为250%，慢性病患病率达540%，住院率为61%，均高于其他年龄段的人群。一位老年人可同时患两种及两种以上多系统疾病，疾病间相互影响，导致病情复杂而增加治疗难度。此外，老年人同一脏器可有多种病变，尤多见于循环系统，如高血压心脏病并发冠心病，冠心病并发老年退行性心瓣膜病等，使脏器功能严重受损。

(二)临床表现不典型

老年人的多病性是临床表现不典型的原因之一，加之老年人的神经系统和全身应激反应迟钝、敏感性降低、对疼痛的阈值增高，所以起病隐匿，患病后常缺乏典型的症状和体征。尽管病情严重，仍可能没有明显的症状或体征，如感染者，却无发热、白细胞升高等表现；急性腹膜炎、重症胆管炎等患者，却缺乏腹痛、腹膜刺激征等表现。此外，由于老年人感知功能减退，而家庭成员或其他相关人员提供的信息有限，因而难以收集到准确、全面的病史资料。

(三)发病急、进展快

老年人各系统、各器官功能均减退，应激能力及代偿储备能力均减弱，一旦发病后病情迅速恶化，甚至导致死亡。因此，患病就要及时就诊，切勿拖延，以免因小病酿成大祸。

(四)恢复慢、并发症多，病程长、病情重

老年人患病多起病隐匿，当出现典型的临床表现时，病情常已发展到中、晚期；同时老年人多脏器功能减弱，虽然经过治疗也很难恢复到患病前的健康状况；老年人的机体功能和抵抗力均降低，容易发生并发症，如长期卧床易并发压疮、坠积性肺炎、骨质疏松等，各种并发症已成为老年人死亡的主要原因。

(五)易发生水、电解质紊乱及意识障碍

老年人口渴中枢敏感性降低，饮水量减少，患病后易出现脱水，脑细胞脱水则易引起中枢神经系统障碍，故意识障碍常为水、电解质紊乱的首发症状；且老年人的脑血管硬化，大脑对机体病理生理改变极为敏感，给临床诊断与治疗带来了困难。老年人的肾脏功能衰退、保钾排钠功能减弱，若有呕吐、腹泻等易引起低钾血症，导致水、电解质紊乱。

(六)对治疗反应差

随着年龄增长，老年人机体内环境的改变使药物在体内吸收、分布、代谢、排泄及药物反应等方面都发生了变化。同样的药物，老年人较青壮年耐受性差，容易出现不良反应，治疗效果较差。此外，老年人用药较多，不同的药物之间常相互影响、相互作用，使临床治疗效果不佳。

（七）退行性疾患和精神疾患增加

老年期退行性疾患常导致活动受限乃至残疾，使生活不能自理，需要精心照护。老年流行病学调查发现，目前我国有 70% 老年人患老年病，其中生活不能自理者占 15%，阿尔茨海默病、早老性痴呆发病率呈逐年上升趋势。卫健委资料显示：近年来，阿尔茨海默病患病率已从 20 世纪 70 年代的 0.2% 上升到了 3.15%，85 岁以上者高达 19.3%。这些疾病对老年人的日常生活影响较大，同时增加了老年保健护理的难度。

七、社区老年人常见的健康问题

老年人机体功能的退行性变化、社会生活改变等因素易导致身体、心理等方面出现健康问题，如疲劳、眩晕、嗜睡、疼痛、跌倒及排尿障碍等。社区卫生服务人员应了解老年人常见的健康问题，及时评估并作出准确的判断，积极采取有针对性的防治措施，维护和促进社区老年人的身心健康。

（一）社区老年人常见的身体健康问题

1. 疲劳

老年人体力减退，较年轻人易感到疲劳，表现为老年人不能持久从事某项活动，快速动作也受到限制。疲劳是多种器质性疾病的症状之一，多见于消耗性疾病、贫血、心力衰竭、严重低血钾或过量应用镇静剂等。

2. 眩晕

眩晕是老年人最常见的健康问题之一。多见于中耳疾患、听神经瘤、严重贫血、直立性低血压、高血压及心肌梗死等。若眩晕持续不愈，应做全面的内科及耳鼻喉科检查，特别应注意神经系统、心脏病变以及低血压的可能性。

3. 晕厥

老年人晕厥最常见的病因是脑血管疾病，此外心律失常、颈椎疾患、体液调节机制减弱等也可引起晕厥。晕厥常发生在老年人突然改变体位时，如突然起立引起直立性低血压而晕厥；夜间起床排尿、咳嗽、排便动作也可引起反射性血压不稳而致晕厥。

4. 睡眠失调

老年人因大脑皮质的调节机能下降、或肾脏功能减退、或躯体疼痛等引起睡眠质量下降，出现睡眠时间减少、入睡困难、浅睡眠、易惊醒及睡眠倒错等现象。在各种不良情绪和心态下，更易出现失眠、多梦、惊醒等现象，严重影响了老年人的身心健康。

5. 跌倒

跌倒是社区老年人常见的健康问题之一。由于老年人机体老龄化，脑组织萎缩，听力、视力减退，身体控制平衡能力下降，直立性低血压，或环境中存在危险因素如光线过暗、地面潮湿等原因，易发生跌倒。若老年人跌倒后未及时处理，或因跌倒而致外伤、骨折者，极易并发感染而死亡。

6. 失明与耳聋

失明与耳聋是人体老龄化过程在视觉、听觉器官中的表现，其出现的年龄与发展速度因人而异，与遗传及整个生命过程中所遭受的各种有害因素(包括疾病、精神创伤等)影响有关。若老年人突然一目失明，提示视网膜剥离、出血或视网膜静脉栓塞；突然双目失明，常为枕骨皮质区脑血管破裂所致。

(二) 社区老年人常见的心理健康问题

1. 离、退休综合征

是指老年人由于离(退)休后不能适应新的社会角色、生活环境和生活方式的变化而出现的焦虑、抑郁、悲哀、恐惧等消极情绪，或因此产生偏离常态行为的一种适应性的心理障碍。主要表现为坐立不安、不知所措、行为重复，甚至出现强迫性行为；注意力不集中、犹豫不决、容易做错事；急躁易怒、敏感多疑、易产生偏见；或情绪忧郁，甚至引起失眠、多梦、心悸、全身燥热等症状。

2. 老年抑郁症

即老年期最常见的功能性精神障碍，50～60岁为高发年龄，80岁以后少见。以持久的忧郁心境为主要临床特征，主要表现为兴趣丧失，无愉快感；精力不足，易感疲乏；不愿与人交往，言行减少；自我评价下降，悲观厌世；食欲不振，体重减轻；失眠多梦，精神萎靡；记忆力下降，反应迟钝；有疑病倾向，自觉病情严重；悔恨内疚，过度自责，有自杀倾向等。

3. 老年疑病症

即以怀疑自己患病为主要特征的一种神经性的人格障碍。主要表现为老年人对自己身体的变化特别敏感，相信自己有病，时常感到忧郁和恐慌；就医时对自己病情的诉说不厌其烦，唯恐医生疏忽大意，并且将病情加以夸大和曲解，然而其严重程度与实际情况极不相符。

4. 丧偶期

死亡是不可抗拒的自然规律，当老伴因病或意外突然离去，常使老年人感到失去了精神支柱。在丧偶期间，精神上往往要经历一个悲恸的过程，其过程大致分为以下三个阶段。

(1) 自责：老伴去世后，总觉得自己对不起逝者，心理负担沉重，精神恍惚，吃不香、睡不好，甚至出现行为举止异常。

(2) 怀念：生者总爱回忆和老伴一起度过的幸福时光，头脑中常会浮现老伴的身影，感觉自己非常凄凉和孤寂。

(3) 恢复：随着时间的流逝，老年人在亲朋好友的关怀和帮助下，逐渐走出丧偶的阴影，理智战胜情感，开始面对现实生活。

八、社区老年人的保健指导

1991 年 12 月 16 日，联合国大会通过《联合国老年人原则》。该原则强调老年人的独立、参与、照顾、自我充实和尊严。

20 世纪 90 年代，我国著名的人口学家邬沧萍教授率先提出"健康老龄化"的口号。健康老龄化是人类面对人口老龄化挑战提出的一项战略目标和对策，是指 3 种状态的交叉组合，即无疾病、无残障，良好的认知能力和身体功能，生活的积极参与。通过社区健康护理，延缓老年人机体功能衰退，维持日常的生活活动能力，使老年人老而少病、病而不残、残而不废，且精神健康地安度晚年，实现健康老龄化。

(一) 居家环境保健

1. 居室选择和房间布置

老年人的居室应选择朝南方位，冬季室内能晒到阳光，夏季室内能吹进凉风。居住的楼层不宜太高。居室家具的选择应结合老年人的经济条件、生活习惯和生活需要，室内布置应充分地体现无障碍理念，简单实用，整洁卫生。

2. 室内温度与湿度

老年人居室的温度应保持相对恒定，冬季 20～22℃，夏季 26～28℃，湿度保持在 40%～50%。冬季使用火炉取暖时，应注意防止一氧化碳中毒；夏季要经常开窗通风，保持室内空气清新。

3. 室内光线照明

居室内充分的采光，能愉悦老年人的身心。老年人房间的照明设备应能随时调节，以满足老年人的不同需求。走廊、卫生间、楼梯及拐角处，应设有良好的照明设施，防止老年人因视力障碍而跌倒。夜间室内也应有照明，便于老年人起床如厕。采用分散柔和的光线，避免强而集中的光线。

4. 居室环境的安全性

老年人的居室应特别注意安全。因老年人视觉、听觉等感觉器官减退，且走路不稳，容易跌倒。地面要平坦、防滑、干燥；室内应设防护设备如拐杖、厕所及走廊等通道安装扶手等，老年人的厕所最好使用坐厕。

5. 噪声的控制

环境的噪声可引起老年人生理、心理及情绪上的不适。居室内宜安装加厚玻璃，可降低环境中的噪声。此外，家用电器也是噪声的来源之一，应避免音量过大和过多使用。

（二）饮食与营养保健

1. 饮食分类

（1）预防性饮食：目的是延缓衰老、延长寿命，应于青壮年时期即开始实施。

（2）适合基本健康老年人代谢特征的饮食：目的是较长期地保持身体健康。

（3）针对老年期疾病的饮食：作为辅助药物治疗，如对肥胖或消瘦、高血压病或高脂血症、糖尿病或痛风、肾功能损害及心力衰竭的老年人，均应采用相应的饮食疗法。

2. 饮食习惯

饮食原则为"早饭宜好，午饭宜饱，晚饭宜少"。做到定时、定量、不偏、不暴（暴饮暴食）。注意食物的色、香、味，菜品丰富、新鲜、易于消化，以促进食欲，保证营养素的摄入。少食油腻、油炸、油煎、过黏的食物。

3. 饮食结构

老年人膳食中所含的营养素需种类齐全、数量充足、比例适当。一般谷物占20%～40%，蛋、肉、鱼占8%～16%，乳制品占6%～18%，蔬菜和水果占12%～20%，油脂食品占12%～18%，糖和甜食占10%。各种营养素互补可提高营养价值，以满足机体需要，如细粮与粗粮搭配、动物性食物与植物性食物合理搭配等。

4. 饮食卫生

指导老年人饭前、便后要洗手，以预防肠道传染病；饮用经过高温消毒的新鲜水；食用瓜果、蔬菜前要洗净、消毒；食物必须新鲜、无害，不食用霉烂变质的食物；餐具要清洁干净，定期消毒。

（三）睡眠保健

1. 养成良好的睡眠习惯

睡眠习惯一旦养成，到就寝时便可条件反射地进入睡眠状态。提倡早睡、早起和午睡习惯，但对已形成个人特殊睡眠习惯且睡眠质量尚好的老年人，一般不宜强迫改变；对睡眠极不规律的高龄老年人，需要多解释并给予适当的照护，逐步调整睡眠规律。

2. 保持稳定的睡前情绪

睡前避免喝咖啡、浓茶等兴奋性饮料；避免看刺激性的电影、电视、书或报纸等，以保持情绪稳定，有利于睡眠。

3. 安排适宜的睡眠环境

为老年人营造舒适的睡眠环境，保持安静、空气清新、温度及湿度适宜、光线暗淡。教会老年人睡前的放松方法，如到室外空气新鲜处散步半小时，或练太极拳、气功，自我按摩腰背肌肉，听轻快的乐曲等。

4. 良好舒适的睡眠姿势

睡眠姿势应取右侧卧位、下肢半屈曲状，这样不仅可使机体大部分肌肉处于松弛状态，而且有利于心脏排血和胃的排空。老年人醒后起床动作要慢，做到"三个半分钟"，即清晨或夜间醒来后，平躺半分钟，在床上坐半分钟，双腿下垂床沿坐半分钟，最后下地活动，以免血压骤变发生意外。

5. 恰当的睡眠时间

睡眠时间应以醒来自觉全身舒适、精力恢复、身心轻松为原则。可视老年人的体质、生活习惯自行调节。一般认为，60~70岁7~8h，70~80岁6~7h，80岁以上6h即可（包括午休）。

6. 提供舒适的睡眠用品

睡床应软硬适中，以基本上能保持脊柱的生理正常状态为原则；枕头的高度一般以8~15cm为宜，稍低于从肩膀到同侧颈部的距离；选用清洁平坦的床单，被褥宜轻柔，尽量减少和避免对皮肤的刺激，有助于睡眠。

（四）运动保健

1. 运动的指导原则

WHO提出了老年人健身的以下5项指导原则。

（1）应特别重视有助于心血管健康的运动，如游泳、散步、骑车、慢跑等。

（2）应重视重量训练，适度重量训练对减缓骨质丢失、防止肌肉萎缩和维持器官功能有重要作用。

（3）注意维持体内运动"平衡"。

（4）高龄老人和体质衰弱者应参加运动，尽量选择活动量较小的运动，如通过慢走代替跑步、以游泳代替健身操等。

（5）关注与锻炼相关的心理因素，如锻炼须持之以恒；运动保健指导者在为老年人制订科学健身计划的同时，还应关注他们可能出现的负面情绪等。

2. 运动项目

适合老年人健身与娱乐的活动项目比较多，社区卫生服务人员应指导老年人根据自己的年龄、性别、身体状况、锻炼基础及兴趣爱好等选择安全性较高的运动项目，如散步、慢跑、太极拳、气功、球类运动、跳舞等。卧床的老年人，可指导其在床上做肢体屈伸、翻身、梳头、洗脸等活动，并争取早日下床，进行辅助行走等运动。

3. 运动的注意事项

(1) 运动时间：以每天 1～2 次、每次半小时左右、每天运动总时间不超过 2h 为宜。运动应选择在清晨或傍晚，饭后 1～2h 进行。地点应选择空气清新、安静清幽、噪声和污染较少。

(2) 运动量不宜过大：老年人参加运动锻炼时应量力而行，循序渐进，切勿操之过急，急于求成；按科学的方法进行运动锻炼，并且注意加强自身保护，如行走不宜过快、转头活动不宜过快等。

(3) 自我监测：运动时最高心率可反映机体的最大摄氧量，摄氧量又是机体对运动负荷耐受的一个指标。监测时应结合自我感觉进行综合判断，如运动中出现严重的胸闷、心绞痛或心率减慢，甚至心律失常，应立即停止运动，及时治疗。运动后若感到头晕、胸闷、疲乏、食欲减退、睡眠不佳，说明运动量过大，应减少运动量。

(4) 注意运动卫生：老年人应注意运动卫生，如学会用鼻子呼吸，以防用嘴呼吸而吸入空气中的灰尘，引起呼吸道感染等。运动后，用温水洗澡，保持皮肤清洁卫生，以利于消除疲劳，促进体力恢复。

(5) 运动时的着装：以舒适、轻便，采用棉织品为宜。鞋应柔软、轻便、跟脚、不打滑，防止意外跌倒。袜子也以透气、柔软的棉线袜为好。

(五) 安全用药

由于老年人肝脏和肾脏功能减退，影响了药物的代谢、吸收、分布与排泄。老年人常常同时患有多种疾病，治疗过程中应用药物种类较多，易产生药物的不良反应。另外，老年人的记忆力减退，对药物的治疗目的、服药方法、服药时间常不能正确理解，从而影响用药安全及药物的治疗效果。因此，指导老年人安全用药是社区卫生服务人员的一项重要职责。

1. 遵医嘱用药

老年人应遵医嘱用药，切勿自行滥用药物。当病情好转或治愈后，或用药达到疗程时，必须遵医嘱及时减量或停药。

2. 药物应有明确的标志

药瓶或药盒标签宜清晰，详细记录服药的剂量、时间、方法等，以防发生漏服、误服、过量服用等。

3. 注意服药安全

服药时避免取卧位，而应取站立位、坐位或半卧位，以避免发生呛咳。指导老年人用足量的温水服药，避免因药片粘在食管壁而刺激局部黏膜，且影响药物的吸收。

4. 监测服药情况

指导家属监督老年人正确合理用药，协助观察药物的疗效和不良反应。有条件的老年人可行血药浓度监测，如洋地黄、胺碘酮等药物血浓度测定，既可调整药物的剂量提高疗效，又可避免药物的不良反应。

5. 注意"六先、六后"原则

即"先明确诊断，后用药；先非药物疗法，后药物疗法；先老药，后新药；先外用药，后内服药；先内服药，后注射药；先中药，后西药"。

此外，社区卫生服务人员还应指导老年人根据药品说明书的要求储存和保管药物。大多药物保存的原则是常温、干燥、避光保存。有些药物，如胰岛素等要冷藏保存，但切勿冻结。外用药与内服药、常用药与备用药均应分开放置并做标记，早、中、晚用药也应有明确的标注。药品存放处应方便易取，且不宜被儿童拿到。定期检查并及时补充，对变质、过期等药品应妥善处理。

(六)心理保健指导

国内外尚没有统一的心理健康的标准。

我国著名的老年心理学专家许淑莲教授把老年人心理健康的标准概括为以下五条。

(1) 热爱生活和工作。

(2) 心情舒畅，精神愉快。

(3) 情绪稳定，适应能力强。

(4) 性格开朗，通情达理。

(5) 人际关系适应强。

第二节　社区养老模式

一、家庭养老

家庭养老指主要由家庭成员尤其是子女来赡养照顾老人的方式。家庭养老的优势在于：

（1）利用家庭既有的各种资源进行养老，经济成本较低。

（2）老年人可以贡献他们充足的时间以及丰富的人生阅历，子女则可以奉献他们的经济能力、充沛的精力和体力，从而使两代人受益。

（3）老年人可以获得充分的家庭温暖和社会支持，有利于老年人的心理和精神健康。同时有文献报道，因老年人特别是高龄老人或认知能力受损的老人对陌生环境的适应能力降低，更换生活环境易导致意外事故的发生，而家庭养老可以较好地避免这一情况。然而，随着社会经济的发展和人口老龄化社会的到来，虽然我国老年人多数仍选择家庭养老，但这种养老方式正面临越来越多的挑战。无论是国内还是国外，家庭规模逐渐趋向小型化、核心化，同时社会的发展也带给家庭中年轻一代更大的竞争压力和生活压力，由家庭担负的养老责任正在逐渐弱化。

二、虚拟养老社区

利用网络和电话，就可以在自己家里享受到社会机构的专业化、标准化的上门养老服务，这是"虚拟养老社区"模式设想的初衷。目前，有些城市已经在探索建立"虚拟养老院"——以信息技术为平台，以各类服务加盟商为支撑的虚拟养老社区。虚拟养老社区以政府为主导，依托电信企业研发服务系统，选择有实力的养老服务企业作为主运营商，并整合优秀的社区服务企业加盟，通过家政服务、医疗保健、应急救助、物业维修、人文关怀、娱乐学习等类型的服务项目，为居家老人提供统一规范的标准化、专业化、亲情化、全方位、全天候的养老服务。虚拟养老社区要走市场化道路，整个养老社区的运营由一个以提供老年人日常生活照料服务为主的养老服务企业承办，同时吸收具有一定服务实力、管理水平和良好信誉的社区服务小企业加盟，进而组建紧密型的社会化养老服务体系，为老人提供24小时主动、快捷的服务。

三、社区照顾

（一）居家老人照料

依托社区的居家老人照料也被称为"居家养老"，就是指老人虽然住在家里，但是享受的不是传统意义上自己照顾自己的家庭养老，而是由社区在日常生活照料方面为老年人提供的廉价、优质的全方位服务。这种新型的依托社区的居家养老方式集中了传统家庭养老与机构养老两个方面的优点，既减轻了老年人及其家庭的经济负担，满足了老年人的"恋家"情结，又节省了养老福利资金的投入，是适应我国"未富先老"的人口老龄化特点的社区养老方式。

居家养老服务分为上门照料和日托服务。上门服务主要分为家务型服务和护理型服务，主要满足老年人的日常生活照料需求，如陪老人上街购物、为文盲老人念报写信、做清洁料理等。日托服务指在居家养老日托服务中心里，老人白天可以在专业人员的指导下进行读书、娱乐等活动，与志愿者聊天解闷、排遣寂寞，向专业的医疗和法律人士咨询疑难、化解矛盾；晚上，老人们回到各自家中与子女共享天伦之乐。目前，我国的居家养老服务主要由民政部门负责，由各个街道成立居家养老服务中心，或在社区内成立居家养老服务站，由服务中心选择符合要求的养护员，为老人提供上门的服务，利用义务（志愿）服务和便民网点，使老年人在家即可获得社会化的养老服务，很多地方已经开始进行依托社区的居家养老方式的探索和试点，且政府积极为此埋单。以社区为依托的居家养老服务中心提供的服务内容有买菜、做饭、健康护理、文化教育、咨询、慈善救助等，其中近半数的服务项目是免费的。

（二）社区养老机构照料

居家养老是我国大多数老人选择的养老方式，但是家庭结构的变化和孤寡老人数量的增多，使社区养老机构成为社区养老模式中一个不可缺少的组成部分。虽然它没有居家养老那么重要，但是作为居家养老方式的辅助，它也有着自己的优势。尤其是社区医疗保健机构在社区服务中已经具有越来越重要的地位，老年人对社区医疗服务的需求也在不断增多。

社区养老机构照料主要包括两个方面：一是兴办福利机构，举办社区养老院、敬老院、托老所、老人公寓、老人新村等社会福利机构。这是满足社区内老年人生活需求的一个重要途径，也是社区养老服务的重要内容。在这些福利机构内部，可以根据老年人对居住条件的不同需求，设计不同层次的住房和生活设施；老年人也可以根据自己的经济状况和家人的不同需求选择进养老院、老年新村或老年公寓托老。二是建立社区老年医疗保健机构。为方便老年人就诊和康复保健，应本着小病不出社区，健康保健日常化的原则，在社区内开设老年门诊、家庭病床、保健中心或兴建老人医院、老年康复保健站等，以避免老年人在病中挤车、排队，耽误治疗和日常健康保健无人指导的情况，有利于老年人的身心健康。

（三）社区福利机构

社区福利机构就是把养老院、敬老院建在本社区内，避免老人离开自己生活的环境去郊区或者离家很远的养老机构。它是集中养老的一种方式，其最大的特点是老人还是生活在自己所在的社区内。它能减轻年轻人照顾老人的压力，缓解家务劳动所带来的各种矛盾，使老人得到较为集中的照顾和有秩序的生活，而老人在院舍中可与同辈群体交流，这相当于建立了另一种社会支持网络，对老人的身体状况极有帮助。

社区老年医疗服务是以社区为范围，以家庭为单位，以健康为中心，以人的生命为全过程，以老年人为重点服务对象，集防、治、保、康于一体的综合服务，它主要由以全科医生和社区护士为主体的医疗卫生技术人员深入社区，为老年人提供基础的医疗保健服务，充当居民"保健医生"的角色。社区医疗服务在 20 世纪 70—80 年代传入我国，调查显示，96.8％的群众认为这项卫生改革是十分正确的，它有利于保障和提高老年人的健康水平，很多人也把社区卫生服务带来的好处归结为"省时、省力、省心、省钱"八个字。

四、机构养老

机构养老是由专门提供养老床位的机构为老年人提供的院舍式、住宿式的养老服务，包括日常生活料理、卫生保健服务、群体活动、心理慰藉等，如今已逐渐被越来越多的家庭接受。我国的养老服务机构一般包括社会福利院和敬老院、老年公寓、老年康复机构、护理院、临终关怀机构等。社会福利院和敬老院是我国传统的养老机构，由政府开办或政府与集体合办，是为特殊老人提供养老服务的社会福利机构，主要面向城市无法定赡养人、无固定生活来源、无劳动能力的"三无"老人，敬老院则主要面向农村的"五保户"老人。老年公寓是专门为老年人建造的生活设施齐全、公用设施配套完善、可供老年人长期居住的养老机构。服务对象方面，有的老年公寓仅接收生活能够自理的老人，有的机构则可以接收生活部分自理或完全不能自理的老年人。老年公寓一般为非营利机构，但可向入住老人收取一定的费用满足机构运行成本的需要，盈余用于机构的进一步发展。除提供日常生活照料外，部分老年公寓还能够为入住老人提供一定的文化娱乐活动以及一定的卫生保健服务。老年康复机构、护理院主要收治患有慢性病如阿尔茨海默病、中风偏瘫等的老年人，除了为入住老人提供看护照料，还要对老人进行康复治疗，收费远低于医院，此类机构在患有慢性病且长期需要获得医疗服务的老年人客户范围内具有巨大的发展潜力。临终关怀机构专门收留年迈久病、将不久于人世的老年人，主要以减少入住老人的身体和精神痛苦、进行姑息治疗和支持治疗为服务目标。目前，我国的大部分养老机构在功能和服务对象上存在交叉，难以清楚地按照老年公寓、护理院或者康复、临终关怀机构进行分类，多数养老机构中既有生活能够完全自理的老人，也有患有阿尔茨海默病和中风瘫痪等慢性病、生活完全不能自理的老年人；在提供服务方面也是多元化的，既包括生活照料，也包括医疗护理、康复训练、文化娱乐、临终关怀等内容。

五、以房养老

"以房养老"指老年人在60岁以前购买住宅并获得全部产权，60岁退休养老时，把自有产权的房子抵押给银行或保险公司等机构，后者在对老年人（房主）的年龄、期望寿命、房产现值等进行综合评估后，每月给房主一笔固定的钱，房主继续获得居住权，一直延续到房主去世之后，金融机构将房产出售，所得款项用来偿还贷款本息。这种养老方式源于荷兰，如今在美国以及欧洲的一些发达国家发展较为成熟，成为老年人有效的养老保障。这种养老方式牵涉到房屋产权、对房价的合理评估及未来价值的合理预测等问题，由于我国的金融和房地产市场还不十分成熟，这种养老方式在我国仍处于讨论、试点阶段，如上海市在2007年推出了"以房自助养老"试点，北京寿山福海国际养老服务中心推出了"养老房屋银行"项目等，但仅有少部分老年人愿意接受这种养老方式。

六、互助养老

国内还有部分老年人选择互助养老方式，依靠老年人之间在日常生活中的互帮互助满足老年人所需要的服务。青岛市四方区从2006年开始，选取了两个社区开始互助养老试点工作，建立了两个家庭式互助养老点，并为老年人配备娱乐工具、提供娱乐场地。这种方式具有互惠交换的性质，不需要额外花费，老年人也可以在这种彼此付出和奉献的过程中获得社会认同感和成就感，促进精神心理健康。但这种方式一般只适合于身体健康、行动自如的老年人，对生活不能自理或者患有慢性疾病的老年人则行不通。

第十三章　社区妇女儿童健康管理

第一节　妇女各个时期的保健指导

妇女保健针对女性生殖生理的特征，以保健为中心，以群体为对象，根据女性一生中不同时期的生理、心理、社会特点及保健需求，对危害妇女健康的各种常见病、多发病采取预防保健措施，促进妇女健康。

一、婚前保健

婚前保健是为准备结婚的男女双方在结婚登记前提供的保健服务，是提高出生人口素质的基础保健工作，也是保障家庭幸福、生殖保健的重要组成部分。

(一) 婚前医学检查

婚前医学检查指对准备结婚的男女进行全身的体格健康检查。根据《中华人民共和国母婴保健法》，婚前医学检查主要针对下列疾病。

1. 严重遗传病

指由于遗传因素先天形成，患者全部或部分丧失自主生活能力，目前尚无有效治疗方法，子代再发风险高，医学上认为不宜生育的遗传病。

2. 指定传染病

指《中华人民共和国传染病防治法》中规定的艾滋病、淋病、梅毒、麻风病及医学上认为影响结婚与生育的其他传染病。

3. 有关精神病

指精神分裂症、狂躁抑郁型精神病及其他重型精神病。

4. 其他

影响结婚和生育的重要脏器疾病，如心、肺、肝、肾及生殖系统异常等。

同时结合病史、家族史、全身检查、生殖器官检查、必要的辅助检查，以确定有无影响婚育的疾病。对能影响婚育的疾病提出医学意见，并帮助治疗和解决。

(二) 婚前健康指导

公共卫生护士应在婚前对结婚对象进行基本的卫生指导，内容包括：

(1) 有关性保健教育。

(2) 新婚避孕知识及计划生育指导。

(3) 受孕前的准备、环境和疾病对后代影响等孕前保健知识。

(4) 遗传病的基本知识。

(5) 影响婚育的有关疾病的基本知识。

(6) 其他生殖健康知识。

(三) 婚前健康咨询

婚前健康咨询指婚前咨询者与服务对象就生殖健康、生殖保健、婚育等具体问题进行个别的、面对面的交谈。在交谈中，公共卫生护士要解答服务对象的问题，阐明科学道理，准确地为服务对象提供解决问题的信息和办法，鼓励服务对象树立解决问题的信心，指导帮助其自愿做出较为理想的选择。此外，咨询时还要注意适当的环境，如单独谈话的房间、轻松舒适的面对面交流的条件等。

二、孕前保健

孕前保健指通过在孕前对育龄夫妇进行危险因素评估、孕前健康咨询和有效干预等保健服务，达到降低出生缺陷、低出生体重等不良妊娠结局的一级预防。孕前保健是婚前保健的延续，是孕产期保健的前移。公共卫生护士应通过公共卫生指导，引导计划妊娠的夫妇接受知识、转变态度、改变行为、增强出生缺陷预防意识，树立"健康饮食、健康行为、健康环境、健康父母、健康婴儿"的预防观念。在知情选择的基础上针对存在的危险因素开展医学干预，做好孕前准备，有计划地安排受孕和生育，以保障育龄夫妇孕前良好的生理和心理状态。孕前保健至少应在计划受孕前半年至1年进行。

孕前保健与公共卫生指导内容主要包括：

(1) 制订妊娠计划，建议有准备、有计划地妊娠，避免大龄生育，介绍计划受孕方法和避孕措施。

(2) 合理营养，平衡膳食，适当增加肉、蛋、奶、蔬菜、水果摄入，保证营养均衡，根据情况科学地补充营养素及微量元素。

(3) 积极预防慢性病和感染性疾病。

(4) 谨慎用药，计划受孕期间尽量避免使用药物。

（5）避免接触生活及职业环境中的有毒有害物质（如放射线、高温、铅、汞、苯、甲醛、农药等）。

（6）保持健康的生活方式和行为。

（7）保持心理健康。

（8）告知早孕征象和孕早期保健要点。

（9）告知妇女妊娠 12 周内，主动与计划生育技术服务机构联系，并接受随访和指导。

（10）告知若接受孕前优生健康检查 6 个月或更长时间后仍未受孕，夫妇双方应共同接受进一步咨询、检查和治疗。

（11）告知妇女分娩后 6 周内或其他妊娠结局结束后 2 周内，主动与计划生育技术服务机构联系，并接受随访和指导。

三、孕期保健

受孕是一个特殊的生理过程，孕期是围产保健的重要阶段。这阶段的保健工作质量直接关系到胎儿的健康和孕妇的安全。孕期保健的主要目的是通过产前检查、健康监测、宣传教育和咨询服务等措施保证妊娠过程的正常进展，维护孕产妇的身心健康和胎儿正常的生长发育，尽早发现异常，筛查出孕期可能发生的并发症。同时，及时处理因妊娠而加重的疾病，防止对孕妇、婴儿有不良影响的疾病发生，帮助孕妇做好分娩的心理和生理准备。

整个孕期分为三个时期：孕早期（从妊娠开始至妊娠 13 周末）、孕中期（妊娠第 14 周至 27 周末）和孕晚期（妊娠满 28 周及以上）。根据我国《孕前和孕期保健指南（2018 年）》，目前推荐的产前检查孕周包括：妊娠 6～13 周$^{+6}$，14～19 周$^{+6}$，20～24 周，25～28 周，29～32 周，33～36 周，37～41 周（每周一次）。有高危因素者，可酌情增加次数。

孕期保健要点如下。

（一）孕早期保健

1. 保健指导

公共卫生护士进行孕早期保健指导，内容应包括讲解孕期检查的内容和意义，给予营养、心理、卫生（包括口腔卫生等）和避免致畸因素的指导，提供疾病预防知识，告知出生缺陷产前筛查及产前诊断的意义与最佳时间等。

2. 筛查孕期危险因素

针对高危孕妇，进行专案管理。对有并发症、并发症的孕妇及时诊治或转诊，必要时请专科医师会诊，评估是否适于继续妊娠。

(二) 孕中期保健

1. 系统产前检查

检查内容包括测量血压、体重、宫高、腹围、查胎位和听胎心音。连续动态观察胎儿及孕妇情况。

2. 胎动监测

了解胎动出现时间，绘制妊娠图。

3. 筛查胎儿畸形

对需要做产前诊断的孕妇应当及时转到具有产前诊断资质的医疗保健机构进行检查。

4. 保健指导

公共卫生护士进行孕中期保健指导，内容应包括提供营养、心理及卫生指导，告知产前筛查及产前诊断的重要性等。提倡适量运动，预防及纠正贫血。有口腔疾病的孕妇，建议到口腔科治疗。

5. 筛查危险因素

针对发现的高危孕妇及高危胎儿应当专案管理，进行监测，治疗妊娠合并症、并发症，必要时转诊。

(三) 孕晚期保健

1. 继续绘制妊娠图

妊娠 36 周前后估计胎儿体重，进行骨盆测量，预测分娩方式，指导其选择分娩医疗保健机构。

2. 特殊辅助检查

进行一次肝、肾功能复查；同时建议妊娠 36 周后进行胎心电子监护及超声检查等。

3. 保健指导

公共卫生护士进行孕晚期保健指导，内容应包括孕妇自我监测胎动、纠正贫血、提供营养、分娩前心理准备、临产先兆症状、提倡住院分娩和自然分娩、婴儿喂养及新生儿护理等方面的指导。

4. 筛查危险因素

针对高危孕妇应当专案管理，进行监测，治疗妊娠合并症、并发症，必要时转诊。

四、产褥期保健

从胎盘分娩出至产妇全身各器官除乳腺外恢复至或接近于妊娠前状态，包括形态和功能，这一阶段称为产褥期，一般规定为6周。产褥期保健直接关系到产妇康复、婴儿健康成长及母乳喂养的成功。产后访视时，访视者应认真观察产妇子宫复旧情况、手术伤口情况、有无乳腺感染及生殖道感染等。产前有并发症者尽量争取在产褥期内治愈。

(一) 住院期间保健

(1) 正常分娩的产妇至少住院观察24h，及时发现产后出血。

(2) 加强对孕产期合并症和并发症的产后病情监测。

(3) 创造良好的休养环境，加强营养、心理及卫生指导，注意产妇心理健康。

(4) 做好婴儿喂养及营养指导，提供母乳喂养的条件，进行母乳喂养知识和技能、产褥期保健、新生儿保健及产后避孕指导。

(5) 产妇出院时，进行全面健康评估，对有并发症、并发症者，应当转交产妇住地的医疗保健机构继续实施高危管理。

(二) 产后访视

公共卫生护士应对孕妇进行至少三次产后访视，分别在产后出院的3~7d内、产后14d和产后28d，了解产妇及新生儿健康状况和哺乳情况，及时给予指导，有异常情况适当增加访视次数。

1. 全身情况

了解一般情况、精神、睡眠、饮食及大小便等。

2. 乳房检查

检查乳头有无皲裂，乳腺管是否通畅，乳房有无红肿、硬结，乳汁的分泌量。

3. 生殖器官检查

检查子宫收缩情况及是否出现恶露。

(三) 产后保健

1. 生活方式指导

(1) 适宜的环境：居住环境保持适宜的温度和湿度，保持室内空气清新，不仅能使产妇得到良好的休息，也有利于新生儿的成长。

(2) 良好的卫生习惯：在尊重个人意愿的基础上，保持良好的卫生习惯，勤擦身，勤换衣，用软毛牙刷刷牙，保持外阴部清洁，产后4周内禁止盆浴。

（3）均衡的营养：产妇应增加高蛋白食物和营养丰富的汤类，以利于乳汁分泌；孕妇适当摄入高质量的脂肪不仅有利于婴儿大脑的发育，也有利于脂溶性维生素的吸收；新鲜的蔬菜水果也是不可少的，应避免辛辣、刺激性饮食。

（4）适宜的运动：自然分娩者产后6~12h可起床轻微活动，产后2d可在室内随意活动，再按时做产后健身操。产后健身操的运动量应由小到大，循序渐进。

2. 促进子宫康复指导

产后哺乳、适宜的活动、产后康复操和良好的卫生习惯有利于子宫的良好康复。

3. 外阴及腹部伤口护理

检查外阴伤口或腹部切口愈合情况，有无红肿、裂开和感染迹象。公共卫生护士应指导产妇每天用消毒液擦洗会阴两次，保持会阴清洁，指导会阴部有伤口的产妇休息时尽量取健侧卧位，以免恶露浸渍伤口。

4. 母乳喂养指导

（1）开奶时间：提倡尽早开奶。正常分娩母婴健康状况良好时，新生儿可在出生后15~30min内开奶。尽早开奶可减轻生理性黄疸、生理性体重下降和低血糖的发生。

（2）授乳次数：2个月以内，婴儿应按需哺乳，而不应严格规定授乳次数和间隔时间，以婴儿吃饱为宜。

（3）哺乳时间：每次哺乳时，一般在开始哺乳的2~3min内乳汁分泌极快（占乳汁的50%），4min时吸入量占全部乳量的80%~90%，以后乳汁渐少。因此新生儿每次哺乳时间15min左右即可。

（4）促进乳汁分泌：哺乳前让母亲先湿热敷乳房2~3min，从外侧边缘向乳晕方向轻拍或按摩乳房。两侧乳房应先后交替进行哺乳，若一侧乳房乳量已能满足婴儿需要，则将另一侧乳房的乳汁用吸乳器吸出。每次哺乳应将乳房内乳汁排空。

5. 退乳指导

对因疾病（如妊娠合并心脏病等）或其他原因不适宜哺乳或需要终止哺乳的妇女，应指导产妇合理退乳。指导产妇避免进食汤类食物，停止吸吮及挤奶。必要时用芒硝250g碾碎装布袋敷于两侧乳房上，受潮变硬后更换，同时可以生麦芽茶50g泡饮，或遵医嘱服用己烯雌酚，通过大剂量的雌激素抑制垂体生乳素的分泌而达到退乳的目的。

6. 产后计划生育指导

产褥期内禁止性生活，产后6周公共卫生护士应指导产妇采取妥当的避孕措施。对于产后妇女，不论是否哺乳，宫内节育器都是较好的避孕工具，一般在产后42d

即可放置。对哺乳的妇女，不宜用含雌激素的避孕药，以免影响乳汁的分泌。外用避孕工具如避孕套是可供选择的方法之一，单纯孕激素避孕方法如皮下埋植避孕也是较好的避孕方法。

五、围绝经期保健

1994 年，世界卫生组织将围绝经期定义为始于卵巢功能开始衰退直至绝经后 1 年内的一段时期。卵巢功能开始衰退一般始于 40 岁以后，该期以无排卵月经失调为主要症状，可伴有阵发性潮热、出汗等，历时短者 1~2 年，长可至十余年。至卵巢功能完全衰竭时，则月经永久性停止，称绝经。中国妇女的平均绝经年龄为 50 岁。

围绝经期妇女的生理和心理将经历重大变化，公共卫生护士对该阶段妇女保健的重点在于帮助其实现平稳过渡，预防疾病的发生。

(一) 预测围绝经期的来临

女性围绝经期的早期表现比较明显，可通过以下指标判断围绝经期的到来。

1. 家族史

妇女围绝经期的年龄与遗传有一定关系，所以祖母、母亲、同胞姐姐进入围绝经期的年龄可以作为参照。

2. 月经紊乱现象

既往月经规律的妇女，在围绝经期年龄如果出现月经紊乱，在排除器质性病变的情况下，应考虑是否进入围绝经期。

3. 围绝经期征兆

妇女在进入围绝经期前会出现一些症状，如既往月经正常的妇女，在月经前突然出现乳房胀痛、失眠多梦、肢体水肿等经前期综合征。此外，精神状态和情绪方面也会发生一些改变。

(二) 生活方式指导

1. 合理膳食和保持良好的饮食习惯

妇女到了围绝经期，新陈代谢需求降低，雌激素水平下降对体内脂代谢、糖代谢等产生影响，饮食安排要注意低热能、低脂肪、低盐、低糖，多饮水，并注意增加钙的摄入量和补充抗氧化剂。

2. 适当运动

保持适当运动有利于预防骨质疏松。坚持经常体育锻炼，多接受阳光照射，以加快全身的血液循环，增强体质，促进机体合成维生素 D，每天 30~60min 为宜。

3. 充分睡眠

尽量做到起居定时，劳逸结合。尽量减少熬夜，早睡早起，保证充足的睡眠，以增强身体的防病能力。

4. 维持心理平衡

围绝经期妇女容易焦虑、紧张，要注意劳逸结合。有明显的围绝经期综合征症状与思想顾虑较多者，必须接受心理卫生咨询，及早排除心理障碍。

5. 注意个人卫生

保持外阴清洁，勤换内裤，预防老年性阴道炎及尿路感染。

（三）开展妇科疾病普查

定期的妇科疾病普查能及早发现妇女的常见病和多发病，并通过健康教育提高妇女的自我保健意识，降低发病率，提高妇女的健康水平和生活质量。

（四）围绝经期避孕指导

由于围绝经期卵巢功能逐渐衰退，阴道分泌物相对较少，即使已有月经紊乱，但仍有可能发生意外妊娠。因此，围绝经期妇女应选择安全、有效和适宜的避孕方法。

第二节　儿童各年龄分期与保健重点

儿童保健同属儿科学与预防医学的分支，为两者的交叉学科，其主要研究儿童各年龄段生长发育规律、营养与喂养、疾病防治、健康促进以及环境健康等，并通过采用有效措施，降低儿童疾病的发病率和死亡率，提高儿童生存质量，达到保障和促进儿童身心健康成长的目的。儿童保健的对象从胎儿期到青春期，即18岁以下的儿童和青少年。

一、胎儿期保健

胎儿的发育与孕母的健康、营养状况、疾病、生活环境和心理卫生等密切相关，胎儿期的保健工作、公共卫生护理内容应以孕母的保健指导为重点。

（一）预防遗传病及先天畸形

公共卫生护士应向男女双方大力提倡和普及婚前检查及遗传咨询必要性，禁止近亲结婚；妇女备孕期应避免接触放射线和铅、苯、汞、有机磷农药等化学毒物；

避免吸烟、酗酒；患有心肾疾病、糖尿病、甲状腺功能亢进、结核病等慢性病的育龄妇女应在医师指导下确定受孕与否及孕期用药；注意孕期用药安全，避免药物致畸；对高危妊娠孕妇，除定期产前检查外，还应加强观察，一旦出现异常情况，应及时就诊。

(二) 保证充足营养

孕妇营养应充足、均衡、合理搭配，既保证胎儿迅速生长发育的需要，也要避免摄入过多导致胎儿营养过剩、胎儿过大，影响分娩以及儿童期和成年后的健康。

(三) 保证良好的生活环境

孕母应保持愉悦心情、充足的睡眠和适当的活动，减少精神负担和心理压力，降低妊娠并发症，预防流产、早产和异常分娩的发生。

(四) 预防产时感染

对高危妊娠孕妇分娩的新生儿及高危新生儿，应予以特殊监护和积极处理。

二、新生儿期保健

自出生后脐带结扎时起至出生后满28d，称新生儿期。新生儿从母体脱离，体内外环境发生极大变化，适应外界的能力较差。此期发病率高、死亡率高，尤其是出生后1周内。此期应做好出生时的护理以及新生儿居家保健。

(一) 做好家庭随访

新生儿出生后，公共卫生护士应针对新生儿做好初访、半月访和满月访工作。

1. 初访

出院后3~7d内做好新生儿初访。访视内容包括向产妇及家长了解新生儿出生时及出生后情况；进行体格检查；指导喂养及护理方法。

2. 半月访

出生后2周左右。访视内容包括观察黄疸消退的情况；测量体重增长的情况。

3. 满月访

出生后28~30d。访视内容包括了解体重增长、喂养、护理的情况；进行全身检查。

(二) 预防感染和保暖

新生儿出生后各器官功能发育不完善，适应能力差，免疫力低下，抗感染能力低下，极易被感染，如护理不当易导致死亡。应避免过多的人员探望和触摸，房间应经常开窗通风，保持空气新鲜。新生儿体温调节功能差，应根据气温和室温适当增减衣物。

(三) 皮肤护理

新生儿皮肤娇嫩，应每天沐浴，水温不宜过冷或过热，以 38～40℃为宜。用中性沐浴液，保持皮肤清洁干燥，腹股沟及腋下皮肤皱褶处每天沐浴后，可扑爽身粉。

(四) 预防脐部感染

新生儿脐带一般在出生后 7～10d 脱落。新生儿沐浴后脐部处理不当、一次性尿布使用不当等易导致新生儿脐部发生感染，甚至导致败血症。公共卫生护士应指导家长正确使用一次性尿布，并做好脐部护理。

(五) 喂养

母乳是婴儿天然的食物，正常足月儿提倡出生后 15～30min 内开始哺乳，鼓励按需哺乳。人工喂养者，奶具专用并严格消毒，奶汁流速以连续滴入为宜。奶量以喂奶后安静不吐、无腹胀和理想的体重增长（15～30g/d，生理性体重下降除外）为标准。

三、婴儿期保健

婴儿期生长发育迅速，所需的营养素增加，但其消化和吸收功能尚不完善，因而易出现消化功能紊乱和营养不良等疾病。另外，婴儿期因从母体获得的免疫力逐渐消失，而后天体内的免疫力尚未建立，抵抗力低下，易发生感染性疾病，故发病率和死亡率仍然很高，因此加强婴儿期保健至关重要。此期公共卫生护理的重点为合理喂养，保证充足的营养摄入；做好日常护理，早期教育，预防疾病和意外；按计划免疫完成基础免疫，并定期进行生长发育监测。

(一) 合理喂养

世界卫生组织目前推荐纯母乳喂养至 6 个月，母乳喂养可持续至 2 岁。母乳是最适合婴儿发育的天然食品。6 个月以后开始添加辅食，推荐以富含铁的米粉作为首次添加的食品，辅食的添加遵循由少到多、由薄到厚、由一种到多种循序渐进的原则。无论是母乳喂养还是人工喂养，婴儿出生数天后，即可给予 $10\mu g/d$ 的维生素 D 补充剂，并推荐长期补充，直至儿童期和青少年期。

(二)定期体检

6个月以下婴儿建议每月一次体检，6个月以后 2～3 个月进行一次体检，对于婴儿体检应坚持使用生长发育监测仪，观察生长及营养状况，及时矫正偏离。出生后6个月建议进行血红蛋白检查。增加户外活动可增加皮肤合成维生素 D_3，但考虑到紫外线对儿童皮肤的损伤，目前不建议6个月以下婴儿在阳光下直晒。

(三)定期预防接种，预防感染

在1岁内完成基础免疫疫苗接种，增强免疫力（表13-1）。坚持母乳喂养也是增强婴儿抵抗力的重要因素。

表 13-1　我国国家卫生健康委员会规定的儿童计划免疫程序

年龄	接种疫苗
出生	卡介苗、乙肝疫苗
1个月	乙肝疫苗
2个月	脊髓灰质炎三价混合疫苗
3个月	脊髓灰质炎三价混合疫苗、百白破混合疫苗
4个月	脊髓灰质炎三价混合疫苗、百白破混合疫苗
5个月	百白破混合疫苗
6个月	乙肝疫苗、A群流脑多糖疫苗
8个月	麻疹疫苗、麻腮风疫苗
9个月	A群流脑多糖疫苗复种
1.5～2岁	百白破混合疫苗复种、麻腮风疫苗复种
3岁	A群C群流脑多糖疫苗
4岁	脊髓灰质炎三价混合疫苗复种
6岁	麻疹疫苗复种、百白破混合疫苗复种、A群C群流脑多糖疫苗复种

四、幼儿期保健

1周岁到满3周岁为幼儿期。此期幼儿神经心理发育迅速，语言和行走能力增强，自主性和独立性不断发展，对危险事物的识别能力差，易发生意外伤害，易感染各种疾病。此期公共卫生护理的重点是保证均衡的营养，合理安排生活，培养良好的生活习惯，预防疾病和意外，进行生长发育监测，完成计划免疫。

(一)合理安排膳食

幼儿膳食必须供给足够的能量和营养素，以满足生长发育、神经心理发育和活动增加的需要。幼儿消化能力较弱，食物宜软、烂、细、易于咀嚼。食物烹饪应多样化，以促进幼儿的食欲。培养幼儿正确使用餐具和独立进餐的能力，养成良好的饮食习惯。

(二)做好日常护理

幼儿应养成良好的睡眠习惯，每晚9时入睡，睡眠时间10~12h，中午保证1~2h的午睡时间。睡前排尿，由家长陪伴，使幼儿有安全感。幼儿衣着应宽松舒适，保暖性好，穿脱容易。应注意口腔卫生，乳牙出齐后，要注意预防龋齿，少吃糖果，每晚入睡前清洁牙齿，可教会幼儿自己用软毛牙刷刷牙。

(三)加强早期教育

幼儿时期是智力发展的关键时期，此期应注意培养幼儿语言和动作能力的发展，结合日常生活中的事物多和幼儿说话，指引幼儿认识周围的事物。引导幼儿表达自己的想法，使用礼貌语言。在幼儿期逐步培养幼儿的动作能力。

(四)预防疾病和意外

幼儿期活动量逐渐增加，要继续加强预防接种和防病工作，定期为幼儿预防接种，做健康检查，监测体格发育情况。让幼儿认识危险物品，如插座、电扇、开水壶、剪刀等，并防止攀爬和压伤。

五、学龄前期保健

学龄前期指从3周岁至入小学前(6~7周岁)的一段时期，大多数儿童进入学前教育，即幼儿园。学龄前期儿童智力发展快，自理能力和机体的抵抗力增强，是性格形成的关键时期。此期儿童独立意识逐渐增强，与外界接触增多、活动范围扩大，容易发生各种意外伤害。因此，此期公共卫生护理的重点是应继续监测儿童的生长发育，加强早期教育，预防意外伤害，促进儿童的健康发展。

(一) 合理膳食、保证营养

供给平衡的膳食，保证食物多样化以促进食欲，但仍需要保证乳类的摄入。优质蛋白的比例占总蛋白的1/2。进食前保持愉快的心情和安静轻松的环境，使用儿童喜爱的餐具和舒适的餐桌椅。培养良好的饮食习惯，不挑食、不偏食、少吃零食和避免含糖饮料的摄入。

(二) 早期教育

学龄前期儿童求知欲强，爱动脑筋，此期应耐心解答儿童的问题，启发想象力，培养动手能力，通过游戏或讲故事等学习活动来培养儿童的学习意识；培养集体意识，养成遵守纪律、团结友爱、关心他人、热爱劳动的良好品质。

(三) 合理的体格锻炼

此期儿童户外活动进一步增加，可结合游戏进行锻炼，如做儿童体操、滑滑梯、爬楼梯，在成人的监护下游泳、踢球等。

(四) 增强自我保护意识

应教会儿童尊重他人，不取笑有生理缺陷的人，富有同情心。教会儿童自我保护意识，如不跟陌生人走、不吃陌生人给的东西；如果和家人走散，该如何求救，记住并会拨打电话等。

六、学龄期保健

从入小学 (6~7岁) 开始到进入青春期 (11~14岁) 为止称为学龄期，相当于小学阶段。此期儿童体格生长仍稳步增长，除生殖系统外其他器官系统的发育均已逐步完善。智能发育较前更成熟，理解、分析、综合等能力增强，是接受科学文化教育的重要时期，应加强教育，促进其德、智、体、美、劳全面发展。感染性疾病的发病率较之前有所降低，而近视、龋齿的发病率有所增高。

(一) 树立正确的人生观

此期开始接受系统的教育，容易受外界各种因素的影响，因此，要给学龄期儿童创造良好的学习环境和愉快的家庭氛围。父母和老师都应为人师表，给儿童树立榜样，培养儿童高尚的情操，自觉抵制不良风气的影响。

(二) 培养良好的卫生习惯

养成良好卫生习惯，每天早、晚刷牙，饭前、便后洗手，保护视力，预防龋齿。培养爱劳动的习惯和乐于助人、关心他人疾苦的品质。

(三) 合理饮食

了解和认识食物，学会选择食物、烹调和合理饮食的生活技能。三餐合理，规律进餐，应清淡饮食，少在外就餐，少吃含能量、脂肪或含糖的快餐，培养健康饮食行为。

(四) 增强体质

适当地进行体格锻炼，保证每天至少活动60min，增加户外活动时间，充分利用日光浴、空气浴、水浴开展丰富多彩的体育活动或进行各种团体比赛，培养儿童集体荣誉感。

(五) 培养正确的姿势

培养正确的坐、立、行和走的姿势，如注意桌、椅高度适宜，光线充足，预防脊柱异常弯曲。坚持做眼保健操，保护视力，预防近视。

七、青春期保健

女童从11～12岁开始到17～18岁，男童从13～14岁开始到18～20岁称为青春期。此期体格发育明显加速，体重、身高增长的幅度较大，生殖系统迅速发育，第二性征逐渐明显，是儿童青少年生长发育的第二次高峰。此期女童出现月经，男童出现遗精，但个体差异较大。此阶段由于神经内分泌的调节功能不够稳定，且与社会接触增多，受外界环境的影响不断加大，常可引起心理、行为、精神不稳定，出现情绪的波动。此期常见健康问题有痤疮、贫血等，女童还可出现月经不规律、痛经等。

(一) 合理营养

青春期是体格发育的高峰时期，合理的营养非常重要，必须保证能量、优质蛋白以及各种微量营养素和维生素的摄入。

(二) 积极参加身体活动

每天至少累计达到60min的中高强度身体活动，包括每周至少3d的高强度身体活动和增强肌肉力量、骨骼健康的抗阻活动；每天屏幕时间限制在 2h 内，鼓励儿童青少年更多地活动起来。

(三) 重视心理卫生的咨询

青少年处于第二个生理违拗期，家长及老师需要正确认识这一特点，善于理解和帮助青少年。避免粗暴的教育，要善于与青少年交流，善于引导并培养正确的人生观、价值观。

(四) 正确的性教育

通过课堂教育以及参观人体生理和发育的展览，公共卫生护士及相关教育者应帮助青少年正确认识性发育，防止早恋及过早发生性行为。

第三节 儿童常见健康问题与护理

儿童期由于其生长发育的特点，主要的健康问题为感染性疾病、生长发育方面的问题及意外事故等，因此，需要社区护士根据儿童的特点，提供预防保健服务。

一、感染性疾病患儿的护理

(一) 呼吸道感染

急性呼吸道感染 (如气管炎、支气管炎及肺炎) 是儿童常见的呼吸道炎症。小儿肺炎是 5 岁以下儿童病死率最高的疾病，容易并发心力衰竭。据调查，我国婴幼儿肺炎的发病率是发达国家的 3～5 倍，病死率为 740.18/10 万，是发达国家的 10～25 倍。易发肺炎的婴幼儿包括早产、低体质量、人工喂养、先天畸形、营养不良、贫血及佝偻病等。引起肺炎的致病微生物包括细菌、病毒、支原体、衣原体、肺囊虫、真菌等。而环境污染、气候骤变、接触感染等因素是肺炎的诱发因素。

由于肺炎的致病因素及诱发因素较为复杂，难以用单一的方法预防及控制其发生，要求社区护士采取综合性的预防方法，包括健康教育、增强体质锻炼指导、早期发现、及时治疗等方法，来预防及控制肺炎的发病率，降低其病死率。

(二) 传染性疾病

儿童是传染性疾病的高危人群，常见的儿童传染病包括水痘、麻疹、小儿脊髓灰质炎、流行性乙型脑炎、病毒性肝炎、百日咳、痢疾、猩红热、结核病等。传染病的发生一般都有特定的病原体，具有传染性、流行性、季节性、免疫性等特点。目前我国虽然在控制儿童传染性疾病方面取得了很大的成绩，但儿童传染病的发病率仍相对较高，因此，加强儿童传染病的预防及控制仍然是社区儿童保健的重要内容之一。

二、非感染性疾病及健康问题患儿的护理

(一) 肥胖问题

随着社会环境的变化，人们生活水平的提高，儿童学习负担的加重等原因，使儿童肥胖的发生率不断增加。对儿童的肥胖如果不进行有效的治疗及护理，一则影响生长发育，二则70%~80%的儿童长大后会有肥胖现象，且成年后易导致与肥胖有关的疾病，如高血压、糖尿病、动脉硬化等。

多数儿童的肥胖与膳食结构不合理、运动量不足及行为偏差有关，社区护士应定期进行儿童肥胖的筛查，加强儿童营养指导，倡导积极的生活方式，使儿童坚持体育锻炼，以预防肥胖的发生。如有体质量超过标准或肥胖倾向时，应尽早告诉家长有关情况，必要时提供饮食及运动等控制体质量的方法。

(二) 营养不良问题

目前我国儿童的营养不良主要是营养素缺乏而引起的营养不良，如维生素 D 缺乏引起的佝偻病，铁、叶酸缺乏引起的营养不良性贫血等。导致营养不良的主要原因是膳食结构不合理，偏食、挑食及零食过多。社区护士应教育儿童养成良好的进食习惯，纠正偏食、挑食的问题，及时调整营养结构，预防营养不良的发生。

(三) 口腔卫生不良问题

儿童口腔卫生问题也是较为常见的儿童健康问题之一。由于不重视口腔卫生，加上生活水平的提高，儿童糖的摄入增加，容易产生龋齿。我国儿童的乳牙龋齿发病率到9岁时高达87%，而恒牙龋齿率在儿童6岁时可达22%，以后逐年增加，因此，预防龋齿的发生是社区护士儿童保健的一项重要内容。

社区护士应加强口腔卫生的宣传及教育，辅导儿童正确的刷牙方法，使用含氟化物的牙膏，教育儿童养成良好的口腔卫生习惯；加强体育锻炼，全面提高身体素质；注意合理营养，教育儿童不要偏食，保证牙齿发育的营养素 (如维生素 C、维生素 D 及无机盐) 以满足需要。并对家长进行有关儿童口腔的卫生健康教育，纠正家

长"乳牙终归都要换的，所以乳牙龋齿无所谓"的错误观念，使儿童定期接受牙齿检查，及时发现和治疗龋齿，保证儿童牙齿的正常发育。

(四) 视力问题

近视、弱视是儿童常见的视力问题。由于儿童学习压力不断增加，读书时间延长，加上电视、计算机、游戏机、手机等的应用，使儿童的视力问题发生率逐年增加。正确用眼卫生包括：

(1) 三要，即读书写字姿势要端正，光线要充足，连续看书写字 1h 左右要休息 10min。

(2) 三不要，即不要躺着看书，不要在走路或乘车时看书，不要在直射阳光或暗弱的光线下看书。

(3) 三个一，即眼书距离一尺，胸距桌缘一拳，手指距笔尖一寸。

预防儿童视力问题的发生也是社区护士的一项重要任务，社区护士可以在家庭访视时评估儿童桌椅的高度是否适宜，室内光线情况，儿童在阅读时是否有姿势不良的现象，并根据具体情况进行指导。鼓励和倡导儿童经常参加户外活动，积极参加体育锻炼特别是乒乓球、羽毛球等有益于眼肌锻炼的体育活动，保持正确的读写姿势，减少近距离长时间用眼，减少使用电子视频产品，保证充足睡眠和均衡营养。发挥学校主阵地作用，联合学校落实视力健康教育活动，利用广播、宣传栏、家长会、家长信等多种形式，对学生和家长进行用眼健康知识教育，争取家长对学生视力保护工作的支持和配合。通过广泛宣传，使科学用眼知识进学校、进社区、进家庭，使儿童及家长不断增强健康用眼意识。

三、社会心理问题及心理疾病患儿的护理

(一) 儿童常见的社会心理问题

我国正处于社会改革的转型期，社会意识及社会形态发生了很大的转变，单亲子女、独生子女、留守儿童的特殊性，竞争压力增加及长辈的期望值过高等因素使儿童的心理—社会问题增加。常见的心理及行为障碍包括社会行为问题 (如攻击、破坏、说谎、嫉妒、过度反抗或任性等)、不良习惯 (如习惯性吮手指、咬指甲、习惯性痉挛、活动过度、注意分散、反应迟缓等)、生理心理发展问题 (如遗尿、不自主排便等排泄功能障碍、偏食、厌食、睡眠障碍、抑郁、冷漠、焦虑、口吃等)。

社区护士应认识到社会心理问题对儿童健康的损害，加强儿童心理健康教育，并指导家长学会正确地养育儿童方法，使儿童具有良好的心理状态。

(二) 儿童孤独症

儿童孤独症也称儿童自闭症，是一类起病于3岁前，以社会交往障碍、沟通障碍和局限性、刻板性、重复性行为为主要特征的心理发育障碍，是广泛性发育障碍中最有代表性的疾病。每1万名儿童中有2～4例，本症多见于男孩，男女比例为（4～5）：1。儿童孤独症的病因尚无定论，与遗传因素、器质性因素以及环境因素有关。孤独症治疗主要采取综合干预措施，包括行为矫治、训练教育、宠物疗法和药物治疗等。

社区护士应在社区对适龄儿童家长进行孤独症知识的宣教，教会家长及早发现孤独症儿童，从而能早期诊断，以免错过孤独症诊疗和康复的最佳时期；指导家长寻求专业康复机构进行早期治疗，帮助在父母（或者照看人）与孩子之间、专家与孩子之间、专家与家长之间建立积极的联系；建立孤独症社会支持系统，给予患儿家庭全方位的支持和教育，提高家庭参与程度，帮助家庭评估教育干预的适当性和可行性，并指导家庭选择科学的训练方法。

(三) 注意缺陷多动障碍 (ADHD)

注意缺陷多动障碍是儿童期常见的一种行为障碍，患病率在1%～10%。表现为在认知参与的活动中，注意力不集中，注意缺乏持久性，活动量大且经常变换内容，行为冲动、唐突、不顾及后果。注意缺陷多动障碍的病因和发病机制尚不确定。目前认为本病是由多种生物因素、心理和社会因素所致的一种综合征。治疗主要是通过心理行为治疗和特殊教育增强儿童的自尊心、自信心和自控能力，辅以药物治疗。

社区护士可指导和帮助家长在家中开展一些能够吸引患儿注意力的活动，制订学习计划和奖励办法，逐渐将其兴趣转移到学习上来。对 ADHD 伴有情绪障碍的儿童，应注意加强心理护理，包括心理咨询、家庭治疗等方法。告诫家长对 ADHD 儿童要有足够的耐心，持之以恒，从多方面进行干预治疗。

(四) 受虐待及忽视

儿童受虐待及忽视是一个新的社会问题。儿童受虐待的方式与家庭的社会经济、文化状况密切相关。一般这些儿童大多数来自婚姻有问题、贫穷、子女较多、父母压力较大的家庭，或者这些儿童不是父母所期望的性别。

社区护士应掌握本辖区儿童的家庭情况，注意社区或地段内是否有儿童的父母经常对儿童责备、体罚，使儿童挨饿、受冻等现象，对高危家庭进行家庭访视；社区护士应尽力使父母了解儿童的心理及身体特点，使其有正确地教育儿童的理念及方法；必要时与相应的儿童福利及保健机构、法律机构联系，为儿童提供切实的帮助，保证儿童健康地成长。

第十四章 孕产妇健康管理

孕产妇健康管理服务包括孕前保健、孕期保健、产娠期保健及产后保健。孕前保健是以提高出生人口素质,减少出生缺陷和先天残疾发生为宗旨,为准备受孕的夫妇提供健康教育与咨询、健康状况评估、健康指导为主要内容的保健服务。孕期保健是指从受孕开始至分娩前这段时间的保健。孕妇要做到"三早"即早期发现、早期检查、早期确诊。分娩期保健是指从临产开始到胎儿胎盘娩出期间的各种保健和处理。在整个产程的观察和处理中,重点将"六防、一加强"落实。产褥期保健主要观察产妇的恢复状况,督促产妇适当活动及做产后健身操;帮助产妇正确地建立母子依附关系,对产妇忧郁症施以正确疏导;做好计划生育指导。产妇出院后,按规定做3次产后访视,发现异常及时给予指导。

第一节 孕前期健康管理技术

孕前保健是以提高出生人口素质,减少出生缺陷和先天残疾发生为宗旨,为准备受孕的夫妇提供健康教育与咨询、健康状况评估、健康指导为主要内容的保健服务。孕前保健是婚前保健的延续,是孕产期保健的前移。

孕前保健至少应在计划受孕前4~6个月进行。孕前保健的知识应通过各种形式的健康教育在群众中逐步普及,同时可以通过孕前保健咨询服务进行。

一、孕前保健的目的

因为许多对母婴不利的危险因素可在孕前得到识别,通过孕前保健,可预防遗传性疾病的传衍,避免环境中有害因素对生殖细胞及其功能的损害,消除或减少其不良作用,有利于提高出生人口素质。

二、孕前主要卫生问题

(一) 造成出生缺陷的因素

1. 遗传性因素

染色体病 (如先天愚型、XYY 综合征、脆性 X 染色体综合征); 单基因病 (如红绿色盲、血友病、白化病); 多基因病 (如先天性心脏病、小儿精神分裂症、家族性智力低下、脊柱裂、无脑儿、重度肌无力、先天性巨结肠、气管食管瘘、先天性腭裂、先天性髋脱位、先天性食管闭锁、马蹄内翻足、先天性幽门狭窄等)。

2. 胚胎胎儿期有害因素

生物致畸因素: 主要为 TORCH 感染, 即弓形虫、风疹病毒、巨细胞病毒、单纯疱疹病毒感染。

非生物因素: 指一些理化因素, 包括药物、电离辐射、射线、重金属、吸烟、乙醇等。

(二) 造成自然流产的因素

1. 母体因素

内分泌功能异常 (如黄体功能不足、甲状腺功能亢进症、甲状腺功能减退症、糖尿病等); 生殖器官疾病 (如双角子宫、纵隔子宫、子宫发育不良、宫颈内口松弛、宫颈重度撕裂、子宫肌瘤、卵巢肿瘤等); 全身性疾病 (如孕妇患严重心脏病、严重贫血、高血压、肾炎以及孕期患急性传染病等)。

2. 遗传因素

染色体异常是自然流产最常见的原因, 包括胚胎染色体异常和流产夫妇的染色体异常。

3. 免疫因素

在自然流产中有 40% ～ 80% 临床上找不到明确病因, 称为不明原因自然流产。主要有自身免疫因素 (抗磷脂抗体、抗精子抗体、抗胚胎抗体等)、封闭抗体、辅助性 T 细胞及相关细胞因子失衡。

4. 环境因素

孕妇接触有毒、有害物质如镉、汞、铅、放射性物质等。

三、孕前保健内容

(一) 计划受孕

受孕应该在夫妇双方都处于精力旺盛、体格强壮、身心放松的条件下进行，才能为新生命的诞生创造最好的起点，因此计划受孕十分重要。

(二) 排除遗传和环境方面的不利因素

遗传和环境是影响优生的两大因素。凡是夫妇双方之一有遗传病家族史，夫妇双方之一为遗传病或染色体病患者或携带者，女方年龄过大，有生过畸形儿、智力低下儿史，或有习惯性流产、死胎、死产等不良生育史等情况，都需在计划受孕前进行遗传咨询。通过分析发病的原因、遗传方式、子女患病的风险率等，对能否妊娠以及妊娠后是否需进行产前诊断等进行指导。

环境中有毒有害物质，会损伤生殖功能。计划怀孕的妇女应安排脱离有害的职业环境，且在孕前进行相应的检查后，方可受孕。受孕后应继续避免接触有毒物质，直至哺乳期后。

(三) 维护健康，建立健康生活方式

1. 维护母体健康

母体是孕育新生命的小环境，其健康状况和生活方式将会对新生命产生直接的影响。在疾病活动期应该避免受孕，待疾病治愈恢复健康后，在专科医师指导下受孕。

2. 建立健康的生活方式

(1) 重视合理营养，培养良好的饮食习惯：纠正偏食习惯，控制体重。孕前及孕初服用叶酸，可降低胎儿神经管畸形的发病率。

(2) 戒烟戒酒：主动吸烟和被动吸烟都会影响胎儿的生长发育。乙醇可通过胎盘进入胎儿体内，使胎儿发生酒精综合征，引起染色体畸变，导致畸形和智力低下等。

(3) 远离宠物，预防弓形虫病：猫、狗可能传染弓形虫病，在计划受孕时，家中有宠物者，应将宠物寄养出去，避免接触。

(4) 合理的作息制度：健康自然的生活规律，辅以适宜的体育锻炼，可以促进女性内分泌激素合理调配，增加受孕概率。

(四) 调整避孕方法

计划受孕决定后，要调整避孕方法。如果采用口服避孕药避孕者，应停药；如

用宫内节育器避孕者，应取出节育器。一般都要在停药和取器后6个月再受孕，以彻底消除药物的影响和调整子宫内环境。在此6个月内需采用其他避孕方法，避免使用紧急避孕药。

(五) 选择适宜的受孕年龄和季节

根据医学实践和大量资料分析研究，认为24～29岁为妇女的最佳生育年龄。24岁以后女性身体发育完全成熟，卵细胞的质量最高。骨盆韧带和肌肉弹性较好，为顺利分娩创造良好条件。要避免18岁以前及35岁以后的过早和过晚生育。过早生育，母体发育不成熟，容易发生早产、难产。妇女在35岁以后骨盆和韧带的松弛性差，盆底和会阴的弹性变小，分娩时容易发生难产。受孕季节以7—9月为最佳，经过十月怀胎到第2年的4、5、6月分娩最为合适。我国幅员辽阔，气候差别较大，生育季节因地制宜。

第二节　孕期健康管理技术

孕期保健是指从受孕开始至分娩前这段时间的保健。妊娠早期指从妊娠开始到妊娠12^{+6}周前，妊娠中期是指妊娠$13～27^{+6}$周，妊娠晚期指妊娠28周及以后至临产。受精卵在母体内发育时间较长，引起的母体变化很大，理想的高质量的孕期保健工作，是提高民族素质的重要工作。

一、孕期保健的目的

孕期保健的目的是保证孕妇和胎儿在妊娠期间的健康，妊娠足月时，孕妇能安全分娩出身体健康、智力发育良好、高质量的新生儿。孕期保健的任务不但要保证孕妇健康和胎儿的正常发育，而且要及时发现胎位不正或骨盆狭窄、妊娠高血压综合征、心脏病等合并症，为确保安全分娩做好预防工作。

二、孕期主要卫生问题

(一) 妊娠反应

妇女妊娠后，最早和最突出的表现就是恶心、呕吐、厌食等妊娠反应，程度因人而异。对于妊娠反应较重的孕妇，应注意多饮水，多吃青菜和水果，可以少食多餐。在口味上选择适合自己口味的食品，适当吃营养丰富的瘦肉、动物肝脏等。

（二）阴道流血

妊娠早期阴道出血的主要原因可能是先兆流产、流产、异位妊娠、葡萄胎等；妊娠晚期阴道出血的主要原因是晚期流产、前置胎盘及胎盘早剥。

1. 先兆流产

阴道少量出血，有可能伴有腹痛或轻微腰酸，也可能不伴有腹痛，阴道没有组织物排出。

2. 难免流产

阴道出血增多，多于正常月经量，同时出现阵发性下腹疼痛，有时可见阴道有组织物排出。

3. 见红和阴道流血

妊娠后不应该有阴道流血，少量断断续续地流血称见红。

4. 异位妊娠

受精卵由于某些原因，不在宫腔内着床。一般在早孕期40~60d多见。如果出现异位妊娠破裂，有剧烈腹痛、晕倒、休克等症状，必须及时送往医院手术治疗，否则会有生命危险。

5. 葡萄胎

一种良性滋养细胞疾病。主要表现为早孕反应重、子宫增大比停经孕周大、阴道出血，有的患者还会排出葡萄样的组织，通过B超可以明确诊断。

（三）腹痛

生理性腹痛不需要特殊治疗，左侧卧位有利于疼痛缓解；夜间有时因假宫缩而出现下腹阵痛，白天症状即可缓解。病理性腹痛如胎盘早剥、早产或先兆子宫破裂等应及时到医院就诊，切不可拖延时间。非妊娠原因的腹痛如阑尾炎、肠梗阻、胆石症和胆囊炎等，因为在孕期出现腹痛比较常见，容易被孕妇忽视。

（四）胎动异常

如果12h的胎动数少于20次，或者1h的胎动数少于3次，或者胎儿活动强度有明显改变，变得越来越弱，这说明胎儿可能有异常，应加以警惕。如果12h胎动少于10次，或者1h内无胎动，表明胎儿在子宫内有可能缺氧，应及时去医院检查，否则可导致胎儿死亡。在缺氧的最初阶段，胎儿会变得烦躁不安、拼命挣扎，这时感觉到胎动不是减少，相反会有所增加。所以，如果胎动突然变得异常频繁，也应该及时去医院检查。随着缺氧的继续，烦躁不安渐渐变为抑制，于是胎动减少、减弱直至消失。胎动次数增加或减少平时的 1/3 以上，应予以重视。

三、孕期保健的内容

(一) 妊娠早期的保健要点

1. 提供保健指导，促进孕妇和胎儿的健康

(1) 及早确定妊娠，尽早开始保健：应大力提倡婚前、孕前保健。对育龄期妇女及早确定妊娠，以便尽早开始孕产期保健。对于育龄期妇女，出现月经推迟 (停经 40d 左右)、不规则阴道出血或出现恶心、呕吐、乏力等症状均应考虑妊娠的可能，可通过尿妊娠试验初步诊断。整个妊娠早期，孕妇体重正常增加不足 1kg，胎儿体重仅 10g 左右，对营养物质的需求量较少，但应保证维生素、优质蛋白质的摄入，特别应注意叶酸的补充。早孕确诊后应到管辖地段保健科进行早孕登记，建立围产保健手册。

(2) 适时开展产前筛查及产前诊断：《中国出生缺陷防治报告 (2012)》数据显示，我国每年新增出生缺陷患儿约 90 万例。出生缺陷仍然是我国婴儿出生后一年内死亡的重要原因。在二胎政策全面放开后，很多大龄妇女积极备孕，更需要采用预防多种出生缺陷的干预措施。产前筛查应根据当地的疾病流行病学特征和现有的医疗资源合理开展，最好做到个体化。

2. 发现高危孕妇，进行专案管理

在妊娠早期进行第 1 次产前检查时，应采用适合本地区的高危因素筛查表进行筛查，注意详细询问病史，及时发现有危险因素的孕妇，并根据现有的医疗条件，指导孕妇合理转诊。对出现合并症、并发症的孕妇应及时诊治或转诊。必要时请专科医师会诊，评估是否适于继续妊娠。

3. 开展健康教育，以利于孕妇在整个孕期保持健康的生活方式

(1) 孕期锻炼：没有妊娠并发症或并发症的孕妇在孕期开始或坚持规律地、适当地锻炼，不会对胎儿造成危害。孕妇应该避免有可能造成腹部受伤、跌倒、关节张力过大及高度紧张的运动，以及接触性运动、灵活性技巧运动。而适当的运动可放松心情，并多呼吸新鲜空气。

(2) 戒烟戒酒：向孕妇告知孕期吸烟对胎儿发育带来的危害以及强调在孕期任何阶段戒烟均有益。孕妇既往吸烟而在近期戒烟，应予以提供戒断辅助治疗。如果难以戒烟，就尽量减少吸烟量，控制在每天 5 支以下。应避免被动吸烟。乙醇可以自由通过胎盘，会对胎儿造成不良影响，酗酒或狂饮会影响胎儿生长发育，如导致低体重、胎儿酒精综合征及远期对行为、精神、智力的不良影响。

（3）戒毒：孕妇吸毒可导致出现新生儿海洛因撤药综合征，小儿可因为早产、极低体重、窒息、肺炎、新生儿出血等合并症而死亡。

（4）孕期免疫接种：妊娠并不是预防接种的禁忌，一般死疫苗或灭活疫苗、类毒素、多糖类疫苗如口服脊髓灰质炎疫苗可以在妊娠期接种，但是妊娠期禁忌接种活疫苗。

4. 提供咨询服务

每次产前检查时，应给孕妇提问的机会，建卡病历于门诊保管，方便患者下次就诊。告知患者所有检查结果，通过健康教育班进行信息交流及孕期宣教，并提供循证信息。

（二）妊娠中期保健要点

1. 产前检查

时间：要求孕12周前一次，28周前每4周一次，29～36周每2周一次，36～40周每周一次，有特殊情况可增加检查次数。了解胎动出现时间：初产妇通常在孕20周，经产妇在孕18周左右感觉到胎动，由于孕妇腹壁脂肪厚度及自我感觉的差异，首次感到胎动的时间也因人而异。对于月经不规律又没有在妊娠早期行B超确定胎龄的孕妇，初次感到胎动的时间可以用于胎儿孕周的粗略估计。

2. 绘制妊娠图，观察胎儿生长发育情况

妊娠图是将孕妇体重、血压、腹围、宫底高度、胎位、胎心、水肿、蛋白尿、超声检查的双顶径值等绘制成曲线。在每次产前检查时，将检查所见结果记录于曲线图上，连续观察对比，可以了解胎儿的生长发育情况。

3. 进行严重出生缺陷的筛查和诊断

如妊娠中期对孕妇进行血清的游离雌三醇（uE_3）、甲胎蛋白（AFP）、HCG及抑制素A的检测可以对唐氏综合征、13三体综合征、18三体综合征、神经管畸形进行筛查，结合孕20周左右的系统超声检查，还能进一步发现先天性心脏病、唇裂、脑积水及肢体内脏的畸形。通过羊水细胞培养以及脐血穿刺可获得胎儿细胞核型，进行染色体疾病的诊断。

4. 保健指导

提供营养、心理及卫生指导；提倡适量运动；预防及纠正贫血；强调产前筛查及产前诊断的重要性。

（1）营养方面：孕妇要选择营养丰富的食物，食物种类要全面，要想得到丰富的营养，使胎儿生长发育好，就必须合理地调配饮食。孕期营养要强调蛋白质、杂粮、蔬菜和水果的摄入，避免偏食。应避免食用未经巴氏消毒或煮沸的牛奶、鱼酱、肉酱等食物及未经烹饪的肉食，妊娠期不要饲喂宠物。

（2）妊娠中期的运动：孕妇应坚持每天做孕妇体操，活动关节，锻炼肌肉，可使周身轻松、精力充沛，同时可缓解因姿势失去平衡而引起身体某些部位的不舒适感，使韧带和肌肉松弛，以柔韧而健壮的状态进入孕晚期和分娩。

5. 高危孕妇处理

发现高危孕妇，进行专案管理，继续监测、治疗妊娠并发症及并发症，必要时转诊。

（三）妊娠晚期保健要点

1. 继续绘制妊娠图

妊娠晚期容易发生因胎盘功能不全引起的胎儿生长受限（fetal growth restriction, FGR），孕28周后，胎儿每周体重增长约200g，孕34周前，通过加强营养，静脉给予营养物质，可纠正一部分FGR。继续绘制妊娠图十分必要，间隔2周，连续2次，宫高、腹围无明显增长应警惕FGR。如增长过快要考虑羊水过多和巨大儿的可能，需进一步检查。

2. 估计胎儿体重

通过宫高、腹围简单估计胎儿体重的公式有：

胎儿体重＝宫高 × 腹围 +200g

胎儿体重＝（宫高－12）×155g

3. 进行骨盆测量

在妊娠晚期由于松弛素的作用，骨盆较妊娠早期要大一些，这时测量骨盆能更准确地预测分娩方式。

4. 辅助检查

基本检查项目，如凝血功能，肝、肾功能；建议检查项目，如梅毒血清学检测、艾滋病病毒检测，必要时再次行超声检查筛查胎儿严重畸形等。

5. 保健指导

指导孕妇自我监测胎动；纠正贫血；提倡住院、自然分娩；提供营养、心理、分娩前准备、临产先兆症状、母乳喂养、新生儿护理等方面的指导。

6. 高危孕妇处理

发现高危孕妇，进行专案管理，继续监测、治疗妊娠并发症及并发症，必要时转诊。

四、分娩期保健

分娩期保健是指从临产开始到胎儿、胎盘分娩出期间的各种保健和处理。这段时间虽短，但很重要且复杂，是保证母婴生命安全的关键。

总产程是从规律宫缩开始到胎儿胎盘娩出为止，全程分 3 个产程：第一产程初产妇需 11 ~ 12h，经产妇需 6 ~ 8h，保健的重点是防滞产、防胎儿窒迫。第二产程初产妇需 1 ~ 2h，经产妇约需 1h，保健的重点是防新生儿窒息、防产伤、防出血、防感染。第三产程需 5 ~ 15min，不超过 30min，保健的重点是防产后出血。各产程均需加强监护和处理。

（一）各产程的保健措施

1. 第一产程

（1）评估：临产是一个生理过程而不是病理过程，至少每 2h 对孕妇评估 1 次。

（2）关怀和安慰产妇：鼓励产妇进食、进水、排尿、排便。在产程中应经常向产妇进行配合产程进展的宣教，并以产妇为中心提供全程人性化服务。

（3）观察：重点观察宫缩、宫口扩张、胎先露下降和胎心情况，防滞产、防胎儿窒迫。

观察血压，预防子痫发生：注意胎膜破裂时间，做到能对脐带脱垂、羊水栓塞等早期识别、诊断及处理。血压和脉搏：每隔 4 ~ 6h 测量 1 次，有妊娠高血压疾病和血压增高者应增加测量次数，血压超过 160/110mmHg，无立即分娩迹象者应请上级医师帮助或积极处理后护送上转。

观察破膜：注意胎膜自然破裂时间并记录，破膜后立即听胎心，观察羊水性状、颜色、量（羊水若为黄绿色和混有胎粪，说明有胎儿窒迫，应立即进行阴道检查确定原因；羊水清亮而胎头浮，需指导产妇取仰卧位以防脐带脱垂）。破膜超过 12h 尚未分娩时应予以抗生素预防感染，破膜 24h 未临产者应请上级医师帮助或仰卧位护送上转。

产妇的监护：应注意产妇的精神状况，应耐心讲解分娩的生理过程，帮助产妇减轻宫缩痛。监测血压等生命体征，应每隔 4 ~ 6h 测量 1 次。鼓励少量多次进食，吃高热量易消化的食物，注意补充足够的水分。鼓励 2 ~ 4h 排尿 1 次，必要时灌肠。应对活动是否适当、体位是否合适给予指导。

2. 第二产程

（1）密切观察产程，做好接生和新生儿处理的准备。保健的重点是防窒息、防产伤、防出血、防感染。

（2）产程观察

① 每 5～10min 听胎心一次。

② 严密观察胎头下降程度。

③ 指导产妇屏气，正确运用腹压以加强产力。

④ 若出现第二产程延长或胎儿窘迫，应及时查找原因，尽快结束分娩。

⑤ 产程大于 2h 无分娩迹象者，应在观察胎心情况下转诊或寻求上级医师或医疗机构的帮助。

3. 第三产程

（1）有产后出血危险因素存在时，在胎儿前肩娩出后肌内注射缩宫素 10IU，继以缩宫素静脉滴注。缩宫素在注射后 2～3min 即起效，副作用小，可用于所有产妇。如无缩宫素可给麦角新碱 0.2mg 肌内注射，在注射任何宫缩药以前均要确认子宫内无另外胎儿。注意有高血压疾病的产妇不能使用麦角新碱。

（2）产后立即经腹部按摩子宫底，直至子宫收缩。

(二) 产时"六防一加强"

六防：第一产程的保健重点是防滞产和防胎儿窘迫，第二产程的保健重点是防新生儿窒息、防产伤、防出血及防感染，第三产程的保健重点是预防产后出血。一加强：各产程中均需加强监护和处理。在临床工作中，医务人员重点观察宫缩频率、强度，宫口扩张程度、速度，胎先露下降和胎心率变化情况。

第三节　产期健康管理技术

一、产褥期保健的目的

产褥期保健的目的，是防止产后出血、感染等并发症发生，促进产后生理功能恢复。

二、产褥期主要卫生问题

(一) 产褥期出血

产褥期出血亦称晚期产后出血，指分娩 24h 后，在产褥期内发生的子宫大出血。多发生于产后 1～2 周，但也有延迟至产后 6 周发病者。子宫出血可呈持续性或间歇性，也可表现为急骤大量出血。产妇多伴有寒战、低热，且常因失血过多导致严重贫血或失血性休克。

常因胎盘、胎膜残留，蜕膜残留，子宫胎盘附着部位感染或复旧不全，剖宫产术后子宫伤口裂开等引起出血，子宫滋养细胞肿瘤、子宫黏膜下肌瘤等可引起晚期产后出血。

(二) 产褥感染

产褥感染是指产前、产时或产后有病原体侵入生殖道引起局部和全身的炎性变化。产褥病率是指分娩 24h 以后到产后 10d 内，每日测量口表温度 4 次，体温有 2 次达到或超过 38℃。产褥感染与产褥病率是两个不同的概念，造成产褥病率的原因以产褥感染为主，但也包括产后生殖道以外的其他感染，如上呼吸道感染、泌尿道感染、乳腺炎等。

1. 临床表现

外阴阴道炎、宫颈炎；子宫内膜炎、子宫肌炎；盆腔结缔组织炎；盆腔腹膜炎及弥漫性腹膜炎；血栓性静脉炎；脓毒症及败血症。

2. 治疗

产妇取半卧位休息，以利于恶露引流。加强营养，增强全身抵抗力，入量不足时应及时补液。贫血者可反复少量输血、血浆，防止发生电解质紊乱。做局部伤口和宫腔分泌物培养，血、尿培养，药物敏感试验确定菌种，正确使用有效抗生素。用药疗程应充足。中毒症状严重者，可短期加用糖皮质激素。对血栓性静脉炎，在应用大量抗生素后体温仍不降者，可加用肝素等抗凝药治疗。用药期间应严密监测凝血功能。药物治疗无效，有子宫肌壁间多发性脓肿形成者，必要时行子宫全切术。如盆腔脓肿局限在后陷凹，可经后穹隆切开引流。

3. 预防

(1) 加强孕期保健：加强卫生宣传，临产前 3 个月避免性生活及盆浴。治疗孕期并发症，纠正贫血。加强营养及维生素摄入，增强体质。

(2) 孕期疾病及时处理：及时治疗外阴阴道炎及宫颈炎等慢性疾病与并发症。

(3) 分娩期处理：认真观察产程，处理好产程，避免滞产及产后出血。提倡新法接生，接生时严格无菌操作，正确掌握手术指征。产时仔细检查胎盘、胎膜是否完整。产道损伤及时正确缝合。保持外阴清洁。对可能发生产褥感染和产褥病率者，积极应用抗生素预防。

(三) 产后抑郁症

常于产后 6 周内发病，亦有 8%～15% 的产妇在产后 2～3 个月内发病。产后抑郁症至今尚无统一诊断标准。美国精神学会（1994）在《精神疾病的诊断与统计手册》一书中，制定了产后抑郁症的诊断标准。在产后 4 周内发病，具备下列症状的 5 条或 5 条以上，且持续 2 周以上。症状为：

（1）产妇出现忧郁情绪。

（2）几乎对所有事物失去兴趣。

（3）食欲改变（或大增或大减）。

（4）睡眠不足或严重失眠。

（5）精神焦虑不安或呆滞。

（6）疲劳或虚弱。

（7）不恰当的自责或自卑感，缺乏自信心。

（8）思想不集中，综合能力差。

（9）有反复自杀企图。

产后抑郁症的发生受社会因素、心理因素及妊娠因素的影响。因此，产科医务工作者应运用医学心理学、社会学知识，对孕妇在孕期、分娩期及产后给予关怀，对于预防产后抑郁症有积极的意义。

（1）对妊娠不同时期的特殊心理状态进行安慰及劝导。如孕早期鼓励克服暂时的早孕反应所引起的不适，孕中期讲解产前诊断的必要性，孕晚期关心新生儿的出生，并介绍分娩方式等。

（2）鼓励孕妇到孕妇学校上好宣传课。增进对分娩知识的了解，消除对分娩的恐惧，加强孕妇间的思想交流，积极开展导乐分娩。

（3）孕期进行精神疾病的筛查，注意精神健康状态，仔细询问病史。

（4）对有内外科并发症的孕妇，应掌握妊娠指征，帮助孕妇树立信心。

（5）掌握药物应用指征，不能滥用成瘾药物。

三、产褥期保健的内容

（一）一般护理

产后 2h 内进行观察以防出现并发症；产后 4h 内应让产妇排尿；观察子宫复旧及恶露；做好会阴部及伤口的处理。

（二）督促产妇适当活动及做产后健身操

经阴道自然分娩的产妇，产后 6～12h 内起床轻微活动，于产后第 2 日可在室内随意走动，按时做产后健身操。会阴侧切或行剖宫产的产妇，可适当推迟活动时间。

拆线后伤口不感疼痛时，也应做产后健身操。新妈妈要尽早适当活动及做健身操，这是为了促进体力恢复、排尿及排便，避免或减少静脉栓塞的发生率，且能使骨盆底及腹肌张力恢复，避免腹壁皮肤过度松弛。

(三) 产妇的心理指导

帮助产妇正确地建立母子依附关系，对产妇忧郁症施以正确疏导，家人和产妇做好交流沟通。

(四) 计划生育指导

产褥期内禁忌性交。产后42d起应采取避孕措施，原则是哺乳者以工具避孕为宜，不哺乳者可选用药物避孕。

(五) 产后检查

包括产后访视和产后健康检查两部分。

1. 产后访视

产褥期应到产妇家中访视至少3次，及时发现和处理异常情况。第1次访视应在产后或出院后3d内，第2次访视应在产后第14d，第3次访视应在产后第28d。访视时应了解产妇及新生儿的健康状况及哺乳情况，同时给予指导，并加强计划生育指导。如产妇或新生儿有异常情况，应及时在家中处理，或到相应医疗机构处理，必要时增加访视次数。

(1) 产后访视内容

① 了解产妇一般情况，了解产妇有无特殊的主诉，包括休息、饮食、大小便及精神心理状态。

② 测量体温、血压、脉搏、呼吸，发现异常应及时寻找原因并做出相应处理。

③ 检查乳房情况，包括乳房的充盈程度，乳量多少，局部有无红肿、硬结，乳头有无皲裂。

④ 检查子宫复旧是否良好，局部有无压痛。了解恶露的多少、颜色及气味。如为剖宫产应检查腹部伤口的愈合情况。如为自然分娩应检查会阴伤口愈合情况。

⑤ 对母乳喂养困难、产后便秘、痔疮、会阴或腹部伤口等问题进行处理。发现有产褥感染、产后出血、子宫复旧不佳、妊娠并发症未恢复者以及产后抑郁等问题的产妇，应及时转至上级医疗卫生机构进一步检查、诊断和治疗，并在2周内随访转诊结果。

（2）新生儿访视内容

① 了解新生儿的母乳喂养情况，如不是纯母乳喂养，应协助查找原因，帮助增加奶量。了解新生儿的睡眠、大小便情况，如有异常，应做出指导及处理。

② 查看新生儿的一般情况、皮肤颜色，呼吸、心率，测量体重及身长，评估其营养及生长发育状况。

③ 检查新生儿的脐带情况。脐带是否脱落，脐周有无红肿及分泌物。触诊新生儿的腹部是否有包块。检查新生儿臀部有无红肿、湿疹等。

④ 对早产儿及有鹅口疮、红臀、生理性黄疸，有喂养问题和脐部问题者，进行新生儿保健指导和相关问题的处理，如筛查出有听力、视力等问题，应及时转至上级医疗卫生机构进一步检查、诊断和治疗，并在 2 周内随访转诊结果。

2. 产后检查

产后 42d 时，母婴应到相应的医疗保健机构进行全面检查。如在产褥期有异常情况应提前检查。

（1）产妇检查内容及计划生育指导

① 了解妊娠期情况、分娩期及产褥期情况。测量血压、脉搏、体温是否正常。复查妊娠期或分娩期的并发症或并发症是否治愈。

② 了解喂养状况，检查乳房。

③ 做相应的实验室检查，如血常规、尿常规检查。

④ 指导计划生育，采取适宜的避孕方法。产褥期内禁止性交，产后 42d 可恢复性生活，但应避孕。哺乳者以工具避孕为宜；不哺乳者可选用口服避孕药。对高危产妇已不宜再妊娠者，应做好避孕，必要时可行绝育术。剖宫产者至少在严格避孕 2 年后再妊娠。

（2）婴儿检查内容

① 了解喂养情况，指导喂养。了解预防接种情况。

② 询问观察婴儿一般情况，包括反应、听力等。

③ 测量身长、体重、头围等生长发育指标，检查心、肺、肝、脾等全身情况。

④ 必要时进行相应的血、尿检查。

第四节　孕产妇健康管理服务

一、服务对象

辖区内常住的孕产妇。

二、服务内容

(一) 孕早期健康管理

孕 13 周前为孕妇建立"母子健康手册",并进行第 1 次产前检查。

(1) 进行孕早期健康教育和指导。

(2) 孕 13 周前由孕妇居住地的乡镇卫生院、社区卫生服务中心建立"母子健康手册"。

(3) 孕妇健康状况评估:询问既往史、家族史、个人史等,观察体态、精神等,并进行一般体检、妇科检查和血常规、尿常规、血型、肝功能、肾功能、乙型肝炎检查,有条件的地区建议进行血糖、阴道分泌物、梅毒血清学试验、HIV 抗体检测等实验室检查。

(4) 开展孕早期生活方式、心理和营养保健指导,特别要强调避免致畸因素和疾病对胚胎的不良影响,同时告知和督促孕妇进行产前筛查和产前诊断。

(5) 根据检查结果填写第 1 次产前检查服务记录表,对具有妊娠危险因素和可能有妊娠禁忌证或严重并发症的孕妇,及时转诊到上级医疗卫生机构,并在 2 周内随访转诊结果。

(二) 孕中期健康管理

(1) 进行孕中期 (孕 16～20 周、21～24 周各一次) 健康教育和指导。

(2) 孕妇健康状况评估:通过询问、观察、一般体格检查、产科检查、实验室检查对孕妇健康和胎儿的生长发育状况进行评估,识别需要做产前诊断和需要转诊的高危重点孕妇。

(3) 对未发现异常的孕妇,除进行孕期的生活方式、心理、运动和营养指导外,还应告知和督促孕妇进行预防出生缺陷的产前筛查和产前诊断。

(4) 对发现有异常的孕妇,要及时转至上级医疗卫生机构。出现危急征象的孕妇,要立即转至上级医疗卫生机构,并在 2 周内随访转诊结果。

(三) 孕晚期健康管理

(1) 进行孕晚期 (孕 28～36 周、37～40 周各一次) 健康教育和指导。

(2) 开展孕产妇自我监护方法、促进自然分娩、母乳喂养以及孕期并发症、并发症防治的指导。

(3) 对随访中发现的高危孕妇应根据就诊医疗卫生机构的建议督促其酌情增加

随访次数。随访中若发现有高危情况，建议其及时转诊。

(四) 产后访视

乡镇卫生院、村卫生室和社区卫生服务中心(站)在收到分娩医院转来的产妇分娩信息后应于产妇出院后1周内到产妇家中进行产后访视，进行产褥期健康管理，加强母乳喂养和新生儿护理指导，同时进行新生儿访视。

(1) 通过观察、询问和检查，了解产妇一般情况、乳房、子宫、恶露、会阴或腹部伤口恢复等情况。

(2) 对产妇进行产褥期保健指导，对母乳喂养困难、产后便秘、痔疮、会阴或腹部伤口等问题进行处理。

(3) 发现有产褥感染、产后出血、子宫复旧不佳、妊娠并发症未恢复以及产后抑郁等问题的产妇，应及时转至上级医疗卫生机构做进一步检查、诊断和治疗。

(4) 通过观察、询问和检查了解新生儿的基本情况。

(五) 产后42天健康检查

(1) 乡镇卫生院、社区卫生服务中心为正常产妇做产后健康检查，异常产妇到原分娩医疗卫生机构检查。

(2) 通过询问、观察、一般体检和妇科检查，必要时进行辅助检查，对产妇恢复情况进行评估。

(3) 对产妇应进行心理保健、性保健与避孕、预防生殖道感染、纯母乳喂养6个月、产妇和婴幼营养等方面的指导。

三、服务流程

孕13周前为孕妇建立"母子健康手册"，孕中期(孕16~20周、21~24周各一次)、孕晚期(孕28~36周、37~40周各一次)健康教育和指导。产前检查时间：要求孕12周前一次，孕28周前每4周一次，孕29~36周每2周一次，孕36~40周每周一次，有特殊情况可增加检查次数。于产妇出院后1周内到产妇家中进行产后访视。产后42d，对产妇恢复情况进行评估。

在产前检查或产后访视中出现问题，转至上级医疗卫生机构进一步检查、诊断和治疗的孕产妇，均需在2周内随访转诊结果。

四、服务要求

(1) 开展孕产妇健康管理的乡镇卫生院和社区卫生服务中心应当具备服务所需

的基本设备和条件。

（2）按照国家孕产妇保健有关规范要求，进行孕产妇全程追踪与管理工作，从事孕产妇健康管理服务工作的人员应取得相应的执业资格，并接受过孕产妇保健专业技术培训。

（3）加强与村（居）委会、妇联相关部门的联系，掌握辖区内孕产妇人口信息。

（4）加强宣传，在基层医疗卫生机构公示免费服务内容，使更多的育龄妇女愿意接受服务，提高早孕建册率。

（5）每次服务后及时记录相关信息，纳入孕产妇健康档案。

（6）积极运用中医药方法（如饮食起居、情志调摄、食疗药膳、产后康复等），开展孕期、产褥期、哺乳期保健服务。

（7）有助产技术服务资质的基层医疗卫生机构在孕中期和孕晚期对孕产妇各进行2次随访。没有助产技术服务资质的基层医疗卫生机构督促孕产妇前往有资质的机构进行相关随访。

五、工作指标

（1）早孕建册率＝辖区内孕13周之前建册并进行第1次产前检查的产妇人数／该地该时间段内活产数×100%。

（2）产后访视率＝辖区内产妇出院后28d内接受过产后访视的产妇人数／该地该时间内活产数×100%。

第十五章 常见的一般慢性病患者健康管理

第一节 高血压患者健康管理

随着我国老龄化社会的来临和人们生活方式的改变，高血压成为我国最常见的心血管疾病。2015年6月30日国务院新闻办发布的《中国居民营养与慢性病状况报告（2015年）》显示：2012年全国18岁以上居民高血压患病率为25.2%。根据2010年第六次全国人口普查数据测算，高血压患病人数为2.7亿。

一、高血压临床诊疗技术

（一）高血压的概述

1. 概念

高血压是以体循环动脉压增高为主要表现的临床综合征，是最常见的心血管疾病，包括原发性高血压与继发性高血压。原发性高血压是指病因不明的高血压，又称为高血压病，占高血压人群的95%以上，通常所说的高血压多指原发性高血压。继发性高血压是指病因明确的高血压，当查出病因并有效去除或控制病因后，作为继发症状的高血压可被治愈或明显缓解，在高血压人群中不足5%。

2. 临床表现和并发症

高血压起病缓慢，早期常无症状，少数患者会出现头晕、头痛、心悸、颈项板紧、疲劳等。高血压后期会造成心、脑、肾、全身血管、眼底等重要器官的损害及临床并发症，严重影响患者生活质量甚至危及其生命。高血压常见的并发症如下。

（1）高血压危象：在某些诱因作用下，使小动脉发生强烈痉挛，引起血压急剧升高，病情急剧恶化，影响重要脏器供血而产生的危急症状。若舒张压高于140mmHg和（或）收缩压高于220mmHg，无论有无症状亦应视为高血压危象。

（2）高血压脑病：当血压突然升高超过脑血流自动调节的阈值（中心动脉压大于140mmHg）时，脑血流出现高灌注，毛细血管压力过高，渗透性增强，导致脑水肿和颅内压增高，甚至脑疝的形成，引起的一系列暂时性脑循环功能障碍的临床表现。

常见的有脑出血、脑血栓形成、腔隙性脑梗死、短暂性脑缺血发作等。

（3）心力衰竭：心肌肥厚及动脉粥样硬化造成心肌供血不足，心脏舒张和收缩功能受损，最终发生心力衰竭。患者会出现夜间平卧呼吸困难，劳累或饱食时会出现气喘、心悸、咳嗽、尿少、水肿等症状。

（4）慢性肾功能衰竭：长期高血压使肾小球内压力增高，造成肾小球损害和肾微小动脉病变，一般在高血压持续 10～15 年后出现肾损害，肾功能减退，部分患者可发展成肾功能衰竭。

（5）主动脉夹层：主动脉内膜撕裂，血流将主动脉壁的内膜和中层剥离，形成壁内血肿。典型者可表现为突发的胸腹部撕裂样剧痛，病情非常凶险，可伴休克，甚至猝死。如有间断的胸痛、腹痛伴有发热等症状，要注意不典型主动脉夹层的可能。

（二）诊断标准

1. 测量血压

规范操作、准确测量血压是高血压诊断、分级及疗效评估的关键，所以在测量前应做好相应的准备工作，以避免仪器、测量条件、环境、受测人员以及测量人员等因素对测量结果的干扰。

（1）测量仪器要求：测量仪器使用经过国家计量部门批准和定期校准的合格台式水银血压计、其他款式的血压计或经国际标准验证合格的动态血压计、电子血压计等。听诊器选用高质量的短管听诊器，常规采用膜式胸件，若听低频率柯氏音时建议采用钟式胸件。

（2）测量辅助用具的要求：如果是坐位测量，需要准备适合受测人员手臂高度的桌子以及有靠背的椅子；卧位测量需准备患者肘部能外展45°的诊疗床。

（3）环境要求：尽量选择温度适宜、环境安静、空间适当的地方测量血压。

（4）受测人员的要求：受测人员测量前 30min 内避免剧烈地运动、锻炼、喝咖啡或酒，心绪平稳，静坐休息 5～10min。

（5）测量人员的要求：测量人员应是经过血压测量培训合格的人员。

2. 血压测量的方式

高血压的诊断标准随着血压测量方式的不同而有所区别。当前血压测量的方式主要有诊室血压、动态血压和家庭血压 3 种。

（1）诊室血压：由医护人员在诊室按标准规范进行测量，是评估血压水平、临床诊疗及对高血压进行分级的常用的较为客观、传统的标准方法和主要依据，基层医疗卫生机构应以诊室血压作为确诊高血压的主要依据。

（2）动态血压：由于血压随季节、昼夜、情绪波动较大，通常冬季血压较高，夏季较低；夜间血压较低，清晨起床活动后血压迅速升高，形成清晨血压高峰。动态血压由自动的血压测量仪器测定，24h内测量次数较多，无测量者误差，并可测量夜间睡眠期间的血压，既可更客观地测量血压，还可评估血压短时变异和昼夜节律。有条件的基层医疗卫生机构可采用，作为辅助诊断及调整药物治疗的依据。

（3）家庭血压由被测量者自我完成，也可由家庭成员等协助完成。家庭血压是在熟悉的环境中测量，还可用于评估数日、数周甚至数月、数年血压的长期变异和降压疗效，有助于增强患者的参与意识，改善患者的治疗依从性，是高血压患者自我管理的重要手段，也可用于辅助诊断。

3. 不同血压测量方式对应的诊断标准

（1）诊室血压的诊断标准：在未用抗高血压药物的情况下，非同日3次测量，收缩压≥140mmHg和（或）舒张压≥90mmHg，可诊断为高血压。患者既往有高血压史，现正服抗高血压药物，虽血压＜140/90mmHg，但仍诊断为高血压。

（2）动态血压的诊断标准：白天平均值≥135/85mmHg或夜间平均值≥120/70mmHg或24h平均值≥130/80mmHg诊断为高血压。

（3）家庭血压的诊断标准：血压≥135/85mmHg，可诊断为高血压。推荐使用经过国际标准认证的上臂式电子血压计，逐步淘汰水银血压计。

高血压诊断以诊室血压测量结果为主要依据，若诊断不确定或怀疑为"白大衣高血压"，可结合动态血压监测或家庭血压辅助诊断。"白大衣高血压"是指反复出现的诊室血压升高，而诊室外的动态血压监测或家庭自测血压正常。

诊断为高血压，应鉴别是原发性还是继发性。初次发现高血压，尚不能排除继发性高血压，可诊断为高血压。一旦排除了继发性高血压，则可诊断为原发性高血压。

（三）高血压的治疗原则

1. 高血压治疗的基本原则

（1）综合管理高血压是一种以动脉血压持续升高为特征的进行性"心血管综合征"，常伴有其他危险因素、靶器官损害或临床疾病，需要进行综合干预。

（2）平稳降压：抗高血压治疗包括非药物和药物治疗两种方法，大多数患者需长期甚至终身坚持治疗，保持血压长期平稳尤为重要。

（3）达标：定期测量血压；规范治疗，改善治疗依从性，尽可能实现血压达标；坚持长期平稳有效地控制血压。

2. 高血压的非药物治疗

高血压的非药物治疗主要是指生活方式干预，即去除不利于身体和心理健康的行为和习惯，降低血压，提高降压药物的疗效，从而降低心血管发病风险。

（1）减少钠盐摄入：钠盐可显著升高血压，增加高血压的发病风险，而钾盐则可对抗钠盐升高血压的作用。主要措施如下。

① 尽可能减少烹调用盐，世界卫生组织建议每日食盐摄入量少于 5g。

② 减少味精、酱油等含钠盐的调味品用量。

③ 少食或不食含钠盐量较高的各类加工食品，如咸菜、火腿、香肠及各类炒货。

④ 增加蔬菜和水果的摄入量。

⑤ 肾功能良好者，使用含钾的烹调用盐。

（2）控制体重：超重和肥胖是导致血压升高的重要原因之一，而以腹部脂肪堆积为典型特征的中心性肥胖还会进一步增加高血压等心血管与代谢性疾病的风险，适当降低升高的体重，减少体内脂肪含量，可显著降低血压。最有效的减重措施是控制能量摄入和增加体力活动。在饮食方面要遵循平衡膳食的原则，控制高热量食物（高脂肪食物、含糖饮料及酒类等）的摄入，适当控制主食（碳水化合物）用量。在运动方面，规律的、中等强度的有氧运动是控制体重的有效方法。减重的速度因人而异，通常以每周减重 0.5 ~ 1.0kg 为宜。对于非药物措施减重效果不理想的重度肥胖患者，应在医师指导下，使用减肥药物控制体重。

（3）不吸烟：吸烟是一种不健康行为，是心血管病和癌症的主要危险因素之一。吸烟可导致血管内皮损害，显著增加高血压患者发生动脉粥样硬化性疾病的风险。戒烟的益处十分肯定，而且任何年龄戒烟均能获益。被动吸烟也会显著增加患心血管疾病危险。医师应强烈建议并督促高血压患者戒烟，并指导患者寻求药物辅助戒烟（使用尼古丁替代品、安非他酮缓释片和伐尼克兰等），同时应对戒烟成功者进行随访和监督，避免复吸。

（4）限制饮酒：长期大量饮酒可导致血压升高，限制饮酒量则可显著降低高血压的发病风险。

（5）体育运动：一般的体力活动可增加能量消耗，对健康十分有益。而定期的体育锻炼则可产生重要的治疗作用，可降低血压、改善糖代谢等。建议每日应进行适当的体力活动（每日 30min 左右）；而每周则应有 3 次以上的有氧体育锻炼，如步行、慢跑、骑车、游泳、做健美操、跳舞和非比赛性划船等。典型的体力活动计划包括如下三个阶段。

①5 ~ 10min 的轻度热身活动。

②20 ~ 30min 的耐力活动或有氧运动。

③ 放松阶段，约 5min，逐渐减少用力，使心脑血管系统的反应和身体产热功能

逐渐稳定下来。

(6)减轻精神压力，保持心理平衡：心理或精神压力引起心理应激（反应），即人体对环境中心理和生理因素的刺激做出的反应。长期、过度的心理反应，尤其是负性的心理反应会显著增加心血管病发生的风险。应采取各种措施，帮助患者预防和缓解精神压力以及纠正和治疗病态心理，必要时建议患者寻求专业心理辅导或治疗。

3.高血压的药物治疗

(1)高血压药物治疗目的：高血压的药物治疗主要是使用降压药物降低血压，有效预防或延迟脑卒中、心肌梗死、心力衰竭、肾功能不全等并发症发生，有效控制高血压的疾病进程，预防高血压急症、亚急症等重症高血压发生。

(2)高血压药物治疗原则：高血压的药物治疗方面应遵循以下四个基本原则，即小剂量开始、优先选择长效制剂、联合用药及个体化。

① 小剂量开始：绝大多数患者需要长期甚至终身服用降压药。小剂量开始有助于观察治疗效果和减少不良反应。如效果欠佳，可逐步增加剂量。达到血压目标水平后尽可能用相对小而有效的维持量以减少副作用。

② 优先应用长效制剂：尽可能使用1次/天给药而有持续24h降压作用的长效药物，以有效控制夜间血压与晨峰血压，更有效预防心脑血管并发症发生。如使用中、短效制剂，则需每日给药2~3次，以达到平稳控制血压的目的。

③ 联合用药：可增加降压效果又不增加不良反应，在小剂量单药治疗疗效不满意时，可以采用2种或多种降压药物联合治疗。事实上，2级以上高血压为达到目标血压常需联合治疗。对血压 ≥ 160/100mmHg、高于目标血压20/10mmHg或高危及以上患者，起始即可采用小剂量2种药物联合治疗，或用固定配比复方制剂。

④ 个体化：根据患者具体情况和耐受性及个人意愿或长期承受能力，选择适合患者的降压药物。患者的体质各有差异，产生高血压的机制不同，一类药物对部分患者有效，对另外一部分患者也许并不适宜。因此，不能机械地套用或照搬他人有效的药物治疗方案。应由医师根据患者的具体情况（如年龄、血压升高的类型与幅度、有无并发症或并存的疾病等）量身定制适宜的降压方案。

(3)常见的高血压治疗药物：常见的降压药包括二氢吡啶钙离子拮抗剂（CCB）、血管紧张素转换酶抑制剂（ACEI）、血管紧张素Ⅱ受体拮抗剂（ARB）、利尿剂、β受体阻滞剂5类，以及由上述药物组成的固定配比复方制剂。此外，α受体阻滞剂或其他种类降压药有时亦可应用于某些高血压人群。

(四)高血压的社区预防

高血压的发生，除受到个体行为和生活方式的影响，还与个人所处的家庭、组织、社区等工作、学习和生活环境密切相关。高血压一旦发生，就需要终身管理，预防高血压的发生及系统管理治疗高血压患者是一项涉及全社会的系统工程。

高血压社区预防，是通过建立健康档案的过程了解社区人群的高血压患病率及具体的患病个体，了解社区人群中的高危个体，并主动采取相应的干预措施。通过系统筛查、机会性检查（日常医疗服务时）及补充性追查可以经济、高效地检出高血压患者。社区是高血压防治的第一线，必须担负起高血压检出、登记、治疗及长期系统管理的主要责任。开展高血压的社区预防，不仅可以减少人群高血压危险因素，也可以提高患者的治疗率和控制率，还可以减轻国家和个人的经济负担。

1.高血压社区预防的实施

根据高血压的危险因素和自然史，在生物—心理—社会医学模式的指导下，实施高血压的三级预防，可以有效地控制高血压的发病率，降低高血压的致残率、致死率，保护人群健康，提高生命质量。

（1）一级预防：又称病因预防，是在高血压尚未发生时针对病因（危险因素）采取的措施，是预防、控制高血压的根本措施。开展高血压的一级预防常采取双向策略，即全人群策略和高危人群策略。

①全人群策略：对社区所有人进行干预，目的是降低社区人群高血压危险因素的暴露水平，预防和减少高血压的发生。该策略采用健康促进的理论，从以下几个方面实施一级预防。A.政策发展与环境支持：提倡健康生活方式，特别是强调减少食盐的摄入和控制体重，促进高血压的早期检出和治疗方面政策的制定和落实，创造支持性环境。B.健康教育：争取当地政府的支持和配合，对社区全人群开展多种形式的高血压防治的宣传和教育，如组织健康教育俱乐部，定期举办健康知识讲座，利用宣传栏、黑板报宣传或文字宣传材料等传播健康知识。C.社区参与：以现存有的卫生保健网为基础，多部门协作，动员全社区参与高血压防治工作。D.场所干预：高血压的干预策略必须落实到场所中才能实现。健康促进的场所分为全市、医院、社区、工作场所和学校5类，可以根据不同场所的特点制订和实施高血压的干预计划。

②高危人群策略：采用一定的技术和方法筛选出高血压的高危人群，采取有效措施，消除高危个体的特殊暴露，预防高血压的发生。

（2）二级预防：又称临床前期预防，是在高血压自然史的临床前期阶段，为阻止或延缓高血压的发展而采取措施，阻止高血压向临床阶段发展。具体实施措施包括能实现高血压患者早发现、早诊断、早治疗的各种措施。如通过高血压筛查、定期健康体检、设立高血压专科门诊等多种方式早期发现高血压患者，及时进行诊断和规范化治疗。

(3) 三级预防：又称临床期预防，主要是采取高血压重症的抢救、适当的康复治疗等方式，旨在防止伤残和促进功能恢复，提高生命质量，延长寿命，降低高血压的致残率、致死率。

2. 高血压的社区筛查

(1) 高血压的社区筛查概念：在社区范围内通过快速的检验、检查或其他措施，将可能有高血压但表面上健康的人，同那些可能无高血压的人区分开来，主要包括定期测量血压和了解筛查对象的高危因素。高血压的社区筛查只是一种初步检查，不是诊断试验，要想筛检阳性或可疑阳性者，还必须进行进一步确诊，以便对确诊患者进行适当干预。

(2) 高血压的社区筛查目的：帮助发现高血压的高危人群，以便实施相应的干预措施，降低高血压的发病率，促进人群健康；也可以早期发现高血压可疑患者，以便早期诊断和早期治疗，避免危急情况的发生，改善高血压患者的预后。

(3) 高血压的社区筛查途径：高血压社区筛查通常有以下几种途径。

① 健康档案：社区建立居民档案，档案的基本内容包括个人一般情况、家族史、现病史、生活方式等，并可结合当地实际情况进行增补。将健康档案与社区常规的诊疗信息系统连接起来，开展持续性保健服务。

② 体检：体检发现高血压患者。

③ 门诊就诊：常规门诊就诊的患者通过测量血压发现新的高血压患者。

④ 其他途径的机会性筛查：如流行病调查等。

⑤ 社区提供测量血压的装置：社区人员可随时测量血压，以及时发现血压升高。

⑥ 家庭自测血压：自我测量血压以及时发现血压升高。

⑦ 社区组织开展高血压的筛查。

3. 高血压的社区随访

(1) 高血压的社区随访概念：高血压的社区随访指通过多种方式了解高血压患者病情变化和指导康复的一种观察性方法。通过随访及时了解高血压患者的疾病情况、生活方式、服药情况，评估患者是否存在危急情况等，可有效降低脑卒中、急性心肌梗死等严重并发症的发病率和死亡率，是控制高血压的基本模式和有效方式，也是基层医疗卫生服务机构的重要工作和任务。

(2) 高血压的社区随访目的：

① 监测血压、其他心血管疾病危险因素及并存的相关疾病的变化。

② 评估治疗效果，及时纠正或维持治疗方案，使血压长期稳定地维持在目标水平，临床称达标。

③促进患者坚持降压治疗，延缓高血压并发症的发生和发展，提高患者生活质量，延长寿命。

(3)高血压的社区随访方式：可采取多种方式，常见方式如下。

①患者到医院的诊所随访。

②定期到居民比较集中的社区站点随访。

③患者自我管理教育后的电话随访，该方式成本效益高，但随访前患者应接受血压监测方法的培训。

④对行动不便患者的入户随访。

⑤对中青年高血压人群的网络随访。

(4)高血压的社区随访管理：

①未达标患者随访：随访频率：每2~4周随访1次，直至血压达标。随访内容：查体(血压、心率、心律)，生活方式评估及建议，了解服药情况，必要时调整治疗。

②已达标患者随访：随访频率：每3个月1次，即每年至少4次随访。随访内容：有无再住院的新发并发症，查体(血压、心率、心律，超重或肥胖者应监测体重及腰围)，生活方式评估及建议，了解服药情况，必要时调整治疗。

③年度评估：评估内容：除上述每3个月随访事项外，还需再次测量体重、腰围，并进行必要的辅助检查，同初诊评估，即检查血常规、尿常规、生化(肌酐、尿酸、谷丙转氨酶、血钾、血糖、血脂)、心电图。有条件者可选做动态血压监测、超声心动图、颈动脉超声、尿白蛋白/肌酐、胸片、眼底检查等。

4.高血压患者转诊

需转诊人群主要包括起病急、症状重、怀疑继发性高血压以及多种药物无法控制的难治性高血压患者。妊娠和哺乳期女性高血压患者不建议基层就诊。转诊后2周内基层医务人员应主动随访，了解患者在上级医院的诊断结果或治疗效果，达标者恢复常规随访，预约下次随访时间；如未能确诊或达标，仍建议在上级医院进一步治疗。

(1)初诊转诊初诊时，有下列情况的一种或几种的，可以进行转诊。

①血压显著升高(血压≥180/110mmHg)，经短期处理仍无法控制。

②怀疑新出现心、脑、肾并发症或其他严重临床情况。

③妊娠和哺乳期女性。

④发病年龄<30岁。

⑤伴有蛋白尿或血尿。

⑥非利尿剂引起的低血钾。

⑦ 阵发性血压升高，伴有头痛、心慌、多汗。

⑧ 双上肢收缩压差异＞20mmHg。

⑨ 因诊断需要到上级医院进一步检查。

（2）随访转诊随访时，有下列情况的一种或几种的，可以进行转诊。

① 至少3种降压药物足量使用，血压仍未达标。

② 血压明显波动并难以控制。

③ 怀疑与降压药物相关且难以处理的不良反应。

④ 随访过程中发现严重临床疾病或心、脑、肾损害而难以处理。

（3）急救车转诊出现下列情况之一的，可以进行急救车转诊。

① 意识丧失或模糊。

② 血压≥180/110mmHg伴有剧烈头痛、呕吐，或突发言语障碍和（或）肢体瘫痪。

③ 血压显著升高伴持续性胸背部剧烈疼痛。

④ 血压升高伴有下肢水肿、呼吸困难，或不能平卧。

⑤ 胸闷、胸痛持续至少10min，伴有大汗，心电图示至少两个导联ST段抬高，应以最快速度转诊，考虑溶栓或行急诊冠状动脉介入治疗。

⑥ 其他影响生命体征的严重情况，如意识淡漠伴有血压过低或测不出、心率过慢或过快、突发全身严重过敏反应等。

二、高血压患者健康管理服务

（一）服务对象

辖区内35岁及以上常住居民中原发性高血压患者。

（二）服务内容

1. 筛查

（1）一般人群筛查：对辖区内35岁及以上常住居民，每年为其免费测量一次血压（非同日3次测量）。

（2）疑似患者筛查及处理：

① 对第一次发现收缩压≥140mmHg和（或）舒张压≥90mmHg的居民在去除可能引起血压升高的因素后预约其复查，非同日3次测量血压均高于正常，可初步诊断为高血压。建议转诊到有条件的上级医院确诊并取得治疗方案，2周内随访转诊结果。

② 对已确诊的原发性高血压患者纳入高血压患者健康管理。

③ 对可疑继发性高血压患者，及时转诊。

（3）高危人群筛查及处理：如有以下六项指标中的任一项高危因素，可认为是高血压的高危人群。建议高血压高危人群每半年至少测量1次血压，并接受医务人员的生活方式指导。

① 血压高值［收缩压130~139mmHg和（或）舒张压85~89mmHg］。

② 超重或肥胖，和（或）腹型肥胖：超重，28kg/m² > BMI ≥ 24kg/m²；肥胖，BMI ≥ 28kg/m²；腰围，男 ≥ 90cm、女 ≥ 85cm 为腹型肥胖。

③ 高血压家族史（一、二级亲属）。

④ 长期膳食高盐。

⑤ 长期过量饮酒（每日饮白酒不少于100mL）。

⑥ 年龄 ≥ 55岁。

2. 随访评估

对原发性高血压患者，每年要提供至少4次面对面的随访。随访评估内容如下。

（1）血压测量和评估测量血压并评估是否存在危急症状，出现下列情况，须在处理后紧急转诊。对于紧急转诊者，乡镇卫生院、村卫生室、社区卫生服务中心（站）应在2周内主动随访转诊情况。

① 出现收缩压 ≥ 180mmHg 和（或）舒张压 ≥ 110mmHg。

② 出现意识改变、剧烈头痛或头晕、恶心、呕吐、视力模糊、眼痛、心悸、胸闷、喘憋不能平卧等危急情况之一。

③ 处于妊娠期或哺乳期，同时血压高于正常。

④ 存在不能处理的其他疾病时。

（2）询问症状：若不需紧急转诊，询问上次随访到此次随访期间的症状。

（3）一般测量：测量体重、心率，计算体重指数（BMI）。

（4）询问疾病情况和生活方式：包括心脑血管疾病、糖尿病、吸烟、饮酒、运动、摄盐情况等。

（5）询问服药情况：了解患者服药情况。

3. 分类干预

（1）血压控制满意者：对血压控制满意者（一般高血压患者血压降至140/90mmHg以下；高于65岁老年高血压患者的血压降至150/90mmHg以下，如果能耐受，可进一步降至140/90mmHg以下；一般糖尿病或慢性肾脏病患者的血压目标可以在140/90mmHg基础上再适当降低）、无药物不良反应、无新发并发症或原有并发症无加重的患者，预约进行下一次随访时间。

（2）对第一次出现血压控制不满意者：对收缩压≥140mmHg和（或）舒张压≥90mmHg，或有药物不良反应的患者，结合其服药依从性，必要时增加现用药物剂量、更换或增加不同类的降压药物，2周时随访。

（3）对连续2次出现血压控制不满意或药物不良反应难以控制以及出现新的并发症或原有并发症加重的患者：建议其转诊到上级医院，2周内主动随访转诊情况。

（4）对所有患者：进行有针对性的健康教育，与患者一起制定生活方式改进目标并在下一次随访时评估进展。告诉患者出现哪些异常时应立即就诊。

4.定期健康检查

高血压患者每年应至少进行1次较全面的健康检查，可与随访相结合。内容包括血压、体重、空腹血糖，一般体格检查和视力、听力、活动能力的一般检查。有条件的地区建议增加血钾浓度、血钠浓度、血常规、尿常规（或尿微量白蛋白）、大便隐血、血脂、眼底、心电图、B超等检查，老年患者建议进行认知功能和情感状态初筛检查。具体内容参照《居民健康档案管理服务规范》健康体检表。

（三）服务流程

1.高血压筛查流程图

高血压筛查对象为辖区内35岁及以上常住居民，乡镇卫生院、村卫生室、社区卫生服务中心（站）每年为其免费测量一次血压。既往确诊过原发性高血压的，纳入高血压患者管理。既往未确诊过原发性高血压的，根据血压测量值高低，筛检流程有所不同。

（1）血压测量值＜140/90mmHg：判断是否为高危人群。

①若为高危人群，建议其每半年至少测量1次血压，并接受医务人员的生活方式指导。

②若非高危人群，建议其每年测量1次血压。

（2）血压测量值收缩压≥140mmHg和（或）舒张压≥90mmHg：去除可能引起血压升高的原因，复查非同日3次血压，若血压测量值＜140/90mmHg，则参照筛检流程（1）进行。

（3）血压测量值收缩压≥140mmHg和（或）舒张压≥90mmHg：去除可能引起血压升高的原因，复查非同日3次血压，若血压测量值仍为收缩压≥140mmHg和（或）舒张压≥90mmHg，则有如下两种情况。

①若确诊为原发性高血压，则纳入高血压患者管理。

②必要时建议转诊到上级医院，2周内随访转诊情况。若上级医院确诊为原发性高血压，则纳入高血压患者管理；若上级医院排除其为高血压患者，则建议其每

半年至少测量1次血压，并接受医务人员的生活方式指导。

2.高血压患者随访流程图

高血压患者随访的对象为辖区内35岁及以上确诊的原发性高血压患者，随访评估内容如前所述，若存在危急情况紧急处理后转诊，2周内随访就诊情况；如不存在危急情况，根据评估结果进行分类干预。

(四) 服务要求

（1）高血压患者的健康管理由医师负责，应与门诊服务相结合，对未能按照管理要求接受随访的患者，乡镇卫生院、村卫生室、社区卫生服务中心 (站) 医护人员应主动与患者联系，保证管理的连续性。

（2）随访包括预约患者到门诊就诊、电话追踪和家庭访视等方式。

（3）乡镇卫生院、村卫生室、社区卫生服务中心 (站) 可通过本地区社区卫生诊断和门诊服务等途径筛查与发现高血压患者。对于血压值为（130~139）/（85~89）mmHg 的正常高值人群，建议每半年测量1次血压。有条件的地区，对人员进行规范培训后，可参考《中国高血压防治指南》对高血压患者进行健康管理。

（4）发挥中医药在改善临床症状、提高生活质量、防治并发症中的特色和作用，积极应用中医药方法开展高血压患者健康管理服务。

（5）加强宣传，告知服务内容，使更多的患者和居民愿意接受服务。

（6）每次提供服务后及时将相关信息记入患者的健康档案。

(五) 工作指标

（1）高血压患者规范管理率＝按照规范要求进行高血压患者管理的人数 / 年内已管理的高血压患者人数 ×100%。

（2）管理人群血压控制率＝最近一次随访血压达标人数 / 已管理的高血压人数 ×100%。

注：最近一次随访血压指的是按照规范要求最近一次随访的血压，若失访则判断为未达标，血压达标是指收缩压＜140mmHg 和舒张压＜90mmHg（65岁及以上患者收缩压＜150mmHg 和舒张压＜90mmHg），即收缩压和舒张压同时达标。

(六) 管理服务规范表格及说明

高血压患者随访服务表，为高血压患者在接受随访服务时由医师填写。若患者失访，在随访日期处写明失访原因，若患者死亡，写明死亡日期和死亡原因。高血压患者随访服务记录表见表15-1。

表 15-1　高血压患者随访服务记录表

姓名：　　　　　　　　　　　　　　　　　　　　　编号□□□-□□□□□

随访日期	年　月　日	年　月　日	年　月　日	年　月　日
随访方式	1.门诊 2.家庭 3.电话□	1.门诊 2.家庭 3.电话□	1.门诊 2.家庭 3.电话□	1.门诊 2.家庭 3.电话□
症状 1.无症状 2.头痛头晕 3.恶心呕吐 4.眼花耳鸣 5.呼吸困难 6.心悸胸闷 7.鼻衄出血不止 8.四肢发麻 9.下肢水肿	□/□/□/□/□/□/□/□/□ 其他：	□/□/□/□/□/□/□/□/□ 其他：	□/□/□/□/□/□/□/□/□ 其他：	□/□/□/□/□/□/□/□/□ 其他：
体征　血压 /mmHg	/	/	/	/
体重 /kg	/	/	/	/
体重指数 (BMI) / (kg/m²)	/	/	/	/
心率 / (次/分)				
其他				

续表

姓名：　　　　　　　　　　　　　　　　　　　　编号□□□-□□□□□

生活方式指导				
日吸烟量/支	/	/	/	/
日饮酒量/两	/	/	/	/
运动	次/周分/次 次/周分/次	次/周分/次 次/周分/次	次/周分/次 次/周分/次	次/周分/次 次/周分/次
摄盐情况(咸淡)	轻/中/重 轻/中/重	轻/中/重 轻/中/重	轻/中/重 轻/中/重	轻/中/重 轻/中/重
心理调整	1.良好 2.一般 3.差□	1.良好 2.一般 3.差□	1.良好 2.一般 3.差□	1.良好 2.一般 3.差□
遵医行为	1.良好 2.一般 3.差□	1.良好 2.一般 3.差□	1.良好 2.一般 3.差□	1.良好 2.一般 3.差□
辅助检查*				
服药依从性	1.规律 2.间断 3.不服药□	1.规律 2.间断 3.不服药□	1.规律 2.间断 3.不服药□	1.规律 2.间断 3.不服药□
药物不良反应	1.无 2.有 ___□	1.无 2.有 ___□	1.无 2.有 ___□	1.无 2.有 ___□
此次随访分类	1.控制满意 2.控制不满意 3.不良反应 4.并发症□	1.控制满意 2.控制不满意 3.不良反应 4.并发症□	1.控制满意 2.控制不满意 3.不良反应 4.并发症□	1.控制满意 2.控制不满意 3.不良反应 4.并发症□

续表

姓名：					编号□□□-□□□□□
用药情况	药物名称1				
	用法用量	每日 次	每次	每日 次	每次
	药物名称2				
	用法用量	每日 次	每次	每日 次	每次
	药物名称3				
	用法用量	每日 次	每次	每日 次	每次
	其他药物				
	用法用量	每日 次	每次	每日 次	每次
转诊	原因				
	机构及科别				
下次随访日期					
随访医师签名					

表 15-1 的填表说明如下。

（1）姓名为受访者姓名，随访日期即实际随访日期。

（2）随访方式：以门诊或家庭随访为主，条件限制时可选择电话随访。一般一次随访选择一种方式，填表时在"□"中填上相应随访方式前面对应的数字。

（3）症状：表中列举了高血压患者常见症状，随访医师根据患者实际症状进行判断，并在"□"中填上相应的数字。若出现表中未列举出的症状可填写在"其他"栏中，多数高血压患者在临床上表现为无症状。

（4）体征：体重指数在测量受访者体重和身高后自行计算；体重和体重指数斜线前填写目前情况，斜线后填写下次随访时应调整到的目标。如果是超重或肥胖的高血压患者，要求每次随访时测量体重并指导患者控制体重；正常体重人群可每年测量一次体重及体重指数。如有其他阳性体征，请填写在"其他"一栏。

（5）日吸烟量：斜线前填写目前吸烟量，不吸烟填"0"，吸烟者写出每天的吸烟量"×× 支"，斜线后填写吸烟者下次随访目标吸烟量"×× 支"。

（6）日饮酒量：斜线前填写目前饮酒量，不饮酒填"0"，饮酒者写出每天的饮酒量相当于白酒"×× 两"，斜线后填写饮酒者下次随访目标饮酒量相当于白酒"×× 两"。白酒 1 两相当于葡萄酒 4 两、黄酒半斤、啤酒 1 瓶、果酒 4 两。

（7）运动：填写每周几次，每次多少分钟。即"×× 次 / 周，×× 分 / 次"。横线上填写目前情况，横线下填写下次随访时应达到的目标。

（8）摄盐情况：根据患者饮食的摄盐情况，按咸淡程度在上排列出的"轻、中、重"之一上画"√"分类，下排填写患者下次随访目标摄盐情况。建议每天每人食盐摄入量不超过 6g。

（9）心理调整：根据医师印象选择对应的选项。

（10）遵医行为：患者是否遵照医师的指导去改善生活方式。

（11）辅助检查：记录患者在上次随访到这次随访之间到各医疗机构进行的辅助检查结果。

（12）服药依从性："规律"为按医嘱服药；"间断"为未按医嘱服药，频次或数量不足；"不服药"即为医师开了处方，但患者未使用此药。

（13）药物不良反应：如果患者服用的降压药物有明显的药物不良反应，具体描述哪种药物，何种不良反应。

（14）此次随访分类：根据此次随访时的分类结果，由随访医师在 4 种分类结果中选择一项在"□"中填上相应的数字。

① "控制满意"意为血压控制满意，无其他异常。

② "控制不满意"意为血压控制不满意，无其他异常。

③ "不良反应" 意为存在药物不良反应。

④ "并发症" 意为出现新的并发症或并发症出现异常。如果患者同时并存几种情况，填写最严重的一种情况，同时结合上次随访情况确定患者下次随访时间，并告知患者。

（15）用药情况：根据患者整体情况，为患者开具处方，并填写在表格中，写明用法、用量。

（16）转诊：转诊时要写明转诊的医疗机构及科室类别，如 ×× 市人民医院心内科，并在原因一栏写明转诊原因。

（17）下次随访日期：根据患者此次随访分类，确定下次随访日期，并告知患者。

（18）随访医师签名：随访完毕，核查无误后随访医师签署其姓名。

第二节　糖尿病患者健康管理

一、2 型糖尿病临床诊疗技术

糖尿病是一种常见的内分泌代谢疾病，随着生活方式的改变和老龄化进程的加速，我国糖尿病的患病率正在呈快速上升趋势，成为继心脑血管疾病、肿瘤之后的另一个严重危害人民健康的重要慢性非传染性疾病。它的急性并发症和慢性并发症，尤其是慢性并发症累及多个器官，致残、致死率高，严重影响患者的身心健康，并给个人、家庭和社会带来沉重的负担。

(一)2 型糖尿病概述

1. 发病原因

2 型糖尿病主要是由遗传和环境因素引起外周组织（主要是肌肉和脂肪组织）胰岛素抵抗及胰岛素分泌缺陷，导致机体胰岛素相对或绝对不足，使葡萄糖摄取利用减少而引发高血糖，导致糖尿病。

（1）遗传因素：2 型糖尿病具有很强的遗传倾向。中国人 2 型糖尿病的遗传度一般高于 60%，国外调查发现约 35% 的 2 型糖尿病患者的双亲有一方或双方都患有糖尿病。2 型糖尿病的一些遗传基因也相继被确定。

（2）肥胖与超重：2 型糖尿病重要的易患因素之一。2 型糖尿病患者中约 60% 体重超重或肥胖。研究表明，向心性肥胖（腹型肥胖）患者发生糖尿病的危险性最高。若肥胖与家族史共同存在，将协同增加患 2 型糖尿病的危险性。我国 11 省市的调查发现，体重指数（BMI）$\geqslant 25kg/m^2$ 的超重和肥胖者患糖尿病的概率是正常体重者的 2.6 倍。

（3）饮食结构不合理和体力活动不足：摄取高脂肪、高蛋白、高碳水化合物和缺少膳食纤维的食物可增加糖尿病的发病危险性。缺乏体力活动容易使脂肪在体内积累，也可降低外周组织对胰岛素的敏感性，损害葡萄糖耐量而直接导致糖尿病。

（4）社会经济状况：2型糖尿病发生的一个综合危险因素。发达国家的糖尿病患病率高于发展中国家，即使在不发达的国家，富裕阶层的患病率也明显高于贫穷阶层。

（5）妊娠：有研究表明，患妊娠糖尿病的妇女以后发生显性糖尿病的比例明显增加，某15年随访研究结果显示，其累积发病率高达35%～40%。妊娠期糖尿病与后代患2型糖尿病也有关。

（6）人口老龄化：糖尿病的发病率随年龄的增长而增高。无论男女，20岁以下人群糖尿病患病率极低，40岁以上人群随年龄增长患病率而明显上升，至60～70岁达高峰。年龄每增长10岁，糖尿病患病率约上升1%。由于社会经济的发展和医疗条件的改善，人均寿命明显延长，不少国家逐步进入老年社会，这是导致2型糖尿病呈流行趋势的一个重要因素。

（7）其他：自身免疫、高血压、高血脂、生命早期营养不良、长期的过度紧张，以及影响糖代谢的药物如利尿剂、糖皮质激素、类固醇类口服避孕药的使用等，也是糖尿病的危险因素。

2. 发病特点

（1）病情隐匿：2型糖尿病起病一般比较缓和、隐匿，病程较长，早期无任何症状，或仅有轻度乏力、口渴，典型的糖尿病症状（"三多一少"等）较少出现，血糖增高不明显者需做糖耐量试验才能确诊。

（2）多有肥胖史：2型糖尿病患者中90%以上同时伴有肥胖、超重和肥胖（尤其是腹型肥胖）是2型糖尿病的主要危险因素之一。

（3）多有家族史：2型糖尿病有很强的家族聚集性。

（4）成年人多发：2型糖尿病多发于成年人，尤其是中老年人居多。流行病学资料表明，2型糖尿病发病的年龄多在40～60岁，从40岁开始糖尿病的患病率逐渐增高，在60～70岁老年人中达到高峰。

（5）种族或民族性——高发病率族群：世界上不同种族，2型糖尿病的患病率不同，患病率最高的是美国亚利桑那州的比马印第安人。我国流行病学调查资料表明，新疆维吾尔族的2型糖尿病患病率高于汉族和其他民族。

3. 临床表现

（1）代谢紊乱症状群：2型糖尿病的症状主要是与代谢紊乱有关的表现，尤其是"三多一少"，但常不十分明显或仅有部分症状。

①多尿：由于血糖过高，超过肾糖阈（8.89~10.0mmol/L），经肾小球滤出的葡萄糖不能完全被肾小管重吸收，形成渗透性利尿。血糖越高，尿糖排泄越多，尿量越多，24h尿量可达5000~10000mL。但老年人和有肾脏疾病者，肾糖阈增高，尿糖排泄障碍，在血糖轻中度增高时，多尿可不明显。

②多饮：主要是由于高血糖使血浆渗透压明显增高，加之多尿，水分丢失过多，发生细胞内脱水，加重高血糖，使血浆渗透压进一步明显升高，刺激口渴中枢，导致口渴而多饮，多饮进一步加重多尿。

③多食：主要是由葡萄糖利用率降低所致。糖尿病患者由于胰岛素的绝对或相对缺乏或组织对胰岛素不敏感，组织摄取利用葡萄糖能力下降，虽然血糖处于高水平，但动静脉血中葡萄糖的浓度差很小，组织细胞实际上处于饥饿状态，从而刺激摄食中枢，引起饥饿、多食；另外，机体不能充分利用葡萄糖，大量葡萄糖从尿中排泄，因此机体实际上处于半饥饿状态，能量缺乏亦引起食欲亢进。

④体重下降：糖尿病患者尽管食欲和食量正常，甚至增加，但体重下降，主要是由于胰岛素绝对或相对缺乏或胰岛素抵抗，机体不能充分利用葡萄糖产生能量，致使体内脂肪和蛋白质分解增加，消耗过多，呈负氮平衡，体重逐渐下降，进而出现身体消瘦。一旦糖尿病经及时、合理地治疗，获得良好的血糖控制后，体重下降便可控制，甚至有所回升。若糖尿病患者在治疗过程中体重持续下降或身体明显消瘦，则提示可能代谢控制不佳或合并其他慢性消耗性疾病。

⑤乏力：乏力在糖尿病患者中亦较为常见，由于葡萄糖不能被完全氧化，即人体不能充分利用葡萄糖而有效地释放出能量，同时组织失水、电解质失衡及负氮平衡等，因而感到全身乏力、精神萎靡。

⑥视力下降：有些糖尿病患者在早期就诊时，主诉视力下降或模糊，这主要可能与高血糖导致晶体渗透压改变，引起晶体屈光度变化有关。早期一般多属功能性改变，一旦血糖获得良好控制，视力可较快恢复正常。

（2）并发症的表现：有些糖尿病患者仅因各种并发症而就诊，相当一部分患者无"三多一少"症状或症状不明显。

①急性并发症表现：有的糖尿病患者可出现糖尿病酮症酸中毒（DKA）和高渗高血糖综合征的一些表现等。在应激等情况下糖尿病病情加重，可出现食欲减退、恶心、呕吐、腹痛、多尿加重、头晕、嗜睡、视物模糊、呼吸困难、昏迷等。

②慢性并发症表现：糖尿病可累及全身各重要组织器官，主要表现在视网膜、肾、神经、心肌组织等，出现视力下降或者失明；尿中泡沫增多或者蛋白尿，水肿；四肢皮肤感觉异常，如麻木、针刺、蚁走感，足底踩棉花感；腹泻和便秘交替，尿潴留，半身出汗或时有大汗，性功能障碍；反复的皮肤感染，如疖、痈，经久不愈

的小腿和足部溃疡；反复发生的泌尿系感染，发展迅速的肺结核，女性外阴瘙痒，糖尿病足。

（3）反应性低血糖：进食后胰岛素分泌高峰延迟，餐后 3~5h 胰岛素不适当升高。

4.糖尿病评估

（1）糖尿病临床评估

①病史采集：患病时间，血糖水平，治疗情况；有无发生过急性并发症及发生频率，严重程度及原因；有无感染和慢性并发症症状与治疗；生活方式；儿童和青春期的生长发育状况；妊娠高血糖和巨大儿分娩史；家族史。

②体格检查：测量身高、体重和腰围，体重指数（BMI）；测量血压；检查眼底等。

③实验室检查：血糖和血脂、糖化血红蛋白、肾功能、尿常规、尿微量白蛋白、心电图等。

（2）并发症评估

①视网膜病变：检查视力、眼底，测眼压。

②心脑血管—周围血管病变：心电图和（或）运动负荷试验、血脂、周围血管搏动。

③糖尿病肾病：尿微量白蛋白测定、肌酐清除率、血生化测定（尿素氮、肌酐、尿酸）。

④糖尿病神经病变：询问有无周围神经病变、自主神经病变的症状和体征。

⑤反复感染病变：有无反复的皮肤感染，有无反复发生的泌尿系感染，女性外阴有无瘙痒等。

5.糖尿病并发症

（1）急性并发症：糖尿病酮症酸中毒、高渗高血糖综合征。

（2）感染性疾病：皮肤化脓性感染、尿路感染、真菌感染、肺结核等。

（3）慢性并发症：根据我国对住院糖尿病患者的统计，各种糖尿病慢性并发症的患病率分别为：糖尿病视网膜病变 31.5%，糖尿病肾病 39.7%，糖尿病神经病变 51.1%，高血压 41.8%，冠心病 25.1%，脑血管疾病 17.3%，下肢血管疾病 9.3%。微血管并发症是糖尿病的特异性慢性并发症，与糖尿病病程和血糖控制状态直接相关。

①微血管病变：视网膜病变、糖尿病肾病、心脏微血管病变等。

②大血管病变：冠心病、脑血管疾病、肾动脉硬化、肢体动脉硬化等。

③神经系统病变：中枢神经系统并发症、周围神经病变、自主神经病变。

④眼的其他病变：白内障、青光眼、黄斑病、虹膜睫状体病变。

⑤糖尿病足：表现为足部溃疡、感染和（或）深层组织破坏，是糖尿病截肢的最主要原因。

⑥皮肤病变和牙周病变。

(二)糖尿病诊断标准

糖尿病的临床诊断以静脉血浆血糖值为依据，毛细血管血的血糖值仅作参考。目前我国采用 WHO 糖尿病专家委员会（1999）糖尿病诊断标准和糖代谢状态分类标准进行诊断，见表 15-2 和表 15-3。空腹血糖（FPG）或口服 75g 葡萄糖后的 2h 血糖值可单独用于流行病学调查或人群筛查。理想的调查是同时检查 FPG 及口服 75g 葡萄糖后的 2h 血糖值，口服葡萄糖耐量试验（OGTT）其他时间点血糖不作为诊断标准。

空腹血糖受损（IFG）和糖耐量减低（IGT）是正常血糖状态与糖尿病之间的一种中间代谢状态。建议已达到糖调节受损的人群，应进行 OGTT 检查，以降低糖尿病的漏诊率，提高糖尿病的诊断率。无糖尿病症状者，需改日重复检查。

表 15-2　糖尿病诊断标准

诊断标准	静脉血浆葡萄糖水平 / (mmol/L)
(1) 典型糖尿病症状（多饮、多尿、多食、体重下降）加上随机血糖检测 或加上	≥ 11.1
(2) FPG 检测 或加上	≥ 7.0
(3) 葡萄糖负荷后 2h 血糖检测 无糖尿病症状者，需改日重复检查	≥ 11.1

注：空腹状态是指至少 8h 未进食热量；随机血糖是指不考虑上次用餐时间，一天中任意时间的血糖，不能用来诊断空腹血糖受损或糖耐量异常。急性感染、创伤或其他应激情况下可出现暂时性血糖增高，若没有明确的高血糖病史，须在应激消除后复查，以确定糖代谢状态。

表 15-3　糖代谢状态分类标准（WHO 1999 年）

糖代谢分类	FPG/ (mmol/L)	2hPG/ (mmol/L)
正常血糖	< 6.1	< 7.8
空腹血糖受损 (IFG)	6.1 ~ 7.0	< 7.8
糖耐量减低 (IGT)	< 7.0	7.8 ~ 11.1
糖尿病	≥ 7.0	≥ 11.1

注：IFG 和 IGT 统称为糖调节受损。

(三) 2型糖尿病的治疗原则

近年来对糖尿病的治疗，已转变为系统管理和综合管理。糖尿病的管理应遵循早期和长期、积极而理性、综合治疗和全面达标、治疗措施个体化等原则。实施糖尿病综合管理的5项措施 (称之为"五驾马车")：糖尿病教育和管理、医学营养治疗、运动治疗、血糖监测、药物治疗。

1. 糖尿病教育和管理

(1) 基本原则：由于糖尿病目前仍是一种终身性疾病，因此糖尿病治疗的目标是通过控制高血糖和相关代谢紊乱来消除糖尿病症状、防止出现急性代谢并发症，以及通过良好的代谢控制达到预防慢性并发症、提高患者生活质量和延长寿命的目的。为了达到这一目的应建立较完善的糖尿病教育和管理体系。

(2) 教育和管理的目标和形式

① 目标：糖尿病教育的目标是使患者充分认识糖尿病并掌握糖尿病的自我管理能力。

② 形式：糖尿病教育可以是大课堂式、小组式或个体化，内容包括饮食、运动、血糖监测和自我管理能力的指导，小组式或个体化形式的针对性更强，更易于个体化。教育和指导应该是长期和随时随地进行，特别是当血糖控制较差需调整治疗方案，或因出现并发症需进行胰岛素治疗时，具体的教育和指导是必不可少的。

(3) 教育内容和管理落实

① 教育内容：糖尿病的自然进程；糖尿病的临床表现；糖尿病的危害及如何防治急慢性并发症；个体化的治疗目标；个体化的生活方式干预措施和饮食计划；规律运动和运动处方；饮食、运动、口服药、胰岛素治疗及规范的胰岛素注射技术；自我血糖监测 (SMBG) 和尿糖监测 (当血糖监测无法实施时)，血糖测定结果的意义和应采取的干预措施；SMBG、尿糖监测和胰岛素注射等具体操作技巧；口腔护理、足部护理、皮肤护理的具体技巧；特殊情况 (如疾病、低血糖、应激和手术) 应对措施；糖尿病妇女受孕必须做到有计划，并全程监护；糖尿病患者的社会心理适应。

② 教育管理：团队式管理是最好的糖尿病管理模式，糖尿病管理团队主要成员应包括执业医师 [普通医师和 (或) 专科医师]、糖尿病教员 (教育护士)、营养师、运动康复师、患者及其家属。必要时还可增加眼科、心血管、肾病、血管外科、产科、足病和心理学医师。逐步建立定期随访和评估系统，以确保所有患者都能进行咨询并得到及时的正确指导，这种系统也可以为基层医护人员提供糖尿病管理的支持和服务。

2. 医学营养治疗

糖尿病及糖尿病前期患者均需要接受个体化医学营养治疗，在评估患者营养状况的情况下，设定合理的治疗目标，控制总能量的摄入，合理、均衡分配各种营养素，达到患者的代谢控制目标。针对超重或肥胖者推荐适度减重，配合体育锻炼和行为改变，有助于维持减重效果。

(1) 医学营养治疗目标

① 维持合理体重：超重或肥胖患者减重的目标是 3 ~ 6 个月减轻体重的 5% ~ 10%。消瘦者应通过合理的营养计划恢复并长期维持理想体重。

② 提供营养均衡的膳食。

③ 达到并维持理想的血糖水平，降低糖化血红蛋白（HbA1c）水平。

④ 减少心血管疾病的危险因素，包括控制血脂异常和高血压。

⑤ 减轻胰岛素抵抗（IR），降低胰岛 β 细胞负荷。

(2) 总热量计算：首先按患者性别、年龄和身高表，或用简易公式计算理想体重 [理想体重（kg）＝身高（cm）－105]，再根据理想体重和工作性质，参照原来生活习惯等，计算每日所需总热量。成年人休息状态下每日每千克理想体重给予热量 25 ~ 30kcal，轻体力劳动 30 ~ 35kcal，中等体力劳动 35 ~ 40kcal，重体力劳动 40kcal 以上。儿童、孕妇、乳母、营养不良及伴有消耗性疾病者应酌情增加，肥胖者适当减少，使体重逐渐控制在理想体重的 ±5%。

(3) 营养素摄入量

① 脂肪：A. 膳食中由脂肪提供的能量不超过饮食总能量的 30%。B. 饱和脂肪酸摄入量不应超过饮食总能量的 7%，尽量减少反式脂肪酸摄入。单不饱和脂肪酸是较好的膳食脂肪来源，在总脂肪摄入中的供能比例达到 10% ~ 20%。多不饱和脂肪酸摄入不宜超过总能量摄入的 10%，适当增加富含 n-3 脂肪酸的摄入。C. 食物中胆固醇摄入量 < 300mg/d。成人每日烹调油 25 ~ 30g。

② 碳水化合物：A. 膳食中碳水化合物所提供的能量应占总能量的 50% ~ 60%。对碳水化合物的计量、评估是血糖控制的关键环节。B. 低血糖指数（GI）食物有利于血糖控制。GI < 55% 为低 GI 食物，GI 为 55% ~ 70% 为中 GI 食物，GI > 70% 为高 GI 食物。C. 糖尿病患者可适量摄入糖醇和非营养性甜味剂，但是过多蔗糖分解后生成的果糖或添加过量果糖易致 TG 合成增多，使体脂积聚。D. 每日定时进餐，尽量保持碳水化合物均匀分配。

③ 蛋白质：A. 肾功能正常的糖尿病患者，蛋白质摄入量应占供能比的 10% ~ 15%，保证优质蛋白质摄入超过 50%。B. 有显性蛋白尿的患者，蛋白质摄入量宜限制在每日每千克体重 0.8g。从肾小球滤过率（GFR）下降起，应实施低蛋白饮

食，蛋白质摄入量为每日每千克体重 0.6g，为防止发生蛋白质营养不良，可补充复方 α 酮酸制剂。C. 单纯摄入蛋白质不易引起血糖升高，但可能增强胰岛素分泌反应。保证每日 300g 液态奶或者相当量的奶制品的摄入。

④ 膳食纤维：豆类、富含纤维的谷物类（每份食物 ≥ 5g 纤维）、水果、蔬菜和全麦食物均为膳食纤维的良好来源。每日蔬菜摄入量为 300 ~ 500g，深色蔬菜占 1/2 以上，其中绿叶菜不少于 70g。糖尿病患者膳食纤维每日摄入量应达到 14g/1000kcal。

⑤ 盐：A. 食盐摄入量限制在每日 6g 以内，合并高血压的患者更应严格限制摄入量；B. 应限制摄入含盐高的食物，如味精、酱油、盐浸等加工食品、调味酱等。

⑥ 微量营养素：糖尿病患者容易缺乏 B 族维生素、维生素 C、维生素 D 及铬、锌、硒、镁、铁、锰等多种微量营养素，可根据营养评估结果适量补充。长期服用二甲双胍者应防止维生素 B_2 缺乏。可适量补充维生素 E、维生素 C 及胡萝卜素等具有抗氧化作用的制剂，但不建议长期大量补充。

⑦ 饮酒：A. 不推荐糖尿病患者饮酒，若饮酒应计算乙醇中所含的总能量；B. 女性每日饮酒的乙醇量不超过 15g，男性不超过 25g（15g 乙醇相当于 450mL 啤酒、150mL 葡萄酒或 50mL 低度白酒中乙醇含量），每周不超过 2 次；C. 应警惕乙醇可能诱发的低血糖，避免空腹饮酒；D. 具有 2 型糖尿病风险的个体应限制含糖饮料的摄入。

（4）合理分配能量：每日饮食的总热量和糖类、蛋白质和脂肪的组成确定后，按每克糖类、蛋白质产热 4kcal，每克脂肪产热 9kcal，将热量换算为食物后制定食谱，并根据生活习惯、病情和配合药物治疗需要进行安排。每日三餐可按 1/5、2/5、2/5 或 1/3、1/3、1/3 分配。

3. 运动治疗

（1）运动治疗的意义：规律运动可增加胰岛素敏感性，有助于控制血糖，减少心血管危险因素，减轻体重，提升幸福感。运动对糖尿病高危人群一级预防效果显著。流行病学研究结果显示：规律运动 8 周以上可将 2 型糖尿病患者 HbA1c 降低 0.66%；坚持规律运动 12 ~ 14 年的糖尿病患者病死率显著降低。

（2）运动治疗的原则

① 运动治疗应在医师指导下进行。运动前要进行必要的评估，特别是心肺功能和运动功能的医学评估（如运动负荷试验等）。

②FPG > 16.7mmol/L、反复低血糖或血糖波动较大、有糖尿病酮症酸中毒等急性代谢并发症，合并急性感染、增殖性视网膜病、严重肾病、严重心脑血管疾病（不稳定型心绞痛、严重心律失常、一过性脑缺血发作）等情况下禁忌运动，病情控制稳定后方可逐步恢复运动。

③成年糖尿病患者每周至少进行150min（如每周5d，每次30min）中等强度（50%～70%最大心率，运动时稍许用力，心跳和呼吸加快但不急促）的有氧运动。即使一次进行10min的体育运动，每天累计30min也是有益的。中等强度的体育运动包括快走、打太极拳、骑车及打乒乓球、羽毛球和高尔夫球等。较强体育运动包括跳舞、跳有氧健身操、慢跑、游泳、骑车上坡等。

④如无禁忌证，每周最好进行2次抗阻运动、锻炼肌肉力量和耐力训练。训练时阻力为轻度或中度。联合进行抗阻运动和有氧运动可获得更大程度的代谢改善。

⑤运动项目要与患者的年龄、病情及身体承受能力相适应，并定期评估，适时调整运动计划。成年人BMI应该控制在18.5～23.9kg/m^2。

⑥记录运动日记，有助于提升运动依从性。

⑦养成健康的生活习惯。培养活跃的生活方式，如增加日常身体活动，减少静坐时间，将有益的体育运动融入日常生活中。

⑧运动前后要加强血糖监测，运动量大或激烈运动时应建议患者临时调整饮食及药物治疗方案，以免发生低血糖。

4. 血糖监测

（1）HbA1c：评价长期血糖控制的金指标，也是临床调整治疗方案的重要依据。标准检测方法下的HbA1c正常值为4%～6%，在治疗初期每3个月检测1次，一旦达到治疗目标可每6个月检测一次。患有贫血和血红蛋白异常者，HbA1c的检测结果不可靠，此时可用血糖、糖化人血白蛋白或糖化血清蛋白（GA）来评价血糖的控制。

（2）SMBG：SMBG是指糖尿病患者在家中开展的血糖检测，用于了解血糖的控制水平和波动情况，这是调整血糖达标的重要措施，也是降低低血糖风险的重要手段。SMBG只有真正成为糖尿病管理方案的一部分时才会发挥作用。采用便携式血糖仪进行毛细血管血糖检测是最常用的方法，但如条件所限不能检测血糖，尿糖的检测包括尿糖定量检测也有帮助。

①SMBG的指导和质量控制：开始SMBG前应由医师或护士对糖尿病患者进行监测技术和监测方法的指导，包括如何测血糖、何时监测、监测频率和如何记录监测结果。医师或糖尿病管理小组每年应检查1～2次患者SMBG技术和校准血糖仪，尤其是SMBG结果与HbA1c或临床情况不符时。需要强调的是，血糖监测应该是糖尿病教育和管理方案的一部分，医务人员在建议糖尿病患者开展SMBG的同时应教育患者血糖监测的目的、意义并辅导患者正确解读血糖监测的结果和制定应采取的相应措施。SMBG适用于所有糖尿病患者，但对于某些特殊患者更要注意加强血糖监测，如妊娠期接受胰岛素治疗的患者，血糖控制标准更严，为了使血糖达标，

同时减少低血糖的发生，这些患者进行 SMBG 更重要，应该增加监测频率。而对于那些没有使用胰岛素治疗的患者采用定期结构化的血糖监测，监测次数可相对较少。

②SMBG 时间点：A. 餐前血糖监测：适用于注射基础、餐时或预混胰岛素的患者。当血糖水平很高时应首先关注 FPG 水平。在其他降糖治疗有低血糖风险时（用胰岛素促泌剂治疗且血糖控制良好者）也应测定餐前血糖。B. 餐后血糖监测：适用于注射餐时胰岛素的患者和采用饮食控制和运动控制血糖者。在其 FPG 和餐前血糖已获良好控制，但 HbA1c 仍不能达标者，可通过检测餐后血糖来指导针对餐后高血糖的治疗。C. 睡前血糖监测：适用于注射胰岛素的患者，特别是晚餐前注射胰岛素的患者。D. 夜间血糖监测：用于了解有无夜间低血糖，特别是在出现无法解释的空腹高血糖时应监测夜间血糖。E. 出现低血糖症状或怀疑低血糖时应及时监测血糖。F. 剧烈运动前后宜监测血糖。

③SMBG 方案：依据病情、治疗的目标和治疗方案而定。A. 血糖控制非常差或病情危重而住院治疗者，应每天监测 4~7 次血糖或根据治疗需要监测血糖，直到血糖得到控制；B. 采用生活方式干预控制糖尿病者，可根据需要有目的地通过血糖监测，了解饮食控制和运动治疗对血糖的影响来调整饮食和运动；C. 使用口服降糖药者，可每周监测 2~4 次空腹或餐后血糖，或在就诊前一周内连续监测 3 天，每天监测 7 次血糖（早餐前后、午餐前后、晚餐前后和睡前）；D. 使用胰岛素治疗者，可根据胰岛素治疗方案进行相应的血糖监测。使用基础胰岛素者应监测 FPG，根据 FPG 调整睡前胰岛素剂量。使用预混胰岛素者应监测空腹和晚餐前血糖，根据 FPG 调整晚餐前胰岛素剂量，根据晚餐前血糖调整早餐前胰岛素剂量。使用餐时胰岛素者应监测餐后血糖或餐前血糖，并根据餐后血糖和下一餐前血糖调整上一餐前的胰岛素剂量。

④尿糖监测：SMBG 是最理想的血糖监测手段，但有时受条件所限无法测血糖时，亦可采用尿糖测定来进行自我监测。尿糖的控制目标是任何时间尿糖均为阴性，但是尿糖监测对发现低血糖没有帮助。特殊情况下，如肾糖阈增高（如老年人）或降低（如妊娠）时，尿糖监测对治疗的指导作用不大。

5. 药物治疗

（1）口服降糖药物：高血糖的药物治疗主要是纠正导致人类血糖升高的两个主要病理生理改变——IR 和胰岛素分泌受损。根据作用效果的不同，口服降糖药可分为以促进胰岛素分泌为主要作用的药物（磺脲类、格列奈类、DPP-4 抑制剂）和通过其他机制降低血糖的药物（双胍类、TZDs、α-糖苷酶抑制剂）。磺脲类和格列奈类直接刺激胰岛 β 细胞分泌胰岛素；DPP-4 抑制剂通过减少体内 GLP-1 的分解而增加 GLP-1 浓度，并进而促进胰岛 β 细胞分泌胰岛素；双胍类的主要药理作用是减少肝脏葡萄糖的输出；TZDs 的主要药理作用为改善 IR；α - 糖苷酶抑制剂的主要药理作用为延缓碳水化合物在肠道内的消化吸收。

糖尿病的医学营养治疗和运动治疗是控制 2 型糖尿病高血糖的基本措施。在饮食和运动不能使血糖控制达标时应及时采用包括口服药治疗在内的药物治疗。

2 型糖尿病是一种进展性的疾病。在 2 型糖尿病的自然病程中，胰岛 β 细胞功能随着病程的延长而逐渐下降，胰岛素抵抗的程度变化不大。因此，随着 2 型糖尿病病程的进展，对外源性的血糖控制手段的依赖逐渐增大。临床上常需要采用口服药物和注射降糖药（胰岛素、GLP-1 受体激动剂）的联合治疗方案。

（2）GLP-1 受体激动剂：通过激动剂 GLP-1 受体而发挥降低血糖的作用。GLP-1 受体激动剂以葡萄糖浓度依赖的方式增强胰岛素分泌、抑制胰高血糖素分泌，并能延缓胃排空，通过中枢性的食欲抑制来减少进食量。目前国内上市的 GLP-1 受体激动剂为艾塞那肽和利拉鲁肽，均需皮下注射。GLP-1 受体激动剂可有效降低血糖，并有显著降低体重和改善 TG、血压和体重的作用。单独使用 GLP-1 受体激动剂不明显增加低血糖发生的风险。多项临床研究结果显示，GLP-1 受体激动剂在一种口服降糖药（二甲双胍、磺脲类）治疗失效后加用时疗效优于活性对照药物。GLP-1 受体激动剂的常见副作用为胃肠道症状，如恶心、呕吐等，多见于初始治疗时，不良反应随治疗时间延长逐渐减轻。

（3）胰岛素：胰岛素治疗是控制高血糖的重要手段。

①适应证：A. 各种严重的糖尿病急性或慢性并发症；B. 手术、妊娠和分娩；C. 新发病且与 1 型糖尿病鉴别困难的消瘦糖尿病患者；D. 新发病 2 型糖尿病患者如有明显的高血糖症状、发生酮症或糖尿病酮症酸中毒（DKA）；E.2 型糖尿病胰岛 β 细胞功能明显减退者；F. 某些特殊类型的糖尿病；G. 在糖尿病病程中（包括新诊断的 2 型糖尿病）出现无明显诱因的体重显著下降。

②分类：根据来源和化学结构的不同，胰岛素可分为动物胰岛素、人胰岛素和胰岛素类似物。根据作用特点的差异，胰岛素又可分为超短效胰岛素类似物、常规（短效）胰岛素、中效胰岛素、长效胰岛素（包括长效胰岛素类似物）和预混胰岛素（包括预混胰岛素类似物）。胰岛素类似物与人胰岛素控制血糖的能力相似，但在模拟生理性胰岛素分泌和减少低血糖发生风险方面胰岛素类似物优于人胰岛素。

③胰岛素的使用原则和方法：胰岛素治疗应在综合治疗的基础上进行，胰岛素治疗方案应力求模拟生理性胰岛素分泌模式，从小剂量开始，根据血糖水平逐渐调整至合适剂量。

使用方法：根据患者具体情况，可选用基础胰岛素或预混胰岛素起始治疗。A. 胰岛素起始治疗中基础胰岛素的使用：a. 基础胰岛素包括中效胰岛素和长效胰岛素类似物。当仅使用基础胰岛素治疗时，保留原有口服降糖药物，不必停用胰岛素促泌剂。b.方法是继续口服降糖药治疗，联合中效胰岛素或长效胰岛素类似物睡前注射。起始剂量为 0.2U/（kg·d）。根据患者 FPG 水平调整胰岛素用量，通常每 3～5日调整 1 次，根据血糖水平每次调整 1～4U 直至 FPG 达标。如 3 个月后 FPG 控制理想但 HbA1c 不达标，应考虑调整胰岛素治疗方案。B.胰岛素起始治疗中预混胰岛素的使用：a.预混胰岛素包括预混人胰岛素和预混胰岛素类似物。根据患者的血糖水平，可选择每日 1～2 次的注射方案。当使用每日 2 次注射方案时，应停用胰岛素促泌剂。b.每日 1 次预混胰岛素：起始的胰岛素剂量一般为 0.2U/（kg·d），晚餐前注射。根据患者空腹血糖水平调整胰岛素用量，通常每 3～5 日调整 1 次，根据血糖水平每次调整 1～4U 直至 FPG 达标。c.每日 2 次预混胰岛素：起始的胰岛素剂量一般为 0.2～0.4U/（kg·d），按 1∶1 的比例分配到早餐前和晚餐前。根据空腹血糖和晚餐前血糖分别调整早餐前和晚餐前的胰岛素用量，每 3～5 日调整 1 次，根据血糖水平每次调整的剂量为 1～4U，直到血糖达标。

采用强化胰岛素治疗时，低血糖发生率增加，应注意避免，尽早识别和处理。2 岁以下幼儿、老年患者、已有严重并发症者均不宜采用强化胰岛素治疗。

（四）2 型糖尿病患者的转诊

符合下列条件之一的患者，应及时向上级医院转诊。

（1）初诊的儿童及青少年糖尿病。

（2）疑似糖尿病酮症酸中毒、糖尿病非酮症高渗综合征、乳酸性酸中毒及有严重低血糖等急性并发症，紧急处理后尽快转诊。

（3）在随访过程中出现新的症状或靶器官损害，如下肢疼痛和间歇性跛行、肢端坏疽、皮肤感觉异常或疼痛、冠心病、缺血性脑血管病、肾脏损害等。

（4）用药出现严重不良反应或规范药物治疗 3 个月血糖仍未达标。

（5）糖尿病伴有感染或需手术治疗。

（6）妊娠和哺乳期女性。

（五）2 型糖尿病的社区预防

1.2 型糖尿病的社区预防策略

2 型糖尿病的社区预防应包括旨在减少糖尿病发病率的一级预防，以早发现、早诊断和早治疗为主要内容的二级预防，以及减少糖尿病并发症的三级预防。理想的防治策略是将一级预防放在首位。

2型糖尿病的一级预防一般通过以下策略实现。

（1）社区全人群策略：改变现在已知为糖尿病危险因素的生活行为方式和环境决定因素。

（2）社区高危人群策略：对那些将来更可能发展为糖尿病的高危个体或群体采取有针对性的预防。二级预防是通过早期发现人群中无症状的糖尿病患者，并尽早给予预防和控制措施，以延缓疾病的进程。三级预防是通过对已确诊的糖尿病患者实施干预措施以预防或延缓并发症和残疾的发生。

2.2型糖尿病危险因素的干预措施

针对2型糖尿病的危险因素，主要干预措施如下：对社区人群进行健康教育，改变目前人群中存在的不健康的生活行为方式；鼓励群众积极参加各项体育锻炼和体力活动，肥胖者控制和降低体重；提倡和推广科学、合理的平衡膳食；避免服用损伤糖耐量的药物、控制高血压、纠正脂质代谢异常；保持良好的心理状态等。

由于公共卫生资源的限制，2型糖尿病的预防应采取分级管理和高危人群优先的干预策略。

3.高危人群的糖尿病筛查

目前我国社区高危人群的发现主要依靠机会性筛查，如在健康体检中或在进行其他疾病的诊疗时。也可以先通过危险因素调查确定糖尿病高危人群。糖尿病筛查有助于早期发现糖尿病，提高糖尿病及其并发症的防治水平。因此，可针对高危人群进行糖尿病筛查。

（1）成年人糖尿病高危人群在成年人（≥18岁）中，具有下列一个及以上糖尿病危险因素者。

①年龄≥40岁。

②有糖调节受损史。

③超重（BMI≥24kg/m²）或肥胖（BMI≥28kg/m²）和（或）中心型肥胖（男腰围≥90cm，女腰围≥85cm）。

④静坐生活方式。

⑤一级亲属中有2型糖尿病者。

⑥有巨大儿（出生体重≥4kg）生产史或妊娠糖尿病史的妇女。

⑦高血压[收缩压（SBP）≥140mmHg和（或）舒张压（DBP）≥90mmHg（1mmHg=0.133kPa）]，或正在接受降压治疗。

⑧血脂异常[高密度脂蛋白胆固醇（HDL-C）≤0.91mmol/L（≤35mg/dL）、甘油三酯≥2.22mmol/L（≥200mg/dL）]，或正在接受调脂治疗。

⑨动脉粥样硬化性心脑血管疾病患者。

⑩ 有一过性类固醇糖尿病病史者。

⑪ 多囊卵巢综合征（PCOS）患者。

⑫ 长期接受抗精神病药物和（或）抗抑郁药物治疗的患者。糖调节异常者是最重要的 2 型糖尿病高危人群，每年有 1.5%～10.0% 的糖耐量减低患者进展为 2 型糖尿病患者。

（2）儿童和青少年糖尿病高危人群：在儿童和青少年（≤18 岁）中，超重（BMI ＞相应年龄值、性别的第 85 百分位）或肥胖（BMI ＞相应年龄、性别的第 95 百分位）且合并下列任何一个危险因素者。

① 一级或二级亲属中有 2 型糖尿病患者。

② 存在与胰岛素抵抗（IR）相关的临床状态，如黑棘皮病、高血压、血脂异常、PCOS 等。

③ 母亲受孕时有糖尿病史或被诊断为妊娠糖尿病（GDM）。

（3）糖尿病筛查年龄和频率：对于成年人的糖尿病高危人群，不论年龄大小，都宜尽早开始进行糖尿病筛查，对于除年龄外无其他糖尿病危险因素的人群，宜在年龄 ≥40 岁时开始筛查。对于儿童和青少年中的糖尿病高危人群，宜从 10 岁开始，但青春期提前的个体则推荐从青春期开始。首次筛查结果正常者，宜每 3 年至少重复筛查一次。

（4）糖尿病筛查策略：在具备实验室条件的医疗机构中，宜对就诊和查体的高危人群进行糖尿病筛查。

（5）糖尿病筛查方法：空腹血糖检查是简单易行的糖尿病筛查方法，宜作为常规筛查方法，但可能有漏诊。如条件允许，应尽可能行 OGTT（测 FPG 和 2hPG）。

4. 普通人群糖尿病筛查

对于普通人群，为了提高糖尿病筛查的有效性，应根据糖尿病风险程度进行有针对性的糖尿病筛查。

5. 强化生活方式干预

多项随机对照研究显示，IGT 人群接受适当的生活方式干预可延迟或预防 2 型糖尿病的发生。糖尿病前期患者应通过饮食控制和运动以降低糖尿病的发生风险，并定期随访，给予社会心理支持，以确保患者良好的生活方式能够长期坚持；定期检查血糖；同时密切关注其他心血管疾病危险因素（如吸烟、高血压、血脂紊乱等），并给予适当的干预措施。具体目标是：

（1）使超重或肥胖者 BMI 达到或接近 24kg/m²，或体重至少减少 5%。

（2）每日饮食总热量至少减少 400kcal（1kcal ＝ 4.184kJ）。

（3）饱和脂肪酸摄入占总脂肪酸摄入的 30% 以下。

（4）中等强度体力活动，至少保持在每周 2.5h。

6.2 型糖尿病患者的随访管理

（1）随访管理的目的：

① 监测血糖、危险因素及并存相关疾病的变化。

② 评估治疗效果，及时调整治疗方案，规范治疗，提高患者规范治疗的依从性，促进血糖稳定。

③ 有效控制血糖水平，预防或延缓糖尿病并发症的发生，降低并发症的发病率、致残率和死亡率，提高患者生命质量，延长寿命。

④ 合理利用卫生资源，充分发挥各级综合医院和社区卫生服务中心的优势，使不同情况的糖尿病患者既可得到有效的治疗和照顾，又能减轻就医负担。

（2）随访管理的方式：

门诊随访管理，社区个体随访管理，社区群体随访管理。

（3）随访管理的内容：

了解与评估非药物治疗与药物治疗情况，有针对性地进行健康教育，自我管理技能指导。

（4）以血糖水平为依据并按如下规定进行随访：

① 一级管理：空腹血糖 ≤ 6.1mmol/L 和餐后血糖 ≤ 8.0mmol/L，且无其他伴发和并发症的患者，每 3 个月随访 1 次，全年不少于 4 次。

② 二级管理：空腹血糖 6.1 ~ 7.0mmol/L 和餐后血糖 8.0 ~ 10.0mmol/L，伴发或并发症病情稳定的患者，每 2 个月随访 1 次，全年不少于 6 次。

③ 三级管理：空腹血糖 > 7.0mmol/L，或餐后血糖 > 10.0mmol/L 的患者，每 1 个月随访 1 次，全年不少于 12 次。符合条件但不愿意参加三级管理的患者，可按患者意愿，加入一级或二级管理。

（5）高危人群的随访管理：每年随访 1 次，监测高危因素如血压、血糖、体重及高危行为改变情况。血脂异常人群每半年监测 1 次血脂，其余有条件者每年监测 1 次血脂。IFG 和 IGT 患者，每半年进行 1 次随访，监测空腹及餐后血糖、血压、体重等，若连续随访血糖结果均为正常，则可改每年随访 1 次。

（6）管理级别的确定与调整：首次建档的糖尿病患者，根据建档时的血糖水平和危险因素情况进行临床评估，确定管理级别。随访管理中，患者病情加重，发生新的并发症时，应及时进行评估，重新确定管理级别进行随访管理。病情平稳的患者，根据年度评估的结果重新确定分级，并按新的分级进行随访管理。

(六)2 型糖尿病的自我管理

糖尿病的自我管理是指在卫生保健专业人员的协助下，个人承担一些与糖尿病相关的预防性或治疗性的卫生保健任务，在自我管理技能支撑下进行自我保健。

1.2 型糖尿病自我管理的目的

发挥糖尿病患者最大的自我管理潜能，激发患者的主观能动性，使患者从被动接受治疗、护理转变为主动参与治疗、护理，控制血糖，增加保健意识，提高自控能力，调整生活方式，最终实现控制病情、提高生活质量的目的。

2.2 型糖尿病自我管理的目标

（1）近期目标：通过控制高血糖和相关代谢紊乱，消除糖尿病症状和防止出现急性代谢并发症。

（2）远期目标：通过良好的代谢控制，预防慢性并发症、提高患者生活质量和延长寿命。

（3）综合控制目标：2 型糖尿病理想的综合控制目标因患者的年龄、并发症、并发症等不同而异，见表 15-4。

表 15-4　中国 2 型糖尿病综合控制目标

指标	目标值
血糖 / (mmol/L) *	
空腹	4.4 ~ 7.0
非空腹	< 10.0
HbA1c/（%）	< 7.0
血压 /mmHg	< 130/80
TC/（mmol/L）	< 4.5
TG/（mmol/L）	< 1.5
HDL-C/（mmol/L）	
男	> 1.0
女	> 1.3
LDL-C/（mmol/L）	
未合并冠心病	< 2.6
合并冠心病	< 1.8
BMI/（kg/m^2）	< 24.0
尿白蛋白 / 肌酐值	
男	< 2.5 (22.0)

续表

指标	目标值
女	< 3.5(31.0)
尿白蛋白排泄率 /［μg/min（mg/d）］	< 20.0(30.0)
主动有氧活动 /（min/ 周）	≥ 150

注: * 为毛细血管血糖。

3. 2 型糖尿病自我管理的内容

(1) 接受糖尿病教育: 通过接受糖尿病教育, 2 型糖尿病患者充分认识糖尿病并掌握糖尿病的饮食控制、运动调节、血糖监测和药物治疗情况等方面的自我管理能力, 只有这样才能主动地、有目标地、有能力地控制病情。同时应逐步建立定期随访和评估系统, 以确保所有患者都能进行咨询和得到及时的正确指导。

(2) 日常生活管理: 主要包括饮食控制和运动调节两个方面。2 型糖尿病患者在日常生活中, 应根据血糖变化的特点及影响因素, 学会合理调整饮食、运动 (详见上述医学营养治疗和运动治疗)。

(3) 糖尿病病情监测: 定期糖尿病监测, 有利于判定并掌握病情控制程度, 及时调整治疗方案, 以使病情获得最佳控制。患者应学会自我监测方法和做监测记录, 了解主要监测内容、监测频率, 熟悉如何定期到医院就诊、检查及特殊情况下如何寻求帮助与急诊, 了解糖尿病相关疾病的检查, 努力达到良好的各项综合控制目标。

① 主要监测内容: A. 症状监测: 症状、体征。B. 代谢控制指标监测: 尿糖、血糖、糖化血红蛋白、血脂、酮体。C. 慢性并发症监测: 尿蛋白与肾功能、眼底检查、神经肌电图等。D. 其他: 血压、体重、腰围 / 臀围等。

② 监测频率: A. 每周监测 1 次血糖 (空腹及餐后); B. 每月查 1 次体重、血压、腰围 / 臀围; C. 每季度监测 1 次血脂、眼底、神经系统、肾功能、心电图; D. 必要时进行胸部 X 线检查、口服葡萄糖耐量和胰岛素释放试验; E. 其他检查: 了解胰岛素抗体和胰岛功能。以上监测频率为病情稳定时的频率, 病情不稳定时酌情加测。

(4) 心理状态的自我调节: 糖尿病患者应学会调节自己的不良情绪。不良情绪 (如焦虑、恐惧、忧伤) 或听之任之的态度均可使血糖增高而加重病情, 促进并发症的发生发展。正确对待糖尿病, 既不能如临大敌, 也不能满不在乎, 只有勇敢地接受现实, 相信科学, 充满自信地面对疾病并积极配合医师治疗, 才能使血糖容易控制, 减少并发症的发生。

(5) 药物治疗的自我管理: 了解糖尿病药物治疗的相关知识, 保持与医师的沟通, 学会在特殊情况下, 小范围调整用药剂量并做好监测记录, 以保持良好的血糖控制。

二、2型糖尿病患者健康管理服务

(一) 服务对象

辖区内35岁及以上常住居民中2型糖尿病患者。

(二) 服务内容

1. 筛查

对工作中发现的2型糖尿病高危人群进行有针对性的健康教育，建议其每年至少测量1次空腹血糖，并接受医务人员的健康指导。

2. 随访评估

对确诊的2型糖尿病患者，每年提供4次免费空腹血糖检测，至少进行4次面对面随访。

(1) 测量空腹血糖和血压，并评估是否存在危急情况：如出现血糖≥16.7mmol/L或血糖≤3.9mmol/L；收缩压≥180mmHg和（或）舒张压≥110mmHg；有意识或行为改变、呼气有烂苹果样丙酮味、心悸、出汗、食欲减退、恶心、呕吐、多饮、多尿、腹痛、有深大呼吸、皮肤潮红；持续性心动过速（心率超过100次/分）；体温超过39℃或有其他突发异常情况，如视力突然骤降、妊娠期及哺乳期血糖高于正常值等危险情况之一，或存在不能处理的其他疾病时，须在处理后紧急转诊。对于紧急转诊者，乡镇卫生院、村卫生室、社区卫生服务中心（站）应在2周内主动随访转诊情况。

(2) 若不需紧急转诊，询问上次随访到此次随访期间的症状。

(3) 测量体重，计算体重指数（BMI），检查足背动脉搏动。

(4) 询问患者疾病情况和生活方式，包括心脑血管疾病、吸烟、饮酒、运动、主食摄入情况等。

(5) 了解患者服药情况。

3. 分类干预

(1) 对血糖控制满意（空腹血糖值＜7.0mmol/L），无药物不良反应、无新发并发症或原有并发症无加重的患者，预约进行下一次随访。

(2) 对第一次出现空腹血糖控制不满意（空腹血糖值≥7.0mmol/L）或药物不良反应的患者，结合其服药依从情况进行指导，必要时增加现有药物剂量、更换或增加不同类的降糖药物，2周内随访。

(3) 对连续两次出现空腹血糖控制不满意，或药物不良反应难以控制以及出现新的并发症，或原有并发症加重的患者，建议其转诊到上级医院，2周内主动随访转诊情况。

（4）对所有的患者进行有针对性的健康教育，与患者一起制定生活方式改进目标并在下一次随访时评估进展。告诉患者出现哪些异常时应立即就诊。

4. 健康体检

对确诊的 2 型糖尿病患者，每年进行 1 次较全面的健康体检，体检可与随访相结合。内容包括体温、脉搏、呼吸、血压、空腹血糖、身高、体重、腰围、皮肤、浅表淋巴结、心脏、肺部、腹部等常规体格检查，并对口腔、视力、听力和运动功能等进行判断。具体内容参照《居民健康档案管理服务规范》健康体检表。

（三）服务要求

（1）2 型糖尿病患者的健康管理由医师负责，应与门诊服务相结合，对未能按照健康管理要求接受随访的患者，乡镇卫生院、村卫生室、社区卫生服务中心（站）应主动与患者联系，保证管理的连续性。

（2）随访包括预约患者到门诊就诊、电话追踪和家庭访视等方式。

（3）乡镇卫生院、村卫生室、社区卫生服务中心（站）要通过本地区社区卫生诊断和门诊服务等途径筛查和发现 2 型糖尿病患者，掌握辖区内居民 2 型糖尿病的患病情况。

（4）发挥中医药在改善临床症状、提高生活质量、防治并发症中的特色和作用，积极应用中医药方法开展糖尿病患者健康管理服务。

（5）加强宣传，告知服务内容，使更多的患者愿意接受服务。

（6）每次提供服务后及时将相关信息记入患者的健康档案。

（四）工作指标

（1）2 型糖尿病患者规范管理率＝按照规范要求进行 2 型糖尿病患者健康管理的人数 / 年内已管理的 2 型糖尿病患者人数 ×100%。

（2）管理人群血糖控制率＝年内最近一次随访空腹血糖达标人数 / 年内已管理的 2 型糖尿病患者人数 ×100%。

注：最近一次随访血糖指的是按照规范要求最近一次随访的血糖，若失访则判断为未达标，空腹血糖达标是指空腹血糖＜ 7.0mmol/L。

（五）管理服务规范表格及说明

2 型糖尿病患者随访服务记录表，见表 15-5。

表15-5 2型糖尿病患者随访服务记录表

姓名：　　　　　　　　　　　　　　　　　　　　　编号□□□-□□□□□

随访日期				
随访方式	1.门诊 2.家庭 3.电话 □	1.门诊 2.家庭 3.电话 □	1.门诊 2.家庭 3.电话 □	1.门诊 2.家庭 3.电话 □
症状	1.无症状 2.多饮 3.多食 4.多尿 5.视力模糊 6.感染 7.手脚麻木 8.下肢水肿 9.体重明显下降 其他： □/□/□/□/□/□/□/□/□	□/□/□/□/□/□/□/□/□ 其他：	□/□/□/□/□/□/□/□/□ 其他：	□/□/□/□/□/□/□/□/□ 其他：
体征	血压/mmHg　　/	/	/	/
	体重/kg　　/	/	/	/
	体重指数 (BMI)/(kg/m²)　/	/	/	/
	足背动脉搏动 1.触及正常□ 2.减弱(双侧左侧右侧) 3.消失(双侧左侧右侧)	1.触及正常□ 2.减弱(双侧左侧右侧) 3.消失(双侧左侧右侧)	1.触及正常□ 2.减弱(双侧左侧右侧) 3.消失(双侧左侧右侧)	1.触及正常□ 2.减弱(双侧左侧右侧) 3.消失(双侧左侧右侧)
	其他			

续表

姓名： 编号□□□-□□□□□

项目				
日吸烟量	/支	/支	/支	/支
日饮酒量	/两	/两	/两	/两
生活方式指导 运动	次/周分/次 次/周分/次	次/周分/次 次/周分/次	次/周分/次 次/周分/次	次/周分/次 次/周分/次
主食（克/天）	/	/	/	/
心理调整	1. 良好 2. 一般 3. 差 □	1. 良好 2. 一般 3. 差 □	1. 良好 2. 一般 3. 差 □	1. 良好 2. 一般 3. 差 □
遵医行为	1. 良好 2. 一般 3. 差□	1. 良好 2. 一般 3. 差□	1. 良好 2. 一般 3. 差□	1. 良好 2. 一般 3. 差□
辅助检查* 空腹血糖值	____mmol/L	____mmol/L	____mmol/L	____mmol/L
糖化血红蛋白 ____% 检查日期：____月____日				
其他检查*				
服药依从性	1. 规律 2. 间断 3. 不服药□	1. 规律 2. 间断 3. 不服药□	1. 规律 2. 间断 3. 不服药□	1. 规律 2. 间断 3. 不服药□
药物不良反应	1. 无 2. 有 □	1. 无 2. 有 □	1. 无 2. 有 □	1. 无 2. 有□

续表

姓名：　　　　　　　　　　　　　　　　　　　　　编号□□□－□□□□□

项目			
此次随访分类	1. 控制满意 2. 控制不满意 3. 不良反应 4. 并发症□	1. 控制满意 2. 控制不满意 3. 不良反应 4. 并发症□	1. 控制满意 2. 控制不满意 3. 不良反应 4. 并发症□
药物名称1			
用法用量	每日　次　每次	每日　次　每次	每日　次　每次
药物名称2			
用法用量	每日　次　每次	每日　次　每次	每日　次　每次
药物名称3			
用法用量	每日　次　每次	每日　次　每次	每日　次　每次
其他药物			
用法用量	每日　次　每次	每日　次　每次	每日　次　每次
转诊　原因			
机构及科别			
下次随访日期			
随访医师签名			

表 15-5 的填表说明如下。

（1）本表为 2 型糖尿病患者在接受随访服务时由医生填写。每年健康体检时填写健康体检表。若失访，在随访日期处写明失访原因；若死亡，写明死亡日期和死亡原因。

（2）体征：体重指数（BMI）＝体重（kg）/ 身高的平方（m²），体重和体重指数斜线前填写目前情况，斜线后填写下次随访时应调整到的目标。如果是超重或肥胖的患者，要求每次随访时测量体重并指导患者控制体重；正常体重人群可每年测量一次体重及体重指数。如有其他阳性体征，请填写在"其他"一栏。

（3）生活方式指导：在询问患者生活方式时，同时对患者进行生活方式指导，与患者共同制定下次随访目标。

日吸烟量：斜线前填写目前吸烟量，不吸烟填"0"，吸烟者写出每天的吸烟量"××支"，斜线后填写吸烟者下次随访目标吸烟量"××支"。

日饮酒量：斜线前填写目前饮酒量，不饮酒填"0"，饮酒者写出每天的饮酒量相当于白酒"××两"，斜线后填写饮酒者下次随访目标饮酒量相当于白酒"××两"（啤酒 /10 ＝白酒量，红酒 /4 ＝白酒量，黄酒 /5 ＝白酒量）。

运动：填写每周几次，每次多少分钟。即"××次 / 周，××分 / 次"。横线上填写目前情况，横线下填写下次随访时应达到的目标。

主食：根据患者的实际情况估算主食（米饭、面食、饼干等淀粉类食物）的摄入量，为每天各餐的合计量。

心理调整：根据医师印象选择对应的选项。

遵医行为：患者是否遵照医师的指导去改善生活方式。

（4）辅助检查：为患者进行空腹血糖检查，记录检查结果。若患者在上次随访到此次随访期间到各医疗机构进行过糖化血红蛋白（控制目标为 7%，随着年龄的增长标准可适当放宽）或其他辅助检查，应如实记录。

（5）服药依从性："规律"为按医嘱服药，"间断"为未按医嘱服药，频次或数量不足，"不服药"即为医师开了处方，但患者未使用此药。

（6）药物不良反应：如果患者服用的降糖药物有明显的药物不良反应，具体描述哪种药物，何种不良反应。

（7）低血糖反应：根据上次随访到此次随访期间患者出现的低血糖反应情况。

（8）此次随访分类：根据此次随访时的分类结果，由责任医师在 4 种分类结果中选择一项在"□"中填上相应的数字。"控制满意"是指血糖控制满意，无其他异常；"控制不满意"是指血糖控制不满意，无其他异常；"不良反应"是指存在药物不良反应；"并发症"是指出现新的并发症或并发症出现异常。如果患者同时并存几种情况，填写最严重的一种情况，同时结合上次随访情况确定患者下次随访时间，并告知患者。

（9）用药情况：根据患者整体情况，为患者开具处方，并填写在表格中，写明用法、用量。同时记录其他医疗卫生机构为其开具的处方药。

（10）转诊：转诊时要写明转诊的医疗机构及科室类别，如××市人民医院内分泌科，并在原因一栏写明转诊原因。

（11）下次随访日期：根据患者此次随访分类，确定下次随访日期，并告知患者。

（12）随访医师签名：随访完毕，核查无误后随访医师签署其姓名。

第三节　甲状腺功能减退症健康管理

西医确诊甲状腺功能减退症的方法是血清促甲状腺激素（TSH）水平检测。该病症目前虽然不能被治愈，但是大多数患者的病情是完全可以控制的。本文对原发性甲状腺功能减退症的发病原因及患者健康管理方案研究进展进行综述。

一、病因

甲状腺功能减退症病因复杂，以原发性多见。原发性甲状腺功能减退症病因未明者可能与甲状腺自身免疫损害有关，亦可为多发性内分泌腺功能减退综合征的表现之一，或与结节病、自身免疫性肾上腺皮质功能减退症、单一性垂体激素缺乏症等并存。

（一）自身免疫疾病

在自身免疫性甲状腺功能减退症中，免疫系统意外攻击甲状腺细胞，会导致细胞发炎和损伤，从而干扰其释放甲状腺激素的能力。当有较多的甲状腺细胞遭到破坏时，导致身体甲状腺激素水平不足。女性自身免疫性甲状腺疾病比男性更常见。女性通常在妊娠期间、分娩后或围绝经期患病，可以开始于任何年龄，但随着年龄增长越来越普遍。原因可能是遗传因素和未知的其他因素。自身免疫性甲状腺功能减退症可以突然发病，但对于大多数人而言，该病的发展经历了多年时间。

（二）甲状腺部分切除

患有甲状腺结节、甲状腺癌或格雷夫斯病的患者需要部分或全部切除甲状腺。整个或部分切除甲状腺时甲状腺功能减退。部分格雷夫斯病患者，结节性甲状腺肿或甲状腺癌患者接受放射性碘治疗。放射性碘可以破坏甲状腺，进而导致甲状腺功能减退症。霍奇金病、淋巴瘤或头颈部癌症的放射治疗会破坏甲状腺并导致甲状腺功能减退。

（三）先天性甲状腺功能减退症

有些婴儿有部分或全部甲状腺异位，有些婴儿甲状腺细胞或其酶水平异常，还有些婴儿的甲状腺可能会释放足够的激素，但随着年龄的增长甲状腺功能减退。美国所有的孩子在出生时要接受甲状腺功能检查。

（四）甲状腺炎

甲状腺炎通常是由自身免疫攻击引起的。甲状腺炎可使甲状腺释放其储存的全部甲状腺激素，并立即进入血液，导致短暂的甲状腺过度活动。一旦存储的激素全部被释放，甲状腺就变得不活跃。绝大多数病毒性甲状腺炎患者会恢复甲状腺功能，但约有 1/4 的自身免疫性甲状腺炎患者有终身的甲状腺功能减退。

（五）药物

一些药物可能会干扰甲状腺激素的产生从而导致甲状腺功能减退症。锂是导致甲状腺功能减退的常见药物之一。可能导致甲状腺功能减退的其他药物有胺碘酮、干扰素 α、白介素 2。这些药物最有可能引发具有遗传倾向的自身免疫性疾病，罹患甲状腺功能减退病症。

（六）脑垂体受损伤

脑垂体反馈给甲状腺生产甲状腺激素的数量。如果垂体腺遭受伤害（手术损伤、肿瘤、放射），可能再也无法给予甲状腺正确的指示，进而导致甲状腺停止分泌足够的甲状腺激素。

二、原发性甲状腺功能减退症的影响因素

（一）微量元素

1.碘

碘是人体必需的微量元素，也是合成甲状腺激素的主要原料，对维持人体健康有非常重要的作用。碘不仅对甲状腺激素合成有重要作用，而且对于甲状腺自身免疫的诱导和调节也很重要。研究发现，碘过量摄入可引发甲状腺功能减退。碘是甲

状腺激素的重要组成部分，通过专门的通道运送到甲状腺细胞，该通道被称为钠碘同向转运体（NIS）。碘缺乏是世界范围内甲状腺功能减退症的最常见原因。2007—2008 年美国国家健康和营养调查表明，碘摄入量低的患者体内 T_4 产量降低，并且甜菜碱和硫氰酸盐共同降低了低碘患者甲状腺激素水平，甲状腺激素对婴幼儿期的神经发育至关重要。

碘充足地区发生的甲状腺功能减退症原因是先天性的，与自发性慢性自身免疫性疾病即萎缩性自身免疫性甲状腺炎或自身免疫性甲状腺炎有关。自发性甲状腺功能减退的发生率为 1%～2%，其在老年女性中更常见，女性的患病率是男性的 10 倍，目前还不能防止自身免疫性甲状腺功能减退症的发生。在含碘食品（如海藻）常见的地区，如在日本，过量摄入食用碘（1000μg/d 或更多）可能引起亚临床自身免疫性甲状腺炎患者的短暂性甲状腺功能减退。这种情况可通过减少碘的摄入逆转。

2. 硒

硒是一种非金属化学元素，其微量地存在于人体内，主要积聚在甲状腺中。富含硒的食品包括内脏、肉类和肉制品、海鲜、牛奶和乳制品、酵母和面包。硒缺乏可导致许多甲状腺疾病。研究表明，硒是甲状腺激素合成、激活和代谢所必需的重要物质，其还可以推迟甲状腺功能减退的发生，降低抗甲状腺过氧化物酶抗体（TPOAb）、甲状腺球蛋白抗体（TgAb）水平。

3. 维生素 D

维生素 D 缺乏或功能降低会产生自身免疫性疾病。关于自身免疫性疾病的研究中越来越多地报道了维生素 D 缺乏症。维生素 D 缺乏症与自身免疫性甲状腺炎有统计学相关性，维生素 D 缺乏症在系统性硬化症患者中非常普遍。

（二）病毒感染

病毒感染经常被认为是涉及亚急性甲状腺炎和自身免疫性甲状腺疾病的主要因素。器官中的反转录病毒是亚急性甲状腺炎病毒的直接证据；反转录病毒、肠道病毒、风疹、腮腺炎病毒和细小病毒等均可导致甲状腺疾病的发生。病毒和甲状腺疾病之间的关系研究，有助于探讨该病的预防和治疗新策略。

（三）环境因素

环境中的化学污染物可能干扰内分泌腺的作用。持久性的有机污染物是环境中常见的化学物暴露，由两种主要的化合物组成：全氟烷基物质和有机氯。这些化学物质可能通过结合甲状腺激素受体而影响甲状腺功能，妨碍和干扰甲状腺中的甲状腺激素与血液中的载体蛋白质结合，从而导致轻度甲状腺功能减退。

三、原发性甲状腺功能减退症患者的健康管理

甲状腺激素对于大脑正常发育至关重要。妊娠中期，胎儿的甲状腺开始形成激素。一旦婴儿出生，必须完全依靠自己的甲状腺生产 T_4。甲状腺激素分泌太少不能使大脑正常发育。如果妊娠期女性的甲状腺功能减退，不能给发育中的胎儿提供足够的甲状腺激素。当未经治疗或治疗不足的甲状腺功能减退的女性产下甲状腺功能正常的婴儿后，婴儿的智力可能比其他孩子低下；如果胎儿没有得到足够的甲状腺激素，则出生前后将不能保持正常的甲状腺激素水平。发生在 3 岁前的甲状腺功能减退症如果未经治疗，儿童智力低下的危险就会显著增加。未经治疗的甲状腺功能减退症会影响大脑发育和身体的成长即呆小症的产生。美国等一些发达国家要求，所有婴儿出生后的前几天要进行甲状腺功能检查，如果发生甲状腺功能减退，需要立即开始治疗。

(一) 未治疗的甲状腺功能减退症的风险

未诊断或未治疗的甲状腺疾病可能使患者处于某些严重的风险，如心血管疾病、骨质疏松症和不育症等。明显的甲状腺功能减退会带来全身血管阻力，引起胰岛素抵抗以及凝血变化，导致心血管疾病。1999—2004 年，英国儿童健康家庭研究发现，甲状腺功能减退症引起女性的葡萄糖和三酰甘油水平升高。甲状腺激素对胆固醇水平有直接影响。2003—2006 年，德国开展了大样本调查，测试 6622 名儿童 (年龄 3～10 岁) 和 6134 名青少年 (年龄 11～17 岁) 甲状腺功能减退与胆固醇水平之间的关联，研究显示，与成年人相似，儿童 TSH 水平越高 (甲状腺功能减退越严重)，胆固醇水平越高。患有甲状腺功能减退的孕妇有可能发生流产、早产以及随后的婴幼儿发育障碍等严重风险。2007—2009 年，研究人员检测挪威北部 370 名孕妇的孕中期血清，测量孕妇甲状腺功能以及婴儿出生后的各项指标数据，包括婴儿的 TSH 水平、体质量、头围和身高等，研究发现，经常接触有机污染物的孕妇体内甲状腺激素的平衡发生改变，胎儿发育期母体甲状腺激素水平至关重要，并对婴儿的甲状腺系统发育带来深刻影响，这是公共卫生领域的重大发现。

甲状腺功能减退症不能被治愈，但大多数患者的病情可以得到控制。目前原发性甲状腺功能减退症的治疗多采用甲状腺激素补充疗法，即用甲状腺激素替代治疗。此外，还可采用中西医结合的治疗手段。

(二) 预防

在饮食含碘量不足的国家，服用碘补充剂可以预防甲状腺功能减退症；美国等

国家通过检测新生儿、孕妇等的危险因素防止甲状腺功能减退症发生；最大的危险因素是亲属中患有甲状腺疾病。

(三) 药物治疗

1. 服用甲状腺素

甲状腺功能减退可以通过服用替代激素治疗，使 T_4 和 TSH 保持在参考范围内。合成甲状腺素（也称为 L- 甲状腺素或左甲状腺素）丸含有天然的 T_4。像人体自身甲状腺生产的 T_4 一样，每一剂合成 T_4 均在血液中工作大约 1 周，这使血液中的 T_4 水平保持稳定，也是身体细胞需要的 T_4 的量。同时，TSH 水平存在自身的变化，即使服用相同剂量的甲状腺素，TSH 水平也可能会有所不同。测试结果的差异是预期的：TSH 水平可能会变化，因为垂体以脉冲发出 TSH 的产量而不是稳定的流量；实验室无法以完全相同的方式进行每次测试；TSH 水平通常在夜间上升，白天下降。一些证据表明，T_4 水平在一天中也略有不同。

左甲状腺素是治疗甲状腺功能减退症的主要药物。患者如服用多种甲状腺激素替代药物须慎重，因为可能会干扰左甲状腺素。例如，一些药物可能会降低左甲状腺素在肠道中的吸收，而其他药物则会减缓其代谢。尽管血清 TSH 的变化可能很小，但医师必须对服用多种药物的患者进行密切监测，以便重新调整左甲状腺素的服用剂量。

目前市场上可用的甲状腺素药物品牌包括 Synthroid®、Levothroid®、Unithroid® 片剂和 Tirosint® 凝胶胶囊。每个品牌均含有相同的活性成分，但每个品牌的成分均有所不同。这些微小的差异影响了身体吸收药物的方式，美国药品监督管理局尚未裁定这些产品是否可以互换。如果换新药，需要进行 6～12 周的 TSH 测试，根据测试水平调整药物剂量。一旦习惯了一个品牌的 T_4，通常应该继续服用该品牌。遵照医嘱服用适量的 T_4 是没有不良反应的。注意从小剂量开始逐渐加量；要适量，量小了起不到作用，量大了会对身体有害。目前国内的甲状腺素药物有左甲状腺素钠片、甲状腺素片等，大多数患者需要长期服药。

确诊后的原发性甲状腺功能减退症患者需要立即开始治疗，每天均需要服药。医师可能会规定每天服用相同的剂量或不同日期服用不同剂量。按照这些说明，医师可以准确测量 TSH，提出服用治疗措施。甲状腺素药物替代甲状腺不能再生成的激素。现在控制原发性甲状腺功能减退症的唯一方法是每天服药。如果停止服药，甲状腺功能减退症状会再次出现。即使感觉不到，或没有任何症状的甲状腺功能减退症的患者仍然需要治疗，因为身体器官正在减缓工作速度。

2. 中西药结合方案

（1）中医疗法：中医探讨了用隔附子饼艾灸方案对桥本甲状腺炎患者甲状腺功能的影响，为桥本甲状腺炎以及甲状腺功能减退者提供更优化的治疗方法。首先取膻中、中脘、关元穴位；其次对大椎、肾俞、命门穴位施灸，两组穴位交替轮流施灸，并口服左甲状腺素钠片，1 次 / d，可有效改善甲状腺炎患者临床症状和甲状腺功能，疗效优于单纯口服左甲状腺素钠片。此外，中医学陈氏瘿病学术流派工作室将甲状腺功能减退命名为劳瘿，脾胃阳虚，除服用左甲状腺素钠片外，基于患者症状、脉象、舌苔等病情，加服中药汤剂或丸剂，治疗效果明显。

（2）伊朗方案：伊朗试用草本植物黑纹草治疗甲状腺功能减退。根据伊朗 2015-03-15 注册号为 IRCT2015021719082N4 的临床试验记录，一种有效的草药黑纹草可以作为包括高脂血症、高血压和 2 型糖尿病（T2DM）在内的慢性疾病的替代治疗：研究人员评估了黑纹草对甲状腺功能的作用后发现，其可以明显降低体质量和体重指数，使 TSH 和抗甲状腺过氧化物酶水平降低、血清 T_3 水平增加。在改善患者的甲状腺状态方面，粉状黑纹草具有强有力的治疗效果，其还被视为对桥本甲状腺炎及甲状腺功能减退症疾病有用的治疗方法。

3. 其他辅助方案

（1）膳食补充剂：补充硒可能是有效的措施。成人推荐的硒剂量为 45 ~ 55 μg/24h（波兰推荐）或 55 μg/24h（美国推荐）；硒在 400 μg/24h 以上的剂量可能有毒性作用；因此，采用 400 μg/24h 的阈值作为最大安全剂量。

（2）运动降脂。与没有脂肪积累的患者相比，肥胖患者脂肪蓄积患者的血液 TSH 水平较高，表明脂肪积累可能会损害甲状腺功能。与甲状腺激素替代治疗相比，减肥可能是肥胖甲状腺功能减退患者的更好治疗方案。

（四）重复的血液检测

甲状腺素的服用剂量发生变化后，需要每 6 ~ 10 周检查一次 TSH。妊娠期妇女或正在服用 T_4 的患者，则可能需要更频繁地检测。治疗甲状腺功能减退症的目的是让患者的 TSH 达到参考范围并保持同一水平。美国甲状腺协会建议，将患者的 TSH 保持在 0.5 ~ 2.0mU/L 的范围内。在这个范围内，身体可以获得最好的 T_4 水平。患有甲状腺功能减退症的婴儿必须得到日常治疗，并检查 TSH 水平，以防止智力迟钝和发育迟缓。

第四节　冠心病健康管理

　　冠状动脉粥样硬化性心脏病是指由于冠状动脉粥样硬化使管腔狭窄或闭塞导致心肌缺血、缺氧或坏死而引发的心脏病，统称为冠状动脉性心脏病或者冠状动脉疾病，简称冠心病，归属为缺血性心脏病，是动脉粥样硬化导致器官病变的最常见类型。

　　冠心病多发生于中老年人群，男性多于女性，以脑力劳动者居多，一般以心肌梗死发病率为代表，有明显的地区和性别差异。多项研究结果显示，随着老龄化进程的加剧，我国冠心病的发病和死亡人数将持续增加，冠心病死亡在总死亡中的比例由 1990 年的 8.6％增加至 2013 年的 15.2％；同期，冠心病死亡在所有心血管疾病死亡中的比例由 29％增加至 37％。一项国际合作研究显示，2016 年中国急性心肌梗死（AMI）的念发患者数已达 400 万左右，预计 2030 年 AMI 年发患者数将达到约 610 万。2017 年发布的《中国心血管病报告 2016》提供了 2013 年中国第五次卫生服务调查中冠心病患病率的调查结果，城市地区 15 岁以上人口冠心病的患病率为 1.2％，农村为 0.8％，城乡合计为 1％。China PEACE 研究对 2001—2011 年住院数据分析显示，AMI 住院率呈逐年上升趋势，但院内病死率无显著降低。同时，我国的研究显示，即使院内医疗水平进一步改善并降低住院患者的病死率，但其对我国冠心病死亡率的影响也有限，原因为大部分急性冠心病死亡发生于院外。因此，提高急性冠心病的院外急救水平颇为重要。

一、冠心病的分型、临床表现和诊断

　　近年来，为适应冠心病诊疗理念的不断更新，便于治疗策略的制定，临床上提出两种综合征的分类，即慢性心肌缺血综合征（指稳定性冠心病，其最具代表性的病种是稳定型心绞痛，包括隐匿型冠心病、稳定型心绞痛及缺血性心肌病等）和急性冠状动脉综合征（指冠状动脉内不稳定的动脉粥样斑块破裂或糜烂引起血栓形成所致的心脏急性缺血综合征，包括 ST 段抬高型心肌梗死、非 ST 段抬高型心肌梗死及不稳定型心绞痛）。

　　如出现典型的心绞痛，或发生心肌梗死，临床上基本明确冠心病的诊断。典型的心绞痛有如下特征。

（一）性质

　　比起疼痛，心绞痛的特征更偏向为不适。患者通常将其描述为压榨感、胸闷、压迫感、紧缩感、窒息感、烧灼感、胃灼热、胸部胀满、束带感、胸部正中堵塞感、

咽喉部肿块感、疼痛、胸部重压感（就像大象坐在胸上）、类似胸罩过紧的感觉，以及牙疼（当疼痛放射至下颌）。某些情况下，患者不能说明不适的性质，但会把拳头置于胸部正中，称为"莱文征"。

（二）部位和放射

心绞痛是由胸、颈神经反射通路参与的牵涉痛。因此，心绞痛不是某一特定部位的不适感，而往往是弥漫性不适感，难以定位。当患者被问及哪里感觉不适时，患者往往指整个胸部。如果疼痛局限于胸部的某一小范围，则更可能是胸壁或胸膜起源，而非内脏。心绞痛常常放射至身体的其他部位，包括上腹、肩部、手臂（上臂和前臂）、腕部、手指、颈部和咽部、下颌和牙齿（而不是上颌），罕见情况下放射至背部（特别是肩胛间区）。放射至双臂则强烈提示急性心肌梗死。每次心绞痛发作的部位和放射部位通常相同。偶尔，搭桥术后心绞痛部位与放射部位可能改变，这是由于心脏的神经支配被破坏，但性质不会变。心绞痛患者很少表现为单独背痛。这种情况可见于主动脉夹层累及冠状动脉时。

（三）诱因

心绞痛通常由运动及增加心肌需氧量的情况诱发，包括体力活动、寒冷、情绪应激、性交、进餐或平躺（增加静脉回流和室壁应力）。应询问患者关于可卡因或其他消遣性药物的使用问题，因为这些药物可能触发心肌缺血。餐后痛通常考虑为胃肠道起源。然而，餐后痛也可能是心绞痛，特别是对于严重心肌缺血的患者。

（四）时间

由于白天交感神经张力增加，所以心绞痛多发生于清晨。交感活性增强可使心率加快、血压升高、血管张力和阻力增加，导致血管直径减小，使任何固定性病变对血管的阻塞程度加重，并促进血小板聚集，引起血管活性物质释放，如 5- 羟色胺和血栓素 A2。

（五）持续时间和缓解

典型心绞痛通常随着诱因的终止而缓解。心绞痛一般持续 2 ~ 5min。心绞痛并不是只持续几秒或不到 1min 的瞬间不适，但一般也不会持续 20 ~ 30min，除非患者发生急性冠脉综合征，特别是心肌梗死。降低需氧量或增加供氧量的因素都会使心绞痛有所缓解。这些因素包括停止活动或终止诱因、使用硝酸甘油（扩张静脉从而减少静脉回流，扩张冠状动脉从而增加冠脉血流）和端坐（减少静脉回流和前负荷）。

急性冠状动脉综合征的胸痛特征：胸痛为压迫性、紧缩性、烧灼感、刀割样或沉重感；无法解释的上腹痛或腹胀；放射至颈部、下颌、肩部、背部、左臂或双上臂；"烧心"，胸部不适伴有恶心和（或）呕吐；伴有持续性气短或呼吸困难；伴有无力、眩晕、头晕或意识丧失；伴大汗。

在有临床症状的冠心病患者中，1/3～1/2 以急性心肌梗死为首发表现。急性心肌梗死临床症状差异极大，有的患者发病急骤，极为严重，未及医院就已死于院外；有的患者无自觉症状或症状较轻未就诊。其突出的症状为胸痛，疼痛较心绞痛更剧烈，呈压榨性或绞窄性，难以忍受，患者有濒死感，烦躁不安；部位及放射部位与心绞痛相同，持续时间持久，多在半小时至几小时或更长，休息和含化硝酸甘油不能缓解，常需要使用麻醉性镇痛剂。急性心肌梗死的诊断根据典型的临床表现、特征性心电图改变和血清酶学的升高，一般并不困难。

二、冠心病的危险因素

动脉粥样硬化性心血管疾病（ASCVD）的许多危险因素可通过特定预防措施而纠正。全球 INTERHEART 研究纳入了 52 个国家的患者，发现 9 个潜在可纠正的因素占首次心肌梗死人群归因风险的 90% 以上：吸烟、血脂异常、高血压、糖尿病、腹型肥胖、心理社会因素、水果蔬菜的日常摄入、经常饮酒以及缺少定期身体活动。高血压和血脂异常是明确的心血管疾病（CVD）危险因素。有效治疗高血压和血脂异常可显著降低将来发生 CVD 的风险。多种生活方式因素都会显著影响发生 CVD 的风险。此外，家族史是冠心病的重要独立危险因素，尤其是有早发性疾病家族史的较年轻个体。动脉粥样硬化几乎是所有冠心病的病因。这种隐匿的过程始于青春期首次出现的脂肪条纹；这些病变会在成年早期进展为斑块，并在中年和晚年导致血栓性闭塞和冠状动脉事件。

（一）家族史

家族史是冠心病的重要独立危险因素，不同研究对早发性动脉粥样硬化家族史的定义略有不同。但是人们普遍认为，一级亲属（父母或同胞）在 55 岁（男性）或 65 岁（女性）之前发生 CVD 或死于 CVD，就表明重要的家族史。

（二）高血压

无论收缩压还是舒张压的升高均会增加冠心病的发生风险。大量研究表明，高血压是冠心病的主要危险因素，无论单因素分析还是多因素分析均显示，收缩压和舒张压均与冠心病发病率显著相关，而且随着血压升高，冠心病的发病率和死亡率均呈上升趋势。即使血压处于正常高值，其危险性也高于普通人群。血压越高，动脉粥样硬化程度越严重，发生冠心病或心肌梗死的可能性也越大。随诊血压波动较大也可能与 CVD 的死亡风险增加有关。在 INTERHEART 小组的一项研究中，高血压占首次心肌梗死人群归因风险的 18%。

(三) 血脂异常和高胆固醇血症

高胆固醇血症、高甘油三酯血症与冠心病的发病均存在关联。血清总胆固醇（TC）是动脉粥样硬化的重要组成物质，已经为大量的人群研究及动物实验所证实。Framingham 研究证实，血 TC 水平为 200～220mg/dL 时，冠心病发生风险相对稳定；超过此限度，冠心病发生风险将随 TC 水平升高而增加。血 TC 分为不同组分，其中低密度脂蛋白胆固醇（LDL-C）与心血管疾病发生呈正相关，而高密度脂蛋白胆固醇（HDL-C）则与心血管疾病发生呈负相关。PROCAM 研究证实了 TC 与 HDL-C 比值在预测冠心病发生风险中具有重要意义。高甘油三酯血症是冠心病的独立危险因素，Stockholm 等研究发现冠心病和甘油三酯（Triglyceride，TG）的线性关系。血清胆固醇水平升高的年龄越早，今后发生冠心病的概率越高。在 INTERHEART 研究中，血脂异常占首次心肌梗死人群归因风险的 49%。

(四) 糖尿病

糖尿病是冠心病发病的高危因素。胰岛素抵抗、高胰岛素血症和血糖升高与动脉粥样硬化性 CVD 有关。Framingham 研究显示，男性糖尿病患者冠心病发病率较非糖尿病患者高 2 倍，女性糖尿病患者冠心病发生风险则增加 4 倍。在糖尿病患者中，血糖水平的高低也与冠心病发生风险密切相关。在 INTERHEART 研究中，糖尿病占首次心肌梗死人群归因风险的 10%。2002 年美国国家胆固醇教育计划报告指出，糖尿病是冠心病等危症，因此将糖尿病归入最高风险类别。

(五) 肥胖

肥胖与动脉粥样硬化、CVD 和心血管死亡的许多危险因素有关，包括高血压、胰岛素抵抗和葡萄糖耐受不良、高甘油三酯血症、HDL 胆固醇降低和脂联素水平低。由 BMI 确定的肥胖是发生冠心病和脑血管疾病的显著、独立预测因素，较高的 BMI 与较高的 CVD 风险之间存在连续线性关系。

研究表明，体重波动较显著的患者 (体重增加和体重减轻周期变化) 在将来发生心血管事件的风险似乎也会增加。体重波动每增加 1 个标准差 (与基线偏差 1.5～1.9kg)，任何冠心病事件的风险均会显著增加。频繁的体重增加和体重减轻周期变化会增加冠心病和 CVD 事件风险。

(六) 心理社会因素

心理社会因素可能会促进早期发生动脉粥样硬化以及急性诱发心肌梗死和心脏性猝死。心理应激与动脉粥样硬化之间既有直接关联（通过损伤内皮），也有间接关联（通过加重吸烟、高血压和脂质代谢问题等传统危险因素）。抑郁、愤怒、应激和其他因素也与心血管结局相关。

(七) 吸烟

吸烟是冠心病的重要且可逆的危险因素。烟中含有很多有害物质，可引起冠状动脉痉挛，诱发心绞痛和心肌梗死。一氧化碳造成的缺氧，可损伤动脉内膜，促进动脉粥样硬化的形成。在 INTERHEART 研究中，吸烟占首次心肌梗死人群归因风险的 36%。相反，一项针对出现过心肌梗死的吸烟者的研究显示，在戒烟后 1 年内复发性心肌梗死的风险下降了 50%，并在 2 年内降至非吸烟者的风险水平。无论患者此前吸烟的时长或数量如何，都可观察到戒烟的益处。

(八) 饮食

冠心病风险相关饮食方面包括血糖指数（GI）、水果和蔬菜、肉类和乳制品、纤维和咖啡。GI 或血糖负荷（GlycemicLoad，GL）较高的饮食可能促成冠心病风险。水果和蔬菜摄入与冠心病和脑卒中的风险呈负相关，使用健康植物性食物（全谷物、水果 / 蔬菜、坚果 / 豆类、油、茶 / 咖啡）可降低冠心病风险，而使用不健康的植物性食物（果汁 / 甜味饮料、精制谷物、土豆 / 薯条和糖果）会增加冠心病风险。更多地摄入红肉和高脂乳制品也会带来更高的冠心病风险。与低纤维摄入量相比，高纤维摄入量也可降低冠心病和脑卒中的风险。

(九) 运动

运动具有多种有益效果，包括血清 HDL 胆固醇升高、血压降低、胰岛素抵抗减少和体重减轻。即使中等程度的运动也对冠心病和全因死亡具有保护作用，参与中等强度体育活动的男性与活动较少的男性相比，死亡风险降低 23%。与久坐工作者相比，工作中需要轻至中度身体活动的人似乎具有更低的心肌梗死风险。抗阻训练对 CVD 的几个危险因素有益，由降低血压、降低空腹血糖浓度、改善胰岛素敏感性和血脂异常、减小腰围以及改善身体构成。在 INTERHEART 研究中，缺乏规律身体活动占首次心肌梗死人群归因风险的 12%。

(十) 炎症标志物

许多炎症标志物与 CVD 风险增加有关。C 反应蛋白（C-Reactive Protein，CRP）是研究最广、临床实践中应用最广的炎症标志物。其评估心血管风险的确切作用仍在继续演变。虽然 CRP 的确切作用仍不明，但流行病学研究提示，IL-6 对冠心病的发生具有直接因果作用。此外还有白细胞、红细胞沉降率、IL-18、肿瘤坏死因子 α、转化生长因子 β、可溶性胞间黏附分子 -1、P- 选择素、组织蛋白酶 S 和脂蛋白相关磷脂酶 A2 水平升高是冠心病风险增加的标志物。

三、冠心病的风险

(一) 心绞痛的风险

心绞痛如果不能得到及时治疗，患者可能发展为急性心肌梗死。持续性静息心绞痛并有冠状动脉腔内血栓形成的老年人、左侧心力衰竭和冠状动脉多支病变患者，多提示预后不良。运动试验出现心绞痛或缺血性 ST 段压低明显或心率、血压乘积降低者，其心肌梗死、复发性不稳定型心绞痛的发生率和病死率均较高。与稳定型心绞痛相比，不稳定型心绞痛患者的疼痛更强，持续时间更长，较低的活动量就可诱发，休息时也可自发出现。性质呈进行性，这些改变可任意组合，约30％的不稳定型心绞痛患者在发作后 3 个月内可能发生心肌梗死。

(二) 急性心肌梗死的风险

急性心肌梗死可能带来诸多并发症和死亡。常见并发症有以下几种。

1. 心脏破裂

常发生在心肌梗死后 1～2 周，好发于左心室前壁下 1/3 处。心肌梗死病灶失去弹性、心肌坏死、中性粒细胞和单核细胞释放水解酶所致的酶性溶解作用，导致心壁破裂，心室内血液进入心包，造成心脏压塞而引起猝死。

2. 室壁瘤

可发生于心肌梗死早期或梗死灶已纤维化的愈合期。由梗死心肌或瘢痕组织在心室内压力作用下，局限性地向外膨隆而形成室壁瘤。室壁瘤可继发附壁血栓、心律失常及心功能不全。

3. 附壁血栓

形成多见于左心室。由于梗死区内膜粗糙，室壁瘤处出现涡流等原因而诱发血栓形成。血栓可发生机化，少数血栓因心脏舒缩而脱落引起动脉系统栓塞。

4. 心律失常

多发生在发病早期，也可在发病 1～2 周，以室性期前收缩多见，可发生室性心动过速、心室颤动，导致心脏停搏、猝死。缓慢性心律失常如心动过缓、房室传导阻滞多见于下壁梗死患者发病早期，多可恢复，少数需置入永久起搏器治疗。

5. 心功能不全和心源性休克

可见于发病早期，也可于发病数天后出现。

6. 心肌梗死后综合征

一般在急性心肌梗死后 2～3 周或数月内发生，表现为心包炎、胸膜炎、肺炎，有胸痛、发热等症状，可反复发生，可能为人体对心肌坏死形成的自身抗原的过敏反应。

四、冠心病的治疗

(一) 治疗目标

1. 稳定型心绞痛

缓解症状、改善预后、阻止病情进展。包括调整生活方式、控制危险因素、循证药物治疗、血运重建、患者教育等。

2. 不稳定型心绞痛

即刻缓解缺血和预防严重的不良后果，包括抗血栓、抗缺血和依据危险度进行有效治疗。

3. 急性心肌梗死

早期、快速和完全地开通与梗死相关动脉，迅速缓解缺血，减少心肌坏死面积，预防严重的不良后果，降低全因病死率和梗死的再发。对 STEMI 者早期进行再灌注，恢复心肌血流和再灌注；NSTEMI 者早期进行抗缺血、抗凝和抗血小板治疗。

(二) 治疗原则

1. 心绞痛

去除病因；抗心肌缺血，缓解疼痛；对缺血心肌实施再灌注 (溶栓、介入治疗)；维持心肌的供血 (氧) 平衡。

2. 急性心肌梗死

尽快再灌注缺血心肌；防止梗死范围扩大，缩小心肌缺血范围；及时处理恶性心律失常、心力衰竭、休克及各种并发症，防止猝死；保护和维持心功能，提高患者的生活质量。

(三) 用药指导

1. 改善预后的药物

(1) 抗血小板治疗：若无禁忌证，冠心病患者均应长期服用阿司匹林 (75～150mg/d)；因存在禁忌证或不能耐受而无法服用阿司匹林者，可采用氯吡格雷 (75mg/d) 替代治疗。行经皮冠状动脉介入治疗 (PCI) 的患者，应联合应用阿司匹林和氯吡格雷至少 12 个月；氯吡格雷不能耐受或有明确抵抗证据者，采用替格瑞洛或普拉格雷替代治疗。

(2) 血管紧张素转换酶抑制剂 (ACEI) 和血管紧张素受体阻滞剂 (ARB)：绝大多数慢性冠心病患者均在长期使用 ACEI 治疗中获益，但获益程度与患者危险程度有关。建议若无禁忌证，冠心病患者应长期服用 ACEI；具有适应证但不能耐受 ACEI 治疗者可服用 ARB。

(3) β-受体阻滞剂：β-受体阻滞剂具有抗缺血及改善预后的双重作用。建议若无禁忌证，冠心病患者均应长期应用 β-受体阻滞剂。

(4) 他汀类药物：除能有效降低总胆固醇和低密度脂蛋白胆固醇 (LDL-C) 水平外，他汀类药物还具有延缓斑块进展、稳定斑块及抗炎等作用。如无禁忌证，长期使用他汀类药物，使 LDL-C 降至 1.8mmol/L 以下是合理的。

2. 抗心肌缺血的药物

(1) 硝酸酯类：舌下含服或喷雾用硝酸甘油仅作为心绞痛发作时症状缓解药物，也可在运动前数分钟使用，以减少或避免心绞痛发作。长效硝酸酯制剂用于降低心绞痛发作频率及减轻心绞痛发作程度，并可能增加运动耐量。硝酸酯类药联合 β-受体阻滞剂可有效增强抗心肌缺血能力，并减少心率增快等不良反应。

(2) β-受体阻滞剂：如上所述。

(3) 钙通道阻滞剂：对变异性心绞痛或以冠状动脉痉挛为主的心绞痛，钙通道阻滞剂是一线药物。

(4) 其他治疗药物：曲美他嗪可与 β-受体阻滞剂等抗心肌缺血药物联用，也可作为传统治疗药物不能耐受时的替代药物。尼可地尔可预防心绞痛发作，长期使用可改善心绞痛症状。

五、冠心病的日常管理

(一) 健康饮食

健康饮食个体的 CVD (包括 CHD 和脑卒中) 风险显著降低。健康饮食摄入的成分包括水果和蔬菜、纤维素、谷类、具有低血糖指数和低血糖负荷的食物、ω-3脂肪酸、单不饱和脂肪等。

(二) 避免吸烟和戒烟

吸烟仍然是过早死亡的首要可避免原因，也是过早失能的主要可避免原因。当前所有的证据表明：当前吸烟量可增加 CVD 的并发症发病率和死亡率；戒烟仅数月，其益处即可显现；戒烟几年后，风险可降到非吸烟者水平，年龄较大者亦如此。因此对于 CVD 而言，何时戒烟都不晚；对于癌症而言，戒烟越早越好，因为癌症风险主要是与吸烟持续时间（而非当前吸烟量）有关；建议不要暴露在有烟雾或烟草的环境中，避免接触二手烟。

(三) 高血压控制

（1）改善生活方式，如控制体重、适度运动、限制食盐摄入，每年至少测量一次血压。

（2）血压控制目标＜130/80mmHg。

（3）在药物治疗高血压的同时应该改善生活方式，启动药物治疗的时机取决于高血压的程度和分级，并且评估 ASCVD 的风险；如果 ASCVD 风险评估小于10%，则可以更倚重生活方式的改善。

（4）使用新鲜食材，如果是罐装食品，则选择标记为低盐或无盐的罐装食品。

（5）可以在食物中添加辣味或香料来调味，以减少对盐的需求。

（6）减少食用"咸六样"，如咸面包或面包卷、罐装的汤、冷切肉或熏肉、比萨、各种用盐腌制过的家禽肉以及快餐店中的汉堡等。

（7）多食用水果、蔬菜、全麦谷物及坚果。

（8）控制乙醇的摄入量。

(四) 调脂治疗

（1）改变生活方式：推荐所有高 LDL-C 患者改善生活方式，如进行有氧运动、谨慎饮食，以及超重患者减轻体重。

（2）通过临床医师与患者共同讨论并对风险进行评估，确定患者应用他汀净获益后，可使用中等强度至高强度的他汀。

（3）经过医患讨论和 ASCVD 的风险评估≥7.5%，则强烈建议使用中等强度或高强度的他汀。

（4）如果风险评估不能确定是否使用他汀，但有下列情况存在，如 LDL-

C ≥ 4.1mmol/L，有早发 ASCVD 的家族史、有高的终身 ASCVD 风险，冠脉 CT 检查提示钙化，则支持使用他汀。

(5) 有家族性高胆固醇血症在使用了患者能耐受的最大剂量他汀后 LDL-C ≥ 1.8mmol/L、非 HDL-C ≥ 2.59mmol/L，可以考虑应用依折麦布或 PCSK9 抑制剂。

(6) 他汀类药物除能降低 TC、LDL-C、TG 水平和升高 HDL-C 水平外，还能稳定斑块、减轻斑块炎症、改善内皮功能、减少血小板性血栓沉积、降低基质金属蛋白酶活性、减少斑块血栓因子产生、防止组织因子释放。因此应该及早应用，长期维持。

(7) 所有心肌梗死后患者都应使用他汀类药物，将 LDL-C 水平控制在 1.8mmol/L（70mg/dL）以下。

(五) 体力活动

一些观察性研究表明，自行增加体力活动者的 CHD 并发症发病率和死亡率均较低。推荐在学生时代早期就开始规律体力活动并终身坚持。一般推荐：每周中等强度运动 150min、剧烈运动 75min，或者相当于这些运动强度的组合。因共存疾病而运动能力受限的成人应该根据身体状况适当进行体力活动。即使是少量规律的体力活动，如每日 20min 的快步走，也可显著改善 CHD 风险。

(六) 减轻体重

(1) 超重的患者，通过限制热量的摄入、加强体育锻炼、积极改善生活方式，能使体重下降 3% ~ 10%。

(2) 目标 BMI 值为 18.5 ~ 23.9kg/m^2。

(3) 避免摄入反式脂肪酸，减少饱和脂肪酸、钠盐、含糖饮料、含糖食物、面包制品以及红肉的摄入。

(4) 增加蔬菜、水果、全麦谷物、坚果的摄入比例，家禽和鱼肉作为低卡路里饮食的一部分，每天摄入 25g 含纤维素丰富的食物。

(5) 在髂骨水平测量腰围，目标腰围：男性 < 90cm，女性 < 85cm。

(七) 2 型糖尿病的防治

(1) 改善生活方式，可考虑加用药物治疗。

(2) 在安全的前提下，HbA1c 目标值宜 < 7%。

(3) 二甲双胍是一线降糖药物；新型的降糖药如利拉鲁肽、依帕列净能减少心血管事件的发生并降低死亡率，可作为二线降糖药物。

（4）必要时可使用其他口服降糖药物和胰岛素以达到控制血糖的目标值。

（5）ACEI 或 ARB 是该糖尿病患者治疗高血压的一线用药，尤其是尿微量白蛋白与肌酐比值＞ 30 的患者。

（6）如前所述治疗高胆固醇、控制体重等。

（7）保持合适的随访以预防糖尿病的靶器官损害。

（八）急救措施

发生疑似急性缺血性胸痛症状时应立即停止活动，休息，并尽早向急救中心呼救。无禁忌证的 ACS 患者应立即舌下含服硝酸甘油 0.3 ~ 0.6mg，每 5min 重复 1 次，总量不超过 1.5mg。对于 STEMI 患者，采用溶栓或 PCI 尽早开通梗死相关动脉，可明显降低死亡率，减少并发症，改善患者的预后。

（九）随访

慢性稳定型心绞痛患者需定期随访。建议每 6 ~ 12 个月随访 1 次。在每次随访时，需仔细询问病史并进行体格检查。尤其要确定以下几点。

（1）体力活动的变化。

（2）心绞痛发作频率、严重程度或模式的任何变化。

（3）患者对内科治疗的耐受性和依从性。

（4）危险因素的调整。

（5）新发共存疾病或共存疾病加重。

（6）除血糖或血脂等实验室检查外，如果更换了药物或者病史或查体有所变化，还应进行 ECG 检查。

（7）除非有禁忌证，所有稳定型缺血性心脏病患者应每年接种流行性感冒疫苗。

六、冠心病的患者教育

（一）冠状动脉疾病有何症状

许多冠状动脉疾病患者没有症状。对于有症状的患者，最常见的症状通常发生于运动时，可包括：

（1）胸部中央疼痛、有压迫感或不适。

（2）半身其他部位（包括手臂、背部、颈部、颌部或胃）疼痛、有麻刺感或不适。

（3）感觉呼吸急促。

(二) 心肌梗死有何症状

冠状动脉疾病的首发表现可能是心肌梗死。因此，知道如何识别心脏病发作很重要。心脏病发作的症状包括：

(1) 胸部中央疼痛、有压迫感或不适。

(2) 上半身其他部位 (包括手臂、背部、颈部、颌部或胃) 疼痛、有麻刺感或不适。

(3) 呼吸急促。

(4) 恶心、呕吐、嗳气或胃灼热。

(5) 出汗或皮肤湿冷。

(6) 心跳加快或不均匀。

(7) 感觉头晕或头晕目眩。

如果这些症状持续超过 10min 或反复出现，请立即呼叫救护车，不要尝试自行前往医院。

如上所述，某些冠状动脉疾病患者即使在未发生心肌梗死时也会出现胸痛。这最有可能发生在他们散步、爬楼梯或四处走动时。然而，如果您的胸痛是新发的或不同于以往发生过的疼痛，您应立即就诊。

(三) 冠状动脉疾病有哪些针对性检查

如果医护人员认为您可能存在冠状动脉疾病，他们可能会安排血液检查以及一项或多项下列检查。

1. 心电图 (ECG)

该检查能测出您心脏的电活动。

2. 负荷试验

进行负荷试验 (也称运动试验) 时，医师可能会要求您在跑步机上跑步或行走，同时对您进行心电图检查。体力活动会增加心脏对血液的需求。该检查有助于医生了解心脏能否获得足够的血液。如果您无法行走或跑步，医师可能会使用药物来让您的心搏加快，以便进行该检查。

3. 超声心动图

该检查会使用声波来创建您心脏在搏动时的图像。

4. 心导管术

进行该检查时，医师会将一根细管置入您腿部或手臂的血管内。随后，他们会将导管推送至您的心脏。接下来，医师会在导管中注入能在 X 线下显影的染料。该检查的这一部分被称为 "冠状动脉造影"，它能显示出您心脏中的任何动脉是否堵塞。

第五节 慢性支气管炎健康管理

慢性支气管炎是由于感染或非感染因素引起气管、支气管黏膜及其周围组织的慢性非特异性炎症。其病理特点是支气管腺体增生、黏液分泌增多。临床出现有连续两年以上，每次持续三个月以上的咳嗽、咳痰或气喘等症状。当患者符合慢性支气管炎的临床症状时，基本可以诊断为慢性支气管炎。

一、慢性支气管炎的发病因素

(一) 吸烟

国内外研究均证明。吸烟时间越长，烟量越大，患病率也越高。

(二) 感染因素

感染是慢性支气管炎发生发展的重要因素，主要为病毒和细菌感染，鼻病毒、黏液病毒、腺病毒和呼吸道合胞病毒为多见。细菌感染常继发于病毒感染，以流感嗜血杆菌、肺炎球菌、葡萄球菌及卡他莫拉菌 4 种为最多见。

(三) 理化因素

如刺激性烟雾、粉尘、大气污染 (如二氧化硫、二氧化氮、氯气、臭氧等) 的慢性刺激，常为慢性支气管炎的诱发因素之一。

(四) 气候

寒冷常为慢性支气管炎发作的重要原因和诱因，寒冷空气刺激呼吸道，除减弱上呼吸道黏膜的防御功能外，还能通过反射引起支气管平滑肌收缩、黏膜血液循环障碍和分泌物排出困难等，有利于继发感染。

(五) 过敏因素

尘埃、尘螨、细菌、真菌、寄生虫、花粉以及化学气体等，都可以成为过敏因素而致病。

(六) 呼吸道局部防御及免疫功能减低

正常人呼吸道具有完善的防御功能，对吸入空气具有过滤、加温和湿润的作用。气管、支气管黏膜的黏液纤毛运动，以及咳嗽反射等，能净化或排除异物和过多的分泌物。细支气管和肺泡中还分泌免疫球蛋白（IgA），有抗病毒和细菌作用，单核—吞噬细胞系统功能衰退等，致患病率较高。

(七) 自主神经功能失调

当呼吸道副交感神经反应增高时，可引起支气管收缩痉挛，分泌物增多，而产生咳嗽、咳痰、气喘等症状。

(八) 遗传相关

老慢支多发生在中老年，没有家族史。

二、慢性支气管炎的危害

(一) 个人、家庭、社会痛苦

(1) 慢性支气管炎的危害可伴随终身。
(2) 慢性支气管炎可以发展为肺心病。
(3) 慢性支气管炎可以降低肺功能。
(4) 慢性支气管炎危害着患者的生活质量，影响患者的饮食和睡眠。
(5) 慢性支气管炎给患者的家庭带来巨大的经济负担，而且久治不愈带来心理负担。
(6) 慢性支气管炎容易反复，成为社会面临的一大难题。

(二) 慢性支气管炎的常见并发症

1. 阻塞性肺气肿
即慢性支气管炎最常见的并发症，患者肺泡壁纤维组织弥漫性增生。加上管腔狭窄和痰液阻塞，呼气不畅，故可发生阻塞性肺气肿。

2. 支气管肺炎
慢性支气管炎症蔓延至支气管周围肺组织中，患者有寒战、发热，咳嗽增剧，痰量增多，且呈脓性。白细胞总数及中性粒细胞增多。X线检查，两下肺叶有斑点状或小片状阴影。

3.支气管扩张

慢性支气管炎反复发作，支气管黏膜充血、水肿，形成溃疡，管壁纤维组织增生，管腔或多或少变形，扩张或狭窄。扩张部分多呈柱状变化。百日咳、麻疹或肺炎后所形成的支气管扩张常呈柱状或囊状，且较慢性支气管炎所致扩张为严重。

三、慢性支气管炎的主要治疗方法

(一) 自我保健

慢性支气管炎 (慢支) 的冬季调护要从衣、食、住、行等方面注意自我保健。根据天气变化及时增减衣服，注意保暖，以预防感冒。避免食用辣椒、胡椒、八角等刺激性食物，以及虾、蟹等，应多吃清淡食物和蔬菜、水果等。保持居室内温度稳定，同时要保持一定的湿度。居室应特别注意避免有害物质 (烟雾、粉尘、煤气、甲醛等) 污染。不要经常到人多的地方，如商场、影剧院等场所，以防流感诱发慢支急性发作。可适当参加一些体育活动，增强体质，避免感冒和预防本病复发。

(二) 慢性支气管炎的药物治疗

慢性支气管炎的治疗应该以控制感染和祛痰、镇咳为主。伴发哮喘时，加用解痉平喘药物。

(1) 慢性支气管炎主要是使用抗生素治疗，一般病例可按常见致病菌为用药依据。严重感染时，可选用氨苄西林、环丙沙星、阿米卡星或头孢菌素类联合静脉滴注给药。

(2) 祛痰镇咳药可给沐舒坦、复方甘草合剂、盐酸氨溴索。以干咳为主者可用镇咳药物，如右美沙芬、那可丁，或者肺力咳、川贝枇杷露、鲜竹沥液等中成药物。

(3) 有气喘者可加用解痉平喘药物，如氨茶碱，或者福莫特罗、沙美特罗及丙卡特罗加糖皮质激素吸入。

(三) 慢性支气管炎食疗方

(1) 大蒜、食醋各250g，红糖90g。将大蒜去皮捣烂，浸泡在糖醋溶液中，待一星期后取其汁服用，每次一汤匙，每日3次。

(2) 白萝卜250g洗净切片，生姜7片，红糖30g，加水适量煎汁服用，每日早晚各1次。

(3) 杏仁15g，反复捣烂加水滤汁，再加蜂蜜1茶匙，用开水冲服，每日2~3次。

（4）雪梨 1 个削皮去核，加入贝母粉 9g，冰糖 30g，隔水蒸熟食之，每日早晚各 1 个。

慢性支气管炎病人应多食用鸡蛋、鸡肉、瘦肉、牛奶、动物肝脏、鱼类、豆制品等。寒冷季节适量进食羊肉、狗肉、牛奶等及新鲜蔬菜水果。

四、慢性支气管炎的预防

（一）生活方式预防

在生活起居上一是要多注意，饮食要适度，少吃辛辣的食物，多吃蔬菜和富含维生素 C 的水果；二是要注意保暖，别着凉，对于慢性支气管炎的高危人群来说"秋冻"不可取；三是居室要注意通风换气，早晨起来或者白天阳光比较好时最好通风半小时左右，因为室内空气污染也会引发或加重病情；四是要加强锻炼，但锻炼时要注意不能大口呼吸，最好是口鼻交替呼吸。

（二）药物预防

可以打肺炎疫苗、流感疫苗减少慢性支气管炎的发作次数。

（三）其他预防

感冒是慢性支气管炎发生或加重的因素，首先是防止伤风感冒。简单的预防办法是备少量干姜，必要时含在口内咀嚼咽下，能起抗寒、祛痰、平喘的作用。

五、慢性支气管炎的健康处方

（一）密切相关的检查指标

1. X 线检查

早期可无异常。病变反复发作，可见两肺纹理增粗、紊乱，呈网状或条索状、斑点状阴影，以下肺野较明显。

2. 肺功能检查

早期无异常。如有小气道阻塞时，最大呼气流速—容积曲线在 75% 和 50% 肺容量时，流量明显降低，它比第 1 秒用力呼气容积更为敏感。闭合容积可增加。发展到气道狭窄或阻塞时，就有阻塞性通气功能障碍的肺功能表现，如第 1 秒用力呼气量占用力肺活量的比值减少（＜70%），最大通气量减少（＜预计值的 80%）。流速—容量曲线减低更为明显。

3. 血液检查

慢支急性发作期或并发肺部感染时，可见白细胞计数或中性粒细胞增多。喘息型患者嗜酸粒细胞增多。缓解期多无变化。

4. 痰液检查

涂片或培养可见肺炎球菌、流感嗜血杆菌、甲型链球菌及奈瑟球菌等。涂片中可见大量中性粒细胞、已破坏的杯状细胞，喘息型者常见较多的嗜酸粒细胞。

(二) 慢性支气管炎患者的自我管理

1. 步行法

步行锻炼可增强体力，以提高吸氧能力，改善身体缺氧状况。先慢步行走，其速度以不引起气促、气短为宜。行走时挺直胸膛，配合呼吸训练，可采用4步1吸气、6步1呼气，每天1~2次。此法需长期坚持（1年或以上）方能取得明显效果。

2. 腹式呼吸法

患者将一手放在上腹部，呼气时手随腹部下陷，并稍加压力，吸气时上腹部抗此压力，将腹部徐徐隆起。每日3~5次，每次3min。

3. 吹笛呼气法

能有效防止因炎症侵袭而导致支气管的过早闭塞。先用鼻吸气一口，然后把嘴唇缩成吹笛状，使气体通过缩窄的口形，徐徐呼出，随即再重复。

(三) 慢性支气管炎的健康处方

1. 改善生活方式

戒烟是预防慢性支气管炎的重要措施。加强个人卫生，预防慢性支气管炎还要避免各种诱发因素的接触和吸入。

2. 合理运用药物治疗

抗感染，常用的有青霉素、头孢唑林、头孢噻肟、头孢哌酮、左氧氟沙星等。祛痰止咳、平喘，常用药物有盐酸溴己新、沐舒坦。

3. 定期监测

慢性支气管炎患者应在医师指导下定期复查胸片及定期进行呼吸功能检查，密切关注病情发展变化，早期采取措施，控制疾病发展。

第六节 肺结核患者健康管理

结核病是一种慢性传染性疾病，20世纪80年代后期以来，全球结核病疫情逐渐上升，结核病再次成为严重的公共卫生问题，在国际上日益被确认为是一个社会问题。2015年，据世界卫生组织估计全世界新发结核病数量约为1040万例，其中590万为男性（占56%），350万为女性（占34%），100万为儿童（占10%）。印度、印度尼西亚、中国、尼日利亚、巴基斯坦和南非这六个国家占新发病例数的60%。从全球看，结核病发病率自2000年以来下降了18%，平均每年下降1.5%。虽然从2000—2015年结核病死亡数量下降了22%，但结核病仍是全世界十大死因之一。

中国是全球22个结核病高负担国家之一，世界卫生组织评估，目前中国结核病年发病人数约为130万，占全球发病人数的14%，位居全球第二位。近年来，中国每年报告肺结核发病人数约100万，始终位居全国甲类和乙类传染病的前列。

一、肺结核临床诊疗技术

(一) 结核病概述

肺结核（pulmonary tuberculosis，PTB）是由结核分枝杆菌引发的肺部感染性疾病，也是一种最古老、分布最广的传染病。古希腊的 Hippocrates 在公元前460年最早给出了有关结核病的正式描述，结核病被称为"消耗病"或"痨病"，我国中医内经所载"虚痨"即指慢性肺结核。1882年 Koch 在显微镜下发现了结核分枝杆菌，并证明结核病是由结核分枝杆菌引起的，结核分枝杆菌可以由肺结核患者传播给健康人。1921年 Calmette 和 Guerin 培育出减毒的结核分枝杆菌——卡介苗，可用于特异性免疫预防。1944年链霉素的出现，开创了结核病化学治疗时期。异烟肼的临床应用，以及随后发现的利福平、吡嗪酰胺和乙胺丁醇等高效抗结核病药物的问世，使结核病的有效治疗得以实现，结核病化疗方案也已从单一药物的长期治疗（2年左右），发展到多种药物的联合治疗，并大幅缩短了疗程，发展为当前的短程化疗（6~9个月）。目前，全球大多数结核病高负担国家和地区已采用了由 WHO 和国际防痨与肺部疾病联盟共同倡导的直接督导下的短程化疗（directly observed treatment，short-eourse，DOTS），全球结核病控制工作取得了显著成效。但近30年，由于不少国家降低了对结核病危害的认识，对结核病防治工作减少了财政投入，再加上人口的增长和流动速度加快、艾滋病病毒感染、化疗不当等原因，结核病疫情在有些国家和地区有死灰复燃的迹象，耐药结核分枝杆菌感染率呈明显上升趋势，使结核病再次成为主要的公共卫生问题而引起流行病学界的关注。

1. 结核分枝杆菌

结核病的病原体为结核分枝杆菌，典型的形态为直或微弯曲的细长杆菌，有时呈 V 形、Y 形或条索状、短链状排列。结核分枝杆菌革兰染色阳性，具有抗酸性，亦称抗酸杆菌。结核分枝杆菌为需氧菌，在 35～40℃范围内均可生长，最适温度 37℃。结核分枝杆菌生长缓慢，在罗氏改良培养基和小川培养基上 4～6 周才能繁殖成明显的菌落。结核分枝杆菌属分枝杆菌，主要包括结核分枝杆菌（M.tuberculosis）、牛分枝杆菌（M.bovis）、非洲型分枝杆菌（M.africanum）和田鼠分枝杆菌（M.microti），以结核分枝杆菌对人的感染率和致病率最高，约占 90%，牛分枝杆菌较少（约占 5%）。

结核分枝杆菌在外界环境因素的影响下，容易发生毒力、菌落、耐药性和 L 型等变异，毒力变异的典型例子为卡介苗。结核分枝杆菌的致病性取决于该菌的毒力以及侵入机体的菌量。结核分枝杆菌侵入机体的门户主要是呼吸道。它可以通过血行播散侵袭机体的所有脏器和组织，而肺组织是被结核分枝杆菌侵袭的最常见器官，在各类结核病患者中，最多见的也是肺结核患者，占结核病患者的 90% 以上，而且只有肺结核才具有传染性。

2. 结核病的传播

（1）传染源：痰涂片阳性的肺结核患者是结核病的主要传染源。以成年人为主，其传染性取决于患者的排菌数量。仅仅痰培养阳性的患者的传染性较小，痰涂片和痰培养阴性的患者一般无传染性。儿童肺结核以原发为主，大部分为涂片阴性，传染性小。传染性大小主要取决于患者的排菌数量，可通过痰涂片检查来定量判断。

活动性肺结核患者存在间歇性排菌状态。有空洞形成的患者，其痰中含有大量的结核分枝杆菌，是重要的传染源。化学药物治疗后排菌患者的传染性迅速下降或消失，不再造成新的传播。

（2）传播途径：经空气传播是主要的传播途径，95% 以上的结核分枝杆菌的原发感染灶是在肺部，而且是通过称为微滴核的飞沫传播，经尘埃传播很少。肺结核患者在谈话和咳嗽时从呼吸道排出含有结核分枝杆菌的飞沫，大飞沫迅速落下，小飞沫与空气接触后水分急剧蒸发形成飞沫核（微滴核），小于 5μm 的含菌微滴核可进入易感者肺泡造成感染。含有结核分枝杆菌的大尘埃颗粒或 5μm 以上的微滴核一般不会造成感染。但也有动物实验发现，菌尘气溶胶可以造成豚鼠感染，因此，仍需注意结核分枝杆菌通过再生气溶胶传播的可能性。

当结核分枝杆菌大量或少量反复进入消化道时，可在肠壁淋巴滤泡形成病灶，造成感染。

（3）易感人群：人群对结核分枝杆菌普遍易感，人群中易感者的比例是结核病流行的重要影响因素。易感者在接触传染源后是否感染与接触时间长度和暴露程度有关，接触时间越长、传染源传染性越强、与传染源接触越密切则获得感染的可能性越大。拥挤、通风不良的居住环境可以增加易感者与传染源接触的密切程度和暴露危险性。易感者的年龄也可影响其感染的危险性，一般认为易感者发生感染的危险性随年龄而增长。在非 HIV 高感染地区，成年男性感染结核分枝杆菌的危险性高于女性。与结核病患者接触的医务人员可成为结核病的高危人群。自然感染后可获得特异性免疫。

3. 结核病流行状况

（1）全球结核病的流行概况：据 WHO 估计，目前全球大约有 1/3 的人感染了结核分枝杆菌，95% 的结核病患者及 98% 的结核病死亡发生在发展中国家。自 20 世纪初以来，随着社会经济水平和医疗卫生服务的发展，结核病发病率在西方发达国家快速下降；20 世纪 50 年代链霉素等有效抗结核病化疗药物的出现，使结核病在发达国家的流行得到了有效控制。但是，20 世纪 80 年代后期，发达国家出现了结核病发病率回升趋势。同时，结核病仍在贫穷、落后的不发达国家和发展中国家肆虐。结核病、艾滋病和疟疾已成为世界三大传染病死因，对人群健康构成了严重威胁。

结核病流行在不同地区差异明显。据 WHO 估计，非洲撒哈拉以南地区结核病发病率高达 290/10 万，而结核病病例负担最大的国家则在亚洲的印度、中国和印度尼西亚，占了全球结核病病例的 50%。全球 22 个结核病高负担国家中，拥有结核病人数占全球结核病总人数的 80%，这些国家的抗结核工作将直接影响全球结核病疫情的发展。

结核病的另一个高发人群是 HIV 感染者。随着全球 HIV 感染及艾滋病患者的日益增多，由 HIV 引起的结核病患病与死亡的人数也日益增多，HIV 合并结核病的患者中约有 1/3 会死于结核病。

（2）我国结核病的流行概况：中国是世界上仅次于印度的结核病高负担国家。每年死于结核病的人数占传染病死亡的 50%，位居传染病死亡第一或第二位。迄今为止，国家已开展了四次全国结核病流行病学抽样调查。据第四次全国性结核病流行病学抽样调查结果显示，我国全年龄组结核分枝杆菌感染率为 44.5%，约 5.5 亿人受到了结核杆菌感染，感染率高于全球人口感染率。农村的结核病患病率为 397/10 万，城市的结核病患病率为 198/10 万。农村结核病的患病率是城市的 2 倍。贫困农村地区结核病死亡率是经济发达城市的 3 倍多。

结核病已成为当前我国重要的公共卫生问题。63.8% 的结核病患者年龄在 15～54 岁，处于最具生产能力的年龄段。男性 45 岁之后，结核病患病率上升加快。我国的结核病患者男女性别比约为 2∶1，15 岁以下男女性结核病患病率接近，15

岁以上男女之间差异随年龄的增长逐渐扩大，在 35 岁出现一个汇合点，男性结核病患病率至 75 岁时达最高峰（825/10 万人口）；而女性到 80 岁时达最高峰（434/10 万人口）。

我国结核病控制面临的一个严峻考验是耐多药结核病流行，目前，我国的部分地区已被 WHO 列入耐多药结核病热点地区。第四次结核病流行病学调查对从 30 个省、市、自治区的 256 个调查点的结核病患者中分离获得的 466 株结核分枝杆菌进行了药物敏感性检测，结果发现，初始耐多药结核和获得性耐多药结核分别占了 7.6% 和 17.1%。

总之，在世界范围内结核病疫情都有加重的趋势。我国结核病流行事态更不容乐观，呈现出高感染率、高患病率、高死亡率、高耐药率和低递降率的特征。耐多药结核病的流行使结核病的防控面临更严峻的挑战。

（二）结核病分类

2004 年我国实施新的结核病分类标准，突出了对痰结核分枝杆菌检查和化疗史的描述，取消按活动性程度及转归分期的分类，使分类法更符合现代结核病控制的概念且更具实用性。新的分类标准将结核病分为 6 种类型。

1. 原发性肺结核

也称初染结核，含原发复合征及胸内淋巴结结核。

2. 血行播散型肺结核

含急性血行播散型肺结核（急性粟粒性肺结核）及亚急性、慢性血行播散型肺结核。

3. 继发性肺结核

含浸润性肺结核、纤维空洞型肺结核和干酪样肺炎等。

4. 结核性胸膜炎

含结核性干性胸膜炎、结核性渗出性胸膜炎、结核性脓胸。

5. 其他肺外结核

按部位和脏器命名，如骨关节结核、肾结核、肠结核等。

6. 菌阴肺结核

菌阴肺结核为三次痰涂片及一次培养阴性的肺结核。

（三）结核病诊断标准

1. 原发性肺结核

多见于少年儿童，无症状或症状轻微，多有结核病家庭接触史，结核菌素试验多为强阳性，X线胸片表现为哑铃形阴影，即原发病灶、引流淋巴管炎和肿大的肺门淋巴结，形成典型的原发复合征。原发病灶一般吸收较快，可不留任何痕迹。若X线胸片只有肺门淋巴结肿大，则诊断为胸内淋巴结结核。肺门淋巴结结核可呈团块状、边缘清晰和密度高的肿瘤型或边缘不清、伴有炎性浸润的炎症型。

2. 血行播散型肺结核

急性粟粒型肺结核多见于婴幼儿和青少年，特别是营养不良、患传染病和长期应用免疫抑制剂导致抵抗力明显下降的小儿，多同时伴有原发型肺结核。成人也可发生急性粟粒型肺结核，可由病变中和淋巴结内的结核分枝杆菌侵入血管所致。起病急，持续高热，中毒症状严重，一半以上的小儿和成人合并结核性脑膜炎。虽然病变侵及两肺，但极少有呼吸困难。全身浅表淋巴结肿大、肝和脾大，有时可发现皮肤淡红色粟粒疹，可出现颈项强直等脑膜刺激征，眼底检查约1/3的患者可发现脉络膜结核结节。部分患者结核菌素试验阴性，随病情好转可转为阳性。X线胸片和CT检查开始为肺纹理重，在症状出现2周左右可发现由肺尖至肺底呈大小、密度和分布"三均匀"的粟粒状结节阴影，结节直径2mm左右。亚急性、慢性血行播散型肺结核起病较缓，症状较轻，X线胸片呈双上、中肺野为主的大小不等、密度不同和分布不均的粟粒状或结节状阴影，新鲜渗出与陈旧硬结和钙化病灶共存。慢性血行播散型肺结核多无明显中毒症状。

3. 继发性肺结核

多发生在成人，病程长，易反复。肺内病变多为含有大量结核分枝杆菌的早期渗出性病变，易进展，多发生干酪样坏死、液化、空洞形成和支气管播散；同时多出现病变周围纤维组织增生，使病变局限化和瘢痕形成。病变轻重多寡相差悬殊，活动性渗出病变、干酪样病变和愈合性病变共存。因此，继发性肺结核X线表现特点为多态性，好发在上叶尖后段和下叶背段。痰结核分枝杆菌检查常为阳性。

（1）浸润型肺结核：浸润渗出性结核病变和纤维干酪增殖病变多发生在肺尖和锁骨下，影像学检查表现为小片状或斑点状阴影，可融合和形成空洞。渗出性病变易吸收，而纤维干酪增殖病变吸收很慢，可长期无改变。

（2）空洞型肺结核：空洞形态不一，多由干酪渗出病变溶解形成洞壁不明显的、多个空腔的虫蚀样空洞，伴有周围浸润病变的新鲜的薄壁空洞，当引流支气管壁出现炎症半堵塞时，因活瓣形成，而出现壁薄的、可迅速扩大和缩小的张力性空洞及肺结核球干酪样坏死物质排出后形成的干酪溶解性空洞。空洞型肺结核多有支气管播散病变，临床症状较多，如发热、咳嗽、咳痰和咯血等。空洞型肺结核患者痰中常排菌。应用有效的化学药物治疗后，出现空洞不闭合，但长期多次查痰阴性，空洞壁由纤维组织或上皮细胞覆盖，诊断为净化空洞。但有些患者空洞还残留一些干酪组织，长期多次查痰阴性，临床上诊断为开放菌阴综合征，仍需随访。

（3）结核球：多由干酪样病变吸收和周边纤维膜包裹或干酪空洞阻塞性愈合而形成。结核球内有钙化灶或液化坏死形成空洞，同时80%以上结核球有卫星灶，可作为诊断和鉴别诊断的参考。直径在2～4cm，多小于3cm。

（4）干酪样肺炎：多发生在机体免疫力和体质衰弱，又受到大量结核分枝杆菌感染的患者，或有淋巴结支气管炎，淋巴结中的大量干酪样物质经支气管进入肺内而发生。大叶性干酪样肺炎X线呈大叶性密度均匀磨玻璃状阴影，逐渐出现溶解区，呈虫蚀样空洞，可出现播散病灶，痰中能查出结核分枝杆菌。小叶性干酪样肺炎的症状和体征都比大叶性干酪样肺炎轻，X线呈小叶斑片播散病灶，多发生在双肺中下部。

（5）纤维空洞型肺结核：纤维空洞型肺结核的特点是病程长，反复进展恶化，肺组织破坏重，肺功能严重受损，双侧或单侧出现纤维厚壁空洞和广泛的纤维增生，造成肺门抬高和肺纹理呈垂柳样，患侧肺组织收缩，纵隔向患侧移位，常见胸膜粘连和代偿性肺气肿。结核分枝杆菌长期检查阳性且常耐药。在结核病控制和临床上均为难题，关键在最初治疗中给予合理化学药物治疗，以预防纤维空洞型肺结核的发生。

4.结核性胸膜炎

根据病史和临床表现，结核性胸膜炎一般可确诊。临床表现主要为中度发热、初起胸痛以后减轻、呼吸困难。

5.其他肺外结核

诊断标准为：

（1）结核分枝杆菌培养阳性。

（2）病理活检或尸检材料证实为干酪性肉芽肿（CG）和（或）抗酸杆菌阳性。

（3）X线胸片显示双肺粟粒状阴影。

（4）抗结核治疗有效。如结核分枝杆菌培养阴性，则需2个或2个以上标准才能确诊为肺外结核。

6.菌阴肺结核

菌阴肺结核为三次痰涂片及一次培养阴性的肺结核，其诊断标准为：

（1）典型肺结核临床症状和胸部X线表现。

（2）抗结核治疗有效。

（3）临床可排除其他非结核性肺部疾病。

（4）纯蛋白衍生物（5IU）强阳性，血清抗结核抗体阳性。

（5）痰结核分枝杆菌聚合酶链反应（PCR）和探针检测呈阳性。

（6）肺外组织病理证实结核病变。

（7）支气管肺泡灌洗（BAL）液中检出抗酸杆菌。

（8）支气管或肺部组织病理证实结核病变。具备（1）～（6）中3项或（7）～（8）中任何1项可确诊。

（四）结核病治疗原则

结核病临床上有初、复治之分，患者有排菌和不排菌之别，结核分枝杆菌有处于繁殖生长期和休眠静止期之别。抗结核药物有作用于酸性环境和细胞内酸性环境的药物，还有作用细菌外的碱性或中性环境的药物，一个合理正规的化疗方案必然有两种或两种以上的杀菌药，合理的剂量、科学的用药方法、足够的疗程，还要规律、早期用药，才能治愈结核病。缺少哪一个环节都能导致治疗失败。

1. 早期

对任何疾病都强调早诊断、早治疗，特别对结核病一定要早诊断、早治疗，以免组织破坏，造成修复困难，肺结核早期、肺泡内有炎症细胞浸润和纤维素渗出，肺泡结构尚保持完整、可逆性大。同时细菌繁殖旺盛，体内吞噬细胞活跃，抗结核药物对代谢活跃生长繁殖旺盛的细菌最能发挥抑制和杀灭作用。早期治疗可利于病变吸收消散不留痕迹。如不及时治疗，小病拖成大病，大病导致不治愈，一害自己，二害周围人。

2. 联合

无论初治还是复治患者均要联合用药，临床上治疗失败的原因往往是单一用药造成难治患者。联合用药必须联合两种或两种以上的药物治疗，这样既可避免或延缓耐药性的产生，又能提高杀菌效果。既有细胞内杀菌药物又有细胞外杀菌药物，还有适合酸性环境的杀菌药，从而使化疗方案取得最佳疗效。并能缩短疗程，减少不必要的经济浪费。

3. 适量

药物对任何疾病治疗都必须有一个适当的剂量。这样才能达到治疗的目的，又不给人体带来毒副作用，几乎所有的抗结核药物都有毒副作用，如剂量过大，血液的药物浓度过高，对消化系统、神经系统、泌尿系统，特别对肝、肺可产生毒副反应；但剂量不足，血液浓度过低，达不到灭菌、杀菌的目的，易产生耐药性。所以一定要采用适当的剂量，在专科医师的指导下用药。

4. 规律

一定要在专科医师指导下规律用药，因为结核杆菌是一种分裂周期长，生长繁殖缓慢、杀灭困难大的顽固细菌。在治疗上必须规律用药，如果用药不当，症状缓解就停用，必然导致耐药的发生，造成治疗失败，日后治疗更加困难。对规律用药必须做到一丝不苟，一顿不漏，决不可自以为是。

5. 全程

所谓全程用药就是医师根据患者的病情判定化疗方案，完成化疗方案所需要的时间，一个疗程 3 个月。全疗程一年或一年半。短程化疗不少于 6 个月或 10 个月。

要想彻底治疗肺结核必须遵循以上五个原则，即早期、联合、适量、规律、全程，才能确保查出必治、治必彻底。

(五) 结核病的社区预防

结核病是由结核分枝杆菌引起的一种呼吸道传染病。多数患者是通过呼吸道感染的。结核分枝杆菌在潮湿阴暗的环境中可以生存几个月。当患有活动期肺结核的患者吐痰后，结核分枝杆菌就可随干了的痰迹飞散到四周，随时都可以感染健康人。人体对结核分枝杆菌普遍易感，除毛发外几乎全身所有组织都可以感染结核分枝杆菌，导致患肠结核、骨结核、淋巴结核等。由于结核病主要是经呼吸道进行传播，因此肺结核的发生率比其他器官结核病发生率高，占人体结核病的首位。患结核病后，患者可有低热、盗汗、疲乏无力、干咳或痰中带血丝，颜面潮红，身体消瘦等症状。如不及时彻底治疗，会使病情转化为慢性，甚至引起中毒症状，造成患者死亡。

为了预防结核病的发生，应该注意做到以下几点。

（1）加强卫生教育，使青年人懂得结核病的危害和传染方式。养成不随地吐痰的良好卫生习惯。对结核病患者的痰要焚烧或药物消毒。

（2）在社区人群中积极开展肺结核或者疑似肺结核患者筛查工作，发现患者使之及时得到规范的治疗和管理，恢复健康，减少结核分枝杆菌在人群中的传播。除此之外，还要按时给婴幼儿接种卡介苗，以使机体产生免疫、减少结核病的发生。

（3）对于筛查出肺结核可疑症状者，建议其到结核病定点医疗机构进行结核病检查。一周内进行随访，检查是否前去就诊，督促其及时就医。

（4）对患者的居住环境进行评估，告诉患者及家属做好防护工作，防止传染。

二、肺结核患者健康管理服务

(一) 服务对象

辖区内确诊的肺结核患者。

(二) 服务内容

1. 筛查及推介转诊

对辖区内前来就诊的居民或患者，若发现有慢性咳嗽、咳痰 ≥ 2 周，咯血、血痰，或发热、盗汗、胸痛或不明原因消瘦等肺结核可疑症状者，在鉴别诊断的基础上，填写"双向转诊单"。推荐其到结核病定点医疗机构进行结核病检查。一周内进行电话随访，看是否前去就诊，督促其及时就医。

2. 第一次入户随访

乡镇卫生院、村卫生室、社区卫生服务中心 (站) 接到上级专业机构管理肺结核患者的通知单后，要在 72h 内访视患者，具体内容如下。

(1) 确定督导人员，督导人员优先为医务人员，也可为患者家属。

(2) 对患者的居住环境进行评估，告诉患者及家属做好防护工作，防止传染。

(3) 对患者及家属进行结核病防治知识宣传教育。

(4) 告诉患者出现病情加重、严重不良反应、并发症等异常情况时，要及时就诊。

若 72h 内 2 次访视均未见到患者，则将访视结果向上级专业机构报告。

3. 督导服药和随访管理

(1) 督导服药

① 医务人员督导：患者服药日，医务人员对患者进行直接面视下督导服药。

② 家庭成员督导：患者每次服药要在家属的面视下进行。

(2) 随访评估：对于由医务人员督导的患者，医务人员至少每个月记录 1 次对患者的随访评估结果；对于由家庭成员督导的患者，基层医疗卫生机构要在患者的强化期或注射期内每 10 天随访 1 次，继续期或非注射期内每个月随访 1 次。

① 评估是否存在危急情况，如有则紧急转诊，2 周内主动随访转诊情况。

② 对无须紧急转诊的，应了解患者服药情况 (包括服药是否规律，是否有不良反应)，询问上次随访至此次随访期间的症状。询问其他疾病状况、用药史和生活方式。

(3) 分类干预

① 对于能够按时服药、无不良反应的患者，则继续督导服药，并预约下一次随访时间。

② 患者未按定点医疗机构的医嘱服药，要查明原因。若是不良反应引起的，则转诊；若因其他原因，则要对患者强化健康教育。若患者漏服药次数超过 1 周及以上，要及时向上级专业机构报告。

③ 对出现药物不良反应、并发症或并发症的患者，要立即转诊，2 周内随访。

④ 提醒并督促患者按时到定点医疗机构进行复诊。

4.结案评估

当患者停止抗结核治疗后，要对其进行结案评估，包括：记录患者停止治疗的时间及原因；对其全程服药管理情况进行评估；收集和上报患者的"肺结核患者治疗记录卡"或"耐多药肺结核患者服药卡"。同时将患者转诊至结核病定点医疗机构进行治疗转归评估，2周内进行电话随访，看是否前去就诊及了解确诊结果。

(三) 服务要求

（1）在农村地区，主要由村医开展肺结核患者的健康管理服务。

（2）肺结核患者健康管理医务人员需接受上级专业机构的培训和技术指导。

（3）患者服药后，督导人员按上级专业机构的要求，在患者服完药后在"肺结核患者治疗记录卡"或"耐多药肺结核患者服药卡"中记录服药情况。患者完成疗程后，要将"肺结核患者治疗记录卡"或"耐多药肺结核患者服药卡"交上级专业机构留存。

（4）提供服务后及时将相关信息记入"肺结核患者随访服务记录表"，每月记入1次，存入患者的健康档案，并将该信息与上级专业机构共享。

（5）管理期间如发现患者从本辖区居住地迁出，要及时向上级专业机构报告。

(四) 工作指标

（1）肺结核患者管理率＝已管理的肺结核患者人数／辖区同期内经上级定点医疗机构确诊并通知基层医疗卫生机构管理的肺结核患者人数 ×100%。

（2）肺结核患者规则服药率＝按照要求规则服药的肺结核患者人数／同期辖区内已完成治疗的肺结核患者人数 ×100%。

规则服药：在整个疗程中，患者在规定的服药时间实际服药次数占应服药次数的90%以上。

.(五) 管理服务规范表格及说明

1.肺结核患者第一次入户随访记录表

详见表15-6。

表15-6　肺结核患者第一次入户随访记录表

姓名：	编号□□□ – □□□□□	
随访时间	年　月　日	
随访方式	1.门诊 2.家庭	□

续表

姓名：	编号□□□－□□□□□	
患者类型	1. 初治 2. 复治	□
痰菌情况	1. 阳性 2. 阴性 3. 未查痰	□
耐药情况	1. 耐药 2. 非耐药 3. 未检测	□

症状及体征： □/□/□/□/□/□/

0. 没有症状 1. 咳嗽咳痰　　　其他：
2. 低热盗汗 3. 咯血或血痰
4. 胸痛消瘦 5. 恶心纳差
6. 头痛失眠 7. 视物模糊
8. 皮肤瘙痒、皮疹
9. 耳鸣、听力下降

用药	化疗方案		
	用法	1. 每日 2. 间歇	□
	药品剂型	1. 固定剂量复合制剂□ 2. 散装药□ 3. 板式组合药□ 4. 注射剂□	
督导人员选择		1. 医生 2. 家属 3. 自服药 4. 其他	□
家庭居住环境评估	单独的居室	1. 有 2. 无	□
	通风情况	1. 良好 2. 一般 3. 差	□
生活方式评估	吸烟	/支/天	
	饮酒	/两/天	
健康教育及培训	取药地点、时间	地点：	
		时间：　年 月 日	
	服药记录卡的填写	1. 掌握 2. 未掌握	□
	服药方法及药品存放	1. 掌握 2. 未掌握	□
	肺结核治疗疗程	1. 掌握 2. 未掌握	□
	不规律服药危害	1. 掌握 2. 未掌握	□
	服药后不良反应及处理	1. 掌握 2. 未掌握	□
	治疗期间复诊查痰	1. 掌握 2. 未掌握	□
	外出期间如何坚持服药	1. 掌握 2. 未掌握	□
	生活习惯及注意事项	1. 掌握 2. 未掌握	□
	密切接触者检查	1. 掌握 2. 未掌握	□

姓名：	编号□□□ – □□□□□
下次随访时间	年月日
师	

表 15-6 的填表说明如下。

（1）本表为医师在首次入户访视结核病患者时填写。同时查看患者的"肺结核患者治疗记录卡"、耐多药患者查看"耐多药肺结核患者服药卡"。

（2）编号：填写居民健康档案的后 8 位编码。前面 3 位数字，表示村（居）委会等，具体划分为：001～099 表示居委会，101～199 表示村委会，901～999 表示其他组织；后面 5 位数字，表示居民个人序号，由建档机构根据建档顺序编制。

（3）患者类型、痰菌情况、耐药情况和用药的信息，均在患者的"肺结核患者治疗记录卡"、耐多药患者查看"耐多药肺结核患者服药卡"中获得。

（4）督导人员选择：根据患者的情况，与其协商确定督导人员。

（5）家庭居住环境评估：入户后，了解患者的居所情况并记录。

（6）生活方式评估：在询问患者生活方式时，同时对患者进行生活方式指导，与患者共同制定下次随访目标。

吸烟情况：斜线前填写目前吸烟量，不吸烟填"0"，吸烟者写出每天的吸烟量"** 支 / 天"斜线后填写吸烟者下次随访目标吸烟量"** 支 / 天"

饮酒情况："从不饮酒者"不必填写其他有关饮酒情况项目。"日饮酒量"应折合相当于白酒"×× 两"。白酒 1 两折合葡萄酒 4 两、黄酒半斤、啤酒 1 瓶、果酒 4 两。

（7）健康教育及培训的主要内容：

① 肺结核治疗疗程：只要配合医师、遵从医嘱，严格坚持规律服药，绝大多数肺结核是可以彻底治愈的。服用抗结核药物 1 个月以后，传染性一般就会消失。一般情况下，初治肺结核患者的治疗疗程为 6 个月，复治肺结核患者为 8 个月，耐多药肺结核患者 24 个月。

② 不规律服药危害：如果不遵从医嘱，不按时服药，不完成全疗程治疗，就会导致初次治疗失败，严重者会发展为耐多药结核病。治疗疗程明显延长，治愈率也会大大降低，甚至终生不愈。治疗费用也会大幅增加。如果传染给其他人，被传染者一旦发病也是耐药结核病。

③ 服药方法及药品存放：抗结核药物宜采用空腹顿服的服药方式，一日的药量要在同一时间一次服用。应放在阴凉干燥、孩子接触不到的地方。夏天宜放在冰箱的冷藏室。

④服药后不良反应及处理：常见的不良反应有胃肠道不舒服、恶心、皮肤瘙痒、关节痛、手脚麻木等，严重者可能会呕吐、视物不清、皮疹、听力下降等；当出现上述任何情况时，应及时和医师联系，不要自行停药或更改治疗方案。服用利福平后出现尿液变红、红色眼泪现象为正常现象，不必担心。为及时发现并干预不良反应，每月应到定点医疗机构进行血常规、肝肾功能复查。

⑤治疗期间复诊查痰：查痰的目的是让医师及时了解患者的治疗状况、是否有效、是否需要调整治疗方案。初治肺结核患者应在治疗满2、5、6个月时，复治肺结核患者在治疗满2、5、8个月时，耐多药肺结核患者注射期每个月，非注射期每2个月均需复查痰涂片和培养。正确的留痰方法是：深呼吸2~3次，用力从肺部深处咳出痰液，将咳出的痰液留置在痰盒中，并拧紧痰盒盖。复查的肺结核患者应收集两个痰标本(夜间痰、清晨痰)。夜间痰：送痰前一日，患者晚间咳出的痰液；清晨痰：患者晨起立即用清水漱口后，留存咳出的第2口、第3口痰液。如果患者在留痰前吃过东西，则应先用清水漱口，再留存咳出的第2口、第3口痰液；装有义齿的患者在留取痰标本前应先将义齿取出。唾液或口水为不合格标本。

⑥外出期间如何坚持服药：如果患者需要短时间外出，应告知医师，并带够足量的药品继续按时服药，同时要注意将药品低温、避光保存；如果改变居住地，应及时告知医师，以便能够延续治疗。

⑦生活习惯及注意事项：患者应注意保持良好的卫生习惯。避免将疾病传染他人，最好住在单独的光线充足的房间，经常开窗通风。不能随地吐痰，也不要下咽，应把痰吐在纸中包好后焚烧，或吐在有消毒液的痰盂中；不要对着他人大声说话、咳嗽或打喷嚏；传染期内应尽量少去公共场所，如需外出应佩戴口罩。

吸烟会加重咳嗽、咳痰、咯血等症状，大量咯血可危及生命。另抗结核药物大部分经肝脏代谢，并且对肝脏有不同程度的损害，饮酒会加重对肝脏的损害，降低药物疗效，因此在治疗期间应严格戒烟、禁酒。要注意休息，避免重体力活动，加强营养，多吃奶类、蛋类、瘦肉等高蛋白食物，还应多吃绿叶蔬菜、水果以及杂粮等富含维生素和无机盐的食品，避免吃过于刺激的食物。

⑧密切接触者检查：建议患者的家人、同班同学、同宿舍同学、同办公室同事或经常接触的好友等密切接触者，及时到定点医疗机构进行结核分枝杆菌感染和肺结核筛查。

(8)下次随访时间：确定下次随访日期，并告知患者。

(9)评估医师签名：随访完毕，核查无误后随访医师签署其姓名。

2.肺结核患者随访服务记录表

详见表15-7。

表 15-7　肺结核患者随访服务记录表

姓名			编号□□□-□□□□□
随访时间	年 月 日	年 月 日	年 月 日
治疗月序	第 月	第 月	第 月
督导人员	1. 医生 2. 家属 3. 自服药 4. 其他	1. 医生 2. 家属 3. 自服药 4. 其他	1. 医生 2. 家属 3. 自服药 4. 其他
随访方式	1. 门诊 2. 家庭 3. 电话□	1. 门诊 2. 家庭 3. 电话□	1. 门诊 2. 家庭 3. 电话□
症状及体征：	□/□/□/□/□/□ 其他：	□/□/□/□/□/□ 其他：	□/□/□/□/□/□ 其他：
0. 没有症状			
1. 咳嗽咳痰			
2. 低热盗汗			
3. 咯血或血痰			
4. 胸痛消瘦			
5. 恶心纳差			
6. 关节疼痛			
7. 头痛失眠			
8. 视物模糊			
9. 皮肤瘙痒、皮疹			
10. 耳鸣、听力下降			
生活方式指导　吸烟	一支/天	一支/天	一支/天
饮酒	两/天	两/天	两/天

续表

姓名		编号□□□-□□□□□
化疗方案		
用药	用法	1.每日 2.间歇□	1.每日 2.间歇□	1.每日 2.间歇□
	药品剂型	1.固定剂量复合制剂□ 2.散装药□ 3.板式组合药□ 4.注射剂□	1.固定剂量复合制剂□ 2.散装药□ 3.板式组合药□ 4.注射剂□	1.固定剂量复合制剂□ 2.散装药□ 3.板式组合药□ 4.注射剂□
	漏服药次数	___次	___次	___次
药物不良反应		1.无□ 2.有___	1.无□ 2.有___	1.无□ 2.有___
并发症或并发症		1.无□ 2.有___	1.无□ 2.有___	1.无□ 2.有___
转诊	科别			
	原因			
	2周内随访，随访结果			
处理意见				
下次随访时间				
随访医师签名				

停止治疗及原因

1. 出现停止治疗时间□年□月□日
2. 停止治疗原因：完成疗程□ 死亡□ 丢失□ 转入耐多药治疗□

全程管理情况

应访视者___次，实际访视___次；
患者在疗程中，应服药___次，实际服药___次，服药率___%
评估医师签名：___

表 15-7 的填表说明如下。

(1) 本表为结核病患者在接受随访服务时由医师填写。同时查看患者的"肺结核患者治疗记录卡"、耐多药患者查看"耐多药肺结核患者服药卡"。

(2) 编号：填写居民健康档案的后 8 位编码。前面 3 位数字，表示村 (居) 委会等，具体划分为：001 ~ 099 表示居委会，101 ~ 199 表示村委会，901 ~ 999 表示其他组织；后面 5 位数字，表示居民个人序号，由建档机构根据建档顺序编制。

(3) 生活方式指导：在询问患者生活方式时，同时对患者进行生活方式指导，与患者共同制定下次随访目标。

吸烟：斜线前填写目前吸烟量，不吸烟填 "0"，吸烟者写出每天的吸烟量 "**支 / 天"，斜线后填写吸烟者下次随访目标吸烟量 "** 支 / 天"。

饮酒："从不饮酒者" 不必填写其他有关饮酒情况项目。"日饮酒量" 应折合相当于白酒 "×× 两"。白酒 1 两折合葡萄酒 4 两、黄酒半斤、啤酒 1 瓶、果酒 4 两。

(4) 漏服药次数：上次随访至本次随访期间漏服药次数。

(5) 药物不良反应：如果患者服用抗结核药有明显的药物不良反应，具体描述何种不良反应或症状。

(6) 并发症：如果患者出现了并发症，则具体记录。

(7) 转诊：如果转诊要写明转诊的医疗机构及科室类别，如 ×× 市人民医院结核科，并在原因一栏写明转诊原因。

(8) 2 周内随访，随访结果：转诊 2 周后，对患者进行随访，并记录随访结果。

(9) 处理：根据患者服药情况，对患者督导服药进行分类干预。

(10) 下次随访时间：根据患者此次随访分类，确定下次随访日期，并告知患者。

(11) 随访医师签名：随访完毕，核查无误后随访医师签署其姓名。

(12) 全程管理情况：肺结核患者治疗结案时填写。

第十六章　社区康复护理

第一节　社区康复护理概述

社区康复护理是将现代整体护理融入社区康复，在康复医师的指导下，在社区层次上，以家庭为单位，以健康为中心，以人的生命为全过程，社区护士依靠社区内各种力量，即残疾者家属、义务工作者和所在社区的卫生教育劳动就业和社会服务等部门的合作，对社区伤残者进行的护理。社区康复护理使出院回家的患者能够在社区继续接受康复治疗，最大限度地恢复病、伤、残者的活动功能、劳动和工作能力、生活自理能力等，以便重新参加家庭和社会生活。

一、社区康复护理服务原则

1. 功能训练贯穿全程

功能训练是康复护理的基本内容。早期、长期功能训练，能有效预防残疾的发生、发展，最大限度地恢复患者的机体功能。

2. 注重与实际生活结合

康复护理训练应注重实用性，训练内容与日常生活活动相结合，恢复自理能力，实现自我康复护理。

3. 注重心理康复

应注意患者情绪、心理的变化，消除消极情绪，加强心理康复，最大限度地使患者适应社会、融入社会。

4. 提倡协作精神

良好的协作关系是患者得到最佳康复疗效的关键。康复护理人员应积极与其他人员进行良好的沟通交流，保持良好的人际关系，促进患者康复。

二、社区康复护理服务对象

1. 残疾人

残疾人是指生理、心理、精神、解剖结构和功能异常或丧失，部分或全部失去以正常方式从事个人或社会生活能力的人。可分为肢体障碍、听力障碍、语言障碍、智力障碍、多重障碍、精神障碍和其他障碍的人。根据《国际残损、残疾、残障》（International Classification of Impairments, Disabilities & Handicap, ICIDH）分类，可将残疾分为以下 3 种。

（1）残损（impairment）：由于各种原因导致身体结构、外形、器官或系统生理功能以及心理功能的损害，造成身体、精神或智力活动受到不同程度的限制，但个体仍能完成日常生活自理，是生物器官水平上的功能障碍。因此，残损又称结构功能缺损。

（2）残疾（disability）：现改称为"活动受限"，是指个人活动能力受限或缺乏，个体不能按正常的方式和范围进行活动，但可借助辅助设施解除活动受限，是个体水平上的功能障碍。因此，又称个体能力障碍。

（3）残障（handicap）：现改称为"参与限制"，是指由于残损或残疾限制或阻碍个体完成正常情况下（按年龄、性别、社会、文化等因素）的社会作用，是社会水平上的功能障碍。因此，残障也称社会能力障碍。

残损、残疾、残障是器官、个体和社会 3 个不同水平上的功能障碍。它们之间存在紧密的联系，如果残损得不到合理的治疗可能发展为残疾甚至残障，而残障也可以通过康复的介入而转化为残疾或残损，三者之间没有绝对界限。

2. 老年体弱者

人经历一个自然衰老的过程，一方面个体进入老年期后，会出现不同程度的功能减退，如耳目失聪、行动不便等；另一方面，由于疾病，特别是高血压、冠心病、慢性骨关节疾病引起的功能障碍而致残疾。因此，老年人特别是老年残疾人，在生活自理、经济收入、参与家庭和社会活动等方面存在不同程度的康复需求，通过康复护理措施有利于延缓衰老的过程，提高年老体弱者的生活质量。

3. 慢性病患者

随着康复医学的发展，康复范围不断扩大，已由原来的促进存在于疾病的发生、发展过程中的康复，扩大到促进智力残疾、精神残疾、感官残疾以及心肺疾病、癌症、慢性疼痛等的康复。这些病往往以慢性病的形式出现各种功能障碍，使原发病病情加重并形成恶性循环。慢性病患者多数时间在社区家庭中生活，需要长期医疗指导及康复训练，社区护士通过康复护理指导慢性病患者进行功能的恢复，防止原发病的恶化和并发症的发生。

第二节 社区康复护理内容与技术

一、社区康复环境改造

残疾人由于行动不便，需借助各种助行工具，因此，理想的康复环境有利于实现康复目标。社区护士应当了解、掌握康复环境及设施的要求，重视康复环境的选择和建立，其中，无障碍设施是良好康复环境的最基本要求。如楼梯、扶手、坡道、洗手间、浴室等，应以《中华人民共和国城市道路和建筑物无障碍设计规范》为标准；为乘轮椅者、拄拐杖者和拄盲杖者提供便利又安全的通行空间和使用条件。

(一) 家庭环境

为了方便使用轮椅的患者的日常活动，家庭设施的高度均应低于一般常规高度，如各种开关、桌面、房间窗户和窗台的高度均应略低于一般房间的高度；房间、卫生间等房门应当以推拉式为宜，门把手宜采用横执把手；在楼梯、走廊、卫生间、浴室和房间的墙壁上应安装扶手；地面要平坦、防滑且没有高低差，房门取消门槛；门厅要有足够的照明且夜间光照要足，而且门厅、通道、卧室等处应设双控照明开关，以利于开关电灯。

(二) 社区环境

非机动车车行道一般路宽不小于 2.5m；人行道应设置缘石坡道，宽度不小于 1.2m，表面材料宜平整、粗糙，地下管线和井盖与地面接平，人行天桥和人行地道的每个梯段的踏步不应超过 18 级，梯道段之间应有不小于 1.5m 的平台，而且人行天桥和人行地道的两侧应安装扶手，地面要防滑，有触感块材，人行天桥和人行地道的高度均应超过 2.2m；主要商业街和道路交叉口应安装音响交通信号，便于视力残疾者通行；公共厕所应设有残疾人厕位，安装坐便器，厕所内应留有 1.5m×1.5m 轮椅回转面积。

二、日常生活活动训练

日常生活活动能力（Activity of Daily Living，ADL）对于每个人都非常重要，对于正常人来讲极为简单与普通；但病、伤、残者由于功能障碍，往往部分甚至全部丧失日常生活能力。因此，日常生活活动能力的训练目的是使残疾者在家庭和社会中，尽量不依赖或少依赖他人而完成各项功能活动。

日常生活活动训练的内容包括以下几个方面。

(一) 进食训练

要根据康复护理对象的功能状态选择适宜的餐具、进餐姿势、进餐动作、咀嚼和吞咽功能等的训练。如坐在床上吃饭，可分解为体位变化、抓握餐具、送食物入口、咀嚼和吞咽动作。

1. 进餐的体位训练

最简单的动作是从仰卧位变为坐位，根据患者残疾程度不同，选择不同的方法，如训练患者应用健侧手和肘部的力量坐起，或由他人帮助和用辅助设备等坐起。维持坐位平衡训练，做到坐好、坐稳、依靠背支撑坐稳。

2. 抓握餐具训练

开始可抓握木条或橡皮，继之用匙。丧失抓握能力、协调性差或关节活动范围受限的患者常无法使用普通餐具，应将餐具加以改良。如将特制的碗、碟加以固定，特制横把或长把匙、刀、叉等。

3. 进食动作训练

先训练手部动作和模仿进食，然后训练进食动作。训练时帮助护理对象用健手把食物放在患手中，再由患手将食物放入口中，以训练患、健手功能的转换。

4. 咀嚼和吞咽训练

吞咽困难者必须先做吞咽动作的训练后再进行进食训练。进食前要先肯定无误咽并能顺利喝水时，才可试行自己进食。先用糊状食物、稀粥等，逐步从流质到半流质再到普食，每次量不宜过多，并尽量放在舌后部，且要稳、慢。

进行饮食训练时必须创造良好的饮食环境，根据康复护理对象的具体情况提供适宜的饮食种类，并保证充足的营养成分和足量水分的摄入。偏盲护理对象用餐时应将食物放在健侧；对于视觉空间失认、全盲者，应将食物按顺序摆放，并告知护理对象。

(二) 排泄训练

1. 排尿功能自理训练

首先进行建立排尿反射的训练；其次是排尿方法的训练；最后还要指导通过对水分的控制与排尿时间的配合来建立排尿的规律。

2. 排便功能自理训练

(1) 通过按摩腹部的方式促进肠蠕动进行排便。

(2) 针对康复对象存在排便功能障碍的性质和原因采取对策，无排便功能者采取手法摘便。

（3）配合使用一些栓剂或灌汤方法。

（三）清洁训练

清洁训练包括洗漱动作，即移到洗漱处、开关水龙头、洗脸、刷牙、化妆等；入浴活动，即移至浴室、完成入浴的全过程、移出浴室等。根据患者残疾情况，尽量训练其自己洗漱、洗浴。

1.洗脸、洗手、刷牙

（1）脸盆放在康复护理对象前方中间位置，指导其用健手洗脸、洗手。洗健手时，将脸盆固定住，患手贴在脸盆边放置，擦过香皂后健手及前臂在患手上搓洗。拧毛巾时可以将毛巾绕在水龙头上或将毛巾绕在患侧前臂上，再用健手将其拧干。

（2）对于牙膏盖，可以借助身体将物体固定的方法，再用健手将盖旋开。

（3）剪指甲时，可以将指甲剪固定在一木板上，木板再固定在桌上，一端突出桌沿，指甲剪把处系上小绳并穿过木板，绳端系上一小环。一手伸入环中用力一拉即可剪去伸入指甲剪刀口内的指甲。

2.洗浴

（1）沐浴：康复护理对象坐于椅子或轮椅上，先开冷水管，再开热水管调节水温。洗澡时可用健手持毛巾擦洗或用长柄的海绵刷擦洗后背。

（2）盆浴：康复对象坐在浴盆外椅子上（最好是木制椅子，高度与浴盆边缘相等），先用健手把患腿置于盆内后，再用健手握住盆沿，健腿撑起身体前倾，康复对象移至盆内椅子上，再把健腿放于盆内。另一种方法是康复护理对象先将臀部移向浴盆内横板上，再将健腿放入盆内，最后帮助患腿放入盆内。

（四）更衣训练

衣物穿脱动作的训练，必须在坐位平衡的条件下进行；在衣物选择上，应选用大小、松紧、厚薄适宜、易吸汗，又便于穿脱的衣、裤、鞋、袜。大部分患者在日常生活活动中，穿脱衣服可用单手完成。如偏瘫患者穿前开襟上衣时先穿患肢；脱衣时，先脱健肢，这样容易完成穿脱衣动作；穿套头上衣时患手穿好袖子拉到肘以上，再穿健手侧的袖子，最后套头，脱时先将衣身脱至胸部以上，再用健手将衣服拉住，在背部从头部脱出，然后脱出健手，最后脱患手；截瘫患者若能取平稳坐位，可自行穿、脱上衣，穿裤子时，可先取坐位，先将患腿伸入裤腿中，再穿健腿，再取卧位，抬高臀部，将裤子提上、穿好。如患者活动范围受限，穿脱普通衣服困难，应设计特制衣服，如宽大的、前面开合式衣服。穿脱袜子和鞋，患者可取坐位，双手交叉将患侧腿抬起置于健侧腿上，用健手为患足穿袜子或鞋，将患侧下肢放回原地，全脚掌着地，重心转移至患侧，如患者手指协调性差，不能系、解衣带或纽扣时，可使用摁扣、拉链、搭扣等，以方便患者使用。

三、体位及体位转换

基本的体位有：仰卧位、侧卧位、俯卧位、坐位和立位。体位变换主要包括翻身、移动（纵、横移动）、体位转换（卧位—坐位—立位）、手支撑位等。其目的是防止压疮和肢体挛缩，保持关节良好的功能位置。

（一）体位

1. 仰卧位

双足紧蹬足底板，踝背屈90°，以防足下垂；足跟悬空放在足底板与垫子之间的空隙处，足后跟悬空状态，足趾朝上，以防压疮。在臀部外侧置小枕，以防髋外旋畸形。两膝及两髋关节置于伸位，以防髋及膝关节屈曲性挛缩，并为站立、步行打下基础。肩关节外展90°左右，肘伸直或屈，腕伸直，掌心向上，手指与指关节及掌关节处部分屈曲，拇指外展，手指间关节处略屈曲。

2. 侧卧位

偏瘫患者不宜长时间仰卧位，以健侧卧位最适宜，截瘫和四肢瘫患者宜两侧轮流侧卧。

（1）健侧卧位：健肢在下，患肢在上，头部垫枕。患侧上肢下垫枕，使患肩前伸，前臂悬前，腕、指伸展置于枕上。患侧髋、膝关节置于另一枕上，同时注意足不能悬空。健侧上肢可放在任何舒适位置，下肢平放在床上。

（2）患侧卧位：患肢在下，健肢在上，头部垫枕，躯干稍向后旋转，后背用枕头稳固支撑。患侧上肢前伸，前臂外旋，肘关节自然呈背屈位，手指张开，掌心向上。患髋伸展，膝轻度屈曲。健侧上肢置于身上，健腿屈曲置于枕上。

3. 俯卧位

如患者心、肺及骨骼情况允许，可采用俯卧位，可使髋关节充分伸展，并可缓解身体后部骨隆突处受压组织部位的压力。患侧俯卧，头偏向一侧，两臂屈曲置于头的两侧；胸部、髋部及踝部各垫一软枕。

（二）体位转换

1. 床上翻身

主要包括主动翻身训练和被动翻身训练两种方式。主动翻身训练是最基本的翻身训练方法之一，常用的方法主要有伸肘摆动翻身和向健侧翻身两种；被动翻身训练又可分为被动向健侧翻身和被动向患侧翻身两种。

（1）伸肘摆动翻身法

① 双手十指交叉，患手拇指压在健手拇指上方（Bobath 式握手）。

② 在健侧上肢的帮助下，双上肢伸肘，肩关节前屈，上举。

③ 足踩在床面上，屈膝。

④ 健侧上肢带动偏瘫侧上肢摆向健侧，再反向摆向患侧，利用摆动惯性向患侧翻身。向健侧翻则摆动方向相反。

（2）向健侧翻身

① 屈肘，健手前臂托住病肘。

② 健腿插入患腿下方。

③ 旋转身体，同时以健腿搬动患腿、健肘搬动患肘翻向健侧。

（3）被动向健侧翻身：先旋转上半部躯干，再旋转下半部躯干。

① 护士一手置于患者颈部下方，另一手置于患侧肩胛骨周围，将患者头部及上半部躯干转为侧卧位。

② 一手置于患侧骨盆将其转向前方，另一手置于患侧膝关节后方，将患侧下肢旋转并摆放于自然半屈位。

（4）被动向患侧翻身

① 护士帮助患者将患侧上肢外展置于90° 体位。

② 患者自行将身体转向患侧。若患者完成有困难，护士可采用健侧翻身的方法，帮助患者完成动作。

2. 床上横向移动

（1）健足伸到患足下方，钩住患足向左（右）移动。

（2）健足和肩支起臀部，将下半身移向左（右）侧。

（3）臀部向左（右）移动。

（4）头向左（右）移动。患者完成困难时，护士也可以一手放于患者膝关节上方，另一手抬起患者臀部，帮助其向一侧移动。

（三）坐位及坐位平衡训练

长期卧床患者坐起时，有倾倒现象。为保持躯体平衡，可先用靠背架支撑或端坐在靠背椅上。坐稳后，可左右、前后轻推，训练其平衡力。偏瘫患者可将患手放置腹部，患腿放置健腿之上，并移至床旁，健手抓住床栏坐起，将双腿移至床沿下。也可在床上系带，用健手拉带坐起等。左右平衡训练时，护士坐在患者患侧，一手置于腋下，另一手置于健侧腰部，叮嘱患者身体重心先向患侧移，然后向健侧移，反复进行练习；进行前后平衡训练时，协助患者身体重心前后倾斜，然后慢慢恢复中立位，反复进行练习。

(四) 立位及立位平衡训练

当患者能够自行坐稳、下肢肌力允许时，可行起立动作及立位平衡训练。起立后要注意扶持，以防发生意外。偏瘫患者站立时，首先将身体重心放在健肢上，两脚分开约 30cm，站稳后再试将重心移向患肢，做轮流负重训练。转换方向时，将患侧下肢抬起，以健侧下肢为轴，向外或向内旋转，然后将两腿放好。立位平衡训练时，双足分开一足宽，双腿垂直站立；双肩垂直于双髋上，双髋在双踝之前；髋、膝伸展，躯干直立；双肩水平位，头中立位。站立时，不仅应练习平静站立，还应早期练习使身体向前后、左右摆动，上半身向左右转动。可依次协助患者进行扶站、平行杠内站立、独立站立以及单足交替站立。训练时要注意安全，尤其是高龄或体弱者，要进行辅助，防止摔倒、骨折等事故发生。可给予单拐或双拐辅助器辅助。

(五) 移动训练

患者因某种功能障碍，不能很好地完成移动动作，需借助手杖、轮椅等完成，严重者需靠他人帮助。移动训练是帮助患者学会移动时所做的各种动作，独立完成日常生活活动。

1. 立位移动训练

当患者能平稳站立时，应进行行走训练。起立动作与行走动作几乎同时开始。

2. 扶持行走训练

患者需要扶持时，扶持者应在患侧扶持，也可在患者腰间系带子，便于扶持，同时以免限制患者双腿活动。

3. 独立行走训练

先将两脚保持立位平衡状态。行走时，一脚迈出，身体倾斜，重心转移至对侧下肢，两脚交替迈出，整个身体前进。训练时，可利用平衡杠，这是患者练习站立和行走的主要工具。患者可以练习健肢与患肢交换支持体重，矫正步态，改善行走姿势。

4. 拐杖行走训练

拐杖训练是用于使用假肢或瘫痪患者恢复行走能力的重要锻炼方法。拐杖长度应按患者的身高及上肢长度而定，帮助患者选择合适的拐杖。

双拐行走训练步骤：

(1) 首先在卧位锻炼两上臂肌力、肩部肌力、锻炼腰背部和腹部肌力，然后其次练习起坐和坐位平衡，完成后可以训练架拐站立。

（2）将两拐杖置于足趾前外侧，15～20cm，屈肘20°～30°，双肩下沉，将上肢的肌力落在拐杖的横把上。背靠墙站立，将重心移至一侧拐杖或墙壁，提起另一侧拐杖，再提起双侧拐杖。

（3）两拐杖置于两腿前方，向前行走时，提起双拐置于最前方，将身体重心置于双拐上，用腰部力量摆动向前。

单拐行走训练步骤：健侧臂持杖行走时，拐杖与患侧下肢同时向前，继之健侧下肢和另一臂摆动向前。或将健侧臂前移，然后移病腿，再移健腿，或反之也可以，可由患者自行选择。

第三节　社区伤残者康复护理

一、脑血管意外患者的社区康复护理

（一）概述

脑血管意外（Cerebral Vascular Accident，CVA）又称脑卒中，是各种原因造成急性脑血管循环障碍，导致持续性＞24h大脑半球或脑干局灶型神经功能缺损的一组疾病的总称。根据病因和临床表现的不同，可分为出血性脑血管意外和缺血性脑血管意外两类。

脑血管意外以其发病率高、致残率高、死亡率高及复发率高的"四高"特点成为当前严重威胁人类健康的一类重要疾病。我国2010年卫生统计年鉴显示，脑血管意外已成为继恶性肿瘤、心脏病之后导致我国城市居民死亡的第三大原因。因此，开展社区脑血管意外康复护理对改善患者的功能障碍、提高患者的自理能力、促使其最大限度地回归社会具有重要意义。

（二）常见功能障碍

由于病变性质、部位、大小等不同，脑血管意外所导致的障碍及严重程度也有所区别。脑血管意外引起的障碍具有多样性和复杂性的特征，其中偏瘫和失语是最常见的功能障碍。

1.运动功能障碍

最常见功能障碍之一，大多数患者表现为病灶对侧上、下肢体的瘫痪即偏瘫，是致残的重要原因。其功能恢复一般经过软瘫期、痉挛期、相对恢复期和后遗症期。

2. 言语功能障碍

40%～50%的脑血管意外患者会发生言语功能障碍，包括失语症、构音障碍和言语失语症。

3. 共济障碍

四肢协调动作和行走时的身体平衡发生障碍，又称共济失调。表现为坐、立位不稳，步行困难。

4. 感觉功能障碍

约65%的脑血管意外患者有不同程度的感觉功能障碍，主要有痛觉、温度觉、触觉、本体觉和图形觉的减退或消失。

5. 认知功能障碍

患者对事物的感觉、知觉、记忆、注意、识别、理解和智能等出现障碍。约有35%的脑血管意外患者会发生认知功能障碍，主要表现为定向力、注意力、计算力、处理问题能力等水平下降。认知功能障碍损害的程度不仅对脑血管意外患者预后有明显的影响，还影响患者的康复训练过程。

6. 日常生活活动能力障碍

脑血管意外患者由于运动功能、感觉功能、认知功能等多种功能障碍并存，导致日常活动能力下降或丧失。表现为患者不能独立完成个人日常生活活动，如洗漱、进食、穿衣、如厕、洗澡、家务劳动等。

7. 心理障碍脑血管意外

患者由于脑组织受损，常导致情绪障碍、行为障碍、躯体化不适主诉增多、社会适应不良和日常生活无规律等问题。

8. 其他

可因面神经功能障碍而出现额纹消失、口角歪斜及鼻唇沟变迁等表情肌运动障碍，可影响发音和饮食；还可能出现大小便功能障碍和自主神经功能障碍。

(三) 社区康复护理措施

脑血管意外患者回社区后，绝大多数患者存在不同程度的后遗症，如偏瘫、痉挛畸形、共济失调、肌力减退、姿势异常等，严重影响了患者的日常生活，给家庭、社会带来了负担。社区康复护理的目的是根据脑血管意外患者的障碍情况，充分利用社区资源，积极采取一些康复护理措施，预防残疾的发生，帮助和加快受损功能的恢复，减轻残疾的程度，训练患者适应周围环境，增强患者的活动能力和参与社会的能力，最大限度地提高生活质量。

1.软瘫期的康复护理

软瘫期是指发病1~3周内(脑出血2~3周,脑梗死1周左右),患者意识清醒或有轻度意识障碍,生命体征平稳,但患肢肌力、肌张力低下,腱反射减弱或消失。在不影响临床抢救、不造成患者病情恶化的前提下,应及时介入康复护理措施,以预防并发症以及继发性残疾的发生。

(1)良肢位:又称为抗痉挛体位。脑血管意外数日内,肢体的瘫痪为迟缓性瘫痪,之后随着肌张力的恢复很快出现痉挛性瘫痪,表现为上肢屈肌痉挛,下肢伸肌痉挛。良肢位是为防止或对抗痉挛模式的出现,保护肩关节以及早期诱发分离运动而设计的一种治疗性体位。主要有健侧卧位、患侧卧位及仰卧位。

(2)被动运动:若患者病情稳定、生命体征平稳,在发病后3~4日,虽无主动肌力收缩,无法完成主动运动,但仍应由护士对其患肢所有的关节做全范围关节被动运动,以防关节挛缩。每日2~3次,运动时注意用力适中、动作轻柔、有节奏,活动顺序由肢体的近端到远端,活动幅度可由小逐渐至全范围缓慢进行,直至主动运动恢复。

(3)按摩:对患肢进行按摩可促进血液、淋巴回流,防止和减轻水肿,也是一种运动—感觉刺激,有利于运动功能恢复。按摩要轻柔、缓慢、有节律地进行,不使用强刺激性手法。对肌张力高的肌群用安抚性质的按摩使其放松,对肌张力低的肌群则予按摩和揉捏。

(4)主动运动:对于能完成主动运动的患者,应尽早指导其进行主动活动。此期所有主动训练都应在床上进行,要循序渐进,幅度从小到大,每次活动范围应在达到最大可能范围后再稍用力超出,以轻度疼痛作为终止信号,然后稍作停顿,再还原。

①翻身训练:指导患者学会两侧翻身,以免长期固定于一种姿势,出现压疮、肺部感染等并发症。

②桥式运动:在床上进行翻身训练时,必须加强患侧伸髋屈膝肌的练习,可有效避免患者以后行走时出现偏瘫步态。方法:A.患者呈仰卧位上肢放于体侧;B.双下肢屈髋屈膝;C.足平踏于床面,伸髋,使臀部抬离床面,维持该姿势并酌情持续5~10s。若髋外旋外展无法支持时,护士可帮助其将患膝稳定。进一步训练可让患者将健足抬离床面,单用患侧负重进行上述运动。

2.痉挛期的康复护理

在软瘫期2~3周,肢体开始出现痉挛并逐渐加重且常持续3个月左右。此期的康复护理目标是通过抗痉挛姿势的摆放来预防痉挛模式和控制异常的运动模式,促进分离运动恢复,加强偏瘫侧肢体的主动活动并与日常生活活动相结合。

（1）抗痉挛训练：大部分患者患侧上肢以屈肌痉挛占优势，下肢以伸肌痉挛占优势。

①针对上肢可采用卧位抗痉挛训练：采用 Bobath 式握手上举上肢，使患侧肩胛骨向前，患肘伸直。

②针对下肢可采用仰卧位双腿屈曲，Bobath 式握手抱住双膝，将头抬起，前后摆动使下肢更屈曲。此外，桥式运动也有利于抵制下肢伸肌痉挛。

（2）患肢的功能训练：

①被动活动肩胛带和肩关节：患者仰卧，以 Bobath 式握手用健手带动患手上举，伸直和加压患臂。

②下肢控制能力训练：髋、膝屈曲训练，踝背屈训练及下肢内收、外展控制训练。

（3）坐位及平衡训练：

①坐位耐力训练：详见本章第二节。

②从卧位到床边坐起训练：A.患者先移至床边。B.用健腿将患腿移于床边外，患膝自然屈曲。C.头向上抬，躯干向患侧旋转，健手横过身体。D.在患侧用手推床，把自己推至坐位，同时摆动患腿下床。必要时护士可一手放在患者健侧肩部，另一手放于其臀部帮其坐起，注意不能拉患肩。

（4）立位及立位平衡训练：详见本章第二节。

3.恢复期康复护理

此期一般是指发病后 4~6 个月。此期肢体肌肉痉挛基本消失，分离运动平衡，协调性良好，但速度较慢。因此，此期的康复护理目标是进一步进行选择性主动运动和运动速度的恢复，掌握日常生活活动技能，提高生活质量。

（1）上肢和手功能训练：进一步加大痉挛阶段各种训练的难度，抑制共同运动，提高运动速度，促进手的精细动作。可通过作业性功能训练，如绘画、编织等训练手的协调能力；通过打字、拧螺丝等训练手的精细动作。

（2）下肢功能训练：抑制痉挛，促进下肢运动的协调性，进一步增加下肢的负重能力，提高步行效率。

（3）ADL 训练：详见本章第二节。

4.后遗症期康复护理

脑损害导致的功能障碍，受损的功能在相当长的时间内不会有明显的改善，此时进入后遗症期，一般在发病后 1~2 年。主要表现为偏瘫侧上肢运动控制能力差和手功能障碍、失语、构音障碍、运动姿势异常等。此期康复护理目标为指导患者继续训练和利用残余功能，使用健侧肢体代偿部分患侧肢体的能力，同时指导家属尽可能改善患者周围环境，以实现最大限度地生活自理。包括：

（1）继续维持各功能的训练，防止异常肌张力和挛缩的进一步加重。

（2）进行各种代偿性功能训练，包括矫形器、轮椅等的应用，以补偿患肢功能。

（3）对家庭环境进行必要的改造，如台阶改成斜坡，浴室、走廊加装扶手等。

二、脊髓损伤患者的社区康复护理

（一）概述

脊髓损伤（Spinal Cord Injury, SCI）是由于各种不同致病因素引起的脊髓结构和功能的损害，导致损伤水平以下运动、感觉和自主神经功能障碍。

脊髓损伤按病因可分为两类。一类为非外伤性脊髓损伤，包括先天性病因及获得性病因。先天性病因，如脊柱裂、脊柱侧弯等；获得性病因，如感染、肿瘤等。另一类为外伤性脊髓损伤，如车祸、高处坠落、意外损伤等。随着医学科学的进步，康复护理不仅在急性期及早介入，更成为患者恢复期的主要医疗手段。

（二）常见功能障碍

由于脊髓损伤部位及损伤程度的不同，可导致不同的功能障碍。

1. 运动功能障碍

主要表现为肌力、肌张力和反射功能的改变。

（1）肌力改变：主要表现为脊髓损伤平面以下肌力减退或消失，造成自主运动功能障碍。通常把涉及双下肢部分或全部躯干的损伤称为截瘫（paraplegia），涉及四肢、躯干部分或全部的损伤称为四肢瘫（quadriplegia）。

（2）肌张力改变：主要表现为脊髓损伤平面以下肌张力的增高或降低，影响运动功能。

（3）反射功能改变：主要表现为脊髓损伤平面以下反射消失、减弱或亢进，出现病理反射。

2. 括约肌功能障碍

主要表现为膀胱括约肌和肛门括约肌功能障碍，出现尿潴留、尿失禁、便秘或大便失禁。

3. 感觉功能障碍

感觉功能障碍主要表现为脊髓损伤平面以下感觉（痛温觉、触压觉及本体觉）的减弱、消失或感觉异常。感觉障碍呈不完全性丧失，病变范围和部位差异明显称为不完全性损伤；损伤平面以上可有痛觉过敏，损伤平面以下感觉完全丧失，包括肛门周围的黏膜感觉也丧失，称为完全性损伤。

4. 自主神经功能障碍

表现为排汗功能和血管运动功能障碍，出现高热、心动过缓、直立性低血压、皮肤脱屑及水肿、角化过度等。

5. 并发症

泌尿系统感染、异位骨化、深静脉血栓、关节痉挛、压疮及疼痛等。

(三) 社区康复护理措施

脊髓损伤患者一旦生命体征稳定、神经损害稳定或压迫症状缓解、呼吸平稳后，即可进入恢复期。社区康复护理的介入主要是在这个时期进行。此期康复护理目的是让患者适应新的生活，提高患者的生活自理能力，使其最大限度地恢复独立生活能力，提高生活质量，回归社会。

1. 急性期康复护理

急性期指患者伤后住院期间、临床抢救告一段落，生命体征和病情基本平稳，脊柱稳定的一段时间，此时即可在医院开始康复训练。康复训练以床边训练为主，目的是及时处理并发症，预防肌肉萎缩、骨质疏松等失用综合征的发生，为以后的康复治疗提供条件。主要有以下几方面训练。

(1) 良肢位训练：患者卧床时应保持肢体处于功能位置。

(2) 关节被动运动：对患肢进行关节被动运动训练，每天 1～2 次，每次每个关节在各轴向活动 15～20 次，防止关节挛缩和畸形的发生。

(3) 体位变换：一般每 2h 翻身 1 次，以防止压疮发生。

(4) 呼吸及排痰训练：对脊髓损伤、呼吸肌麻痹的患者应协助并指导其进行腹式呼吸运动及咳嗽、咳痰，并进行体位排痰训练，预防肺部感染，促进呼吸功能。

(5) 排泄处理：脊髓损伤后 1～2 周多采用留置导尿管，定期开放尿管，训练患者排尿动作并记录出入量。便秘可用润滑剂、缓泻剂与灌肠等方法处理。

2. 恢复期康复护理

社区护士应配合治疗师，指导患者独立完成功能训练。

(1) 功能训练的护理：根据脊髓损伤患者损伤及恢复水平的不同，可逐步开展功能训练。应协助患者排空大小便，若有尿管应妥善固定，护士应解释、讲解、演示并协助患者完成训练；训练后，应及时评价，如发现患者有不适，应及时与医师联系，调整训练计划。

① 肌力训练：脊髓损伤患者为使用轮椅、拐杖等辅助器具，要进行上肢支持力量训练、肱二头肌和肱三头肌训练及握力训练。

②转移训练：训练患者床上横向或纵向转移、床与轮椅间转移。

③站立训练：在经过早期坐位训练且无直立性低血压等不良反应后，可进行站立训练。要注意保持脊柱的稳定性，可佩戴腰围进行站立训练。

④步行训练：在完成上述训练后，可借助平行杠进行训练。先在平行杠内站立，然后可进行行走训练。平衡后可移至杠外训练，用双拐代替平行杠。

（2）ADL训练的护理：指导和协助患者进行床上活动、进餐、洗漱、更衣、排泄等日常生活活动。

（3）使用义肢、矫形器和辅助器具的护理：社区护士在治疗师指导下，应熟悉或掌握其性能、使用方法和注意事项，监督和保护患者完成特定动作，发现问题及时处理和纠正。

第十七章　社区传染病的预防与管理

第一节　传染病的预防与管理概述

20世纪50年代以来，传染病对人类生存和健康的威胁日益减轻，疾病的防治重点由传染病逐渐向慢性非传染性疾病过渡和转移。然而，近年来，全球传染病流行、暴发时间不断，一些被认为早已得到控制的传染病卷土重来，同时新发现了数十种传染病。因此，传染病的预防与管理依然是世界各国卫生工作的重点之一。作为社区护士，应掌握法定传染病的种类、报告程序，承担起社区中传染病预防和管理的职责，采取综合措施，依据传染病的特征，针对不同环节实施管理。

一、传染病的防治原则

传染病的防治必须坚持"预防为主、防治结合、分类管理"的方针。贯彻三级预防的原则，针对传染病流行的三个环节，抓住各种传染病的流行过程特点，采用以主导措施为重点的综合性预防措施，控制和管理传染源、切断传播途径、保护易感人群，迅速而有效地控制或消灭传染病，降低传染病的发病率、死亡率（并发症）和致残率。

（一）管理传染源

早期发现传染源才能及时进行管理，这对感染者个体及未感染的群体均很重要。传染病报告制度是早期发现、控制传染病的重要措施。

根据《中华人民共和国传染病防治法》以及《突发公共卫生事件与传染病疫情监测信息报告管理办法》的规定，甲类传染病属于强制管理传染病，甲类传染病和乙类传染病中重症急性呼吸综合征、肺炭疽、脊髓灰质炎和人感染高致病性禽流感，城镇要求发现后2h内、农村应在6h内，通过传染病疫情监测信息系统进行上报；对其他乙类传染病，城镇要求发现后6h内、农村应在12h内网络直报。对丙类传染病和其他传染病，应当在24h内上报。

传染病的接触者，应分别按具体情况采取检疫措施，密切观察，并适当进行药物预防或预防接种。

应尽可能地在人群中检出病原携带者，进行治疗、教育、调整工作岗位和随访观察。特别是对食品制作供销人员、炊事员、保育员等，应做定期带菌检查，及时发现、及时治疗及调换工作。

动物传染源，如属有经济价值的家禽、家畜，应尽可能加以治疗，必要时宰杀后加以消毒处理；如属无经济价值的野生动物则予以捕杀。

(二) 切断传播途径

切断传播途径是以消灭被污染的环境中的病原体及传递病原体的生物媒介为目的的措施。可据传染病的不同传播途径，采取不同措施。尤其是消化道传染病、虫媒传染病和寄生虫病，切断传播途径通常是起主导作用的预防措施。其主要措施包括隔离和消毒。

(1) 隔离：隔离是指将患者或病原携带者妥善地安排在指定的隔离单位，暂时与人群隔离，积极进行治疗、护理，并对具有传染性的分泌物、排泄物、用具等进行必要的消毒处理，防止病原体向外扩散的医疗措施。隔离的种类有以下几种。

① 严密隔离：对传染性强、病死率高的传染病，如霍乱、鼠疫等，应住单间，严密隔离。

② 呼吸道隔离：对由患者的飞沫和鼻咽分泌物经呼吸道传播的疾病，如重症急性呼吸综合征、肺结核等，应做呼吸道隔离。

③ 消化道隔离：对由患者的排泄物直接或间接污染食物，食具而传播的传染病，如伤寒、菌痢等，最好能在一个病房中只收治一个病种，否则，应特别注意加强床边隔离。

④ 血液—体液隔离：对于直接或间接接触感染的血及体液而发生的传染病，如乙型肝炎、艾滋病等，在一个病房中只住由同种病原体感染的患者。

⑤ 接触隔离：对病原体经体表或感染部位排出，他人直接或间接与破损皮肤或黏膜接触感染引起的疾病，如破伤风、炭疽等，应做接触隔离。

⑥ 昆虫隔离：对以昆虫作为媒介传播的传染病，如乙脑、丝虫病等，应做昆虫隔离。病室应有纱窗、纱门，做到防蚊、防蝇、防螨、防虱和防蚤等。

⑦ 保护性隔离：对抵抗力特别低的易感者，如长期大量应用免疫抑制剂者，早产婴儿等，应做保护性隔离。

(2) 消毒：消毒是切断传播途径的重要措施。狭义的消毒是指消灭污染环境的病原体；广义的消毒则包括消灭传播媒介在内。消灭病原体和媒介节肢动物的措施可分以下两类。

① 预防性消毒：此措施是指怀疑曾有传染源存在并认为环境中有被污染的病原体存在，或在环境中有传递病原体的媒介节肢动物存在时，所采取的消毒与杀虫措施。

② 疫源地消毒：A. 随时消毒：指在传染源存在时，随时对其分泌物、排泄物以及其他被污染的物品进行消毒，也包括对可能作为传播媒介的节肢动物进行杀灭。B. 终末消毒：是指在传染源从疫源地移走后，在疫源地内进行的最后一次彻底的消毒杀虫，以杀灭尚遗留在疫源地内传播媒介上的病原体（或传播媒介）。常用物理消毒法、化学消毒法和生物消毒法3种。

（三）保护易感人群

易感者在传染病发生后能否被感染患病，取决于对病原体防御能力的大小。保护易感人群可以提高人体对传染病的抵抗力和免疫力，从而降低传染病的发病率。保护易感人群应采取以下措施。

（1）增强非特异性免疫力：主要措施包括采用相应的健康教育，增强人群的卫生知识；改善社区居民的生活及居住条件；良好的卫生习惯；合理的营养；运动锻炼；良好的人际关系及愉快的心情等。

（2）增强特异性免疫力：特异性免疫力通过隐性感染、患传染病后或人工免疫（预防接种）而获得。预防接种是预防和消灭传染病的一个重要措施，可分为人工自动免疫（其制剂有活疫苗、类毒素等）、人工被动免疫（其制剂有免疫血清、免疫球蛋白）和被动自动免疫（如白喉时接种白喉抗毒素和白喉类毒素）。预防接种的实施为计划免疫的发展奠定了实践和理论基础。

（3）药物预防：对某些尚无特异免疫方法或免疫效果不理想的传染病，在流行期间可给患者周围的易感者口服预防药物，这对于降低发病率和控制流行有一定作用。例如，口服磺胺药预防流行性脑脊髓膜炎、口服乙胺嘧啶预防疟疾等。

二、社区传染病管理与护理步骤

社区是预防传染病的最基层单位，在社区中，传染病的预防及控制首先要依靠当地政府，充分发动群众，有计划、有措施、因地因时制宜密切结合当地的实际，针对传染病流行过程中的三个基本环节采取措施；其次是加强传染病的防治管理。传染病具有传染性、流行性的特点，对传染病的管理应贯彻流行病学及管理学的原则。根据护理程序对传染病的管理可分为以下5个步骤。

(一) 评估

根据社区所在地区传染病历史资料和近期疫情动态，评估本社区传染病的发生、发展、目前流行情况及可利用的资源等。评估的内容有以下几点。

(1) 社区人口状况：调查、收集有关社区人口组成 (包括人口数、年龄、性别、分组等)、人口健康状况 (包括人口死亡率、疾病谱、死亡谱等)，以及家庭及单位的分布情况，作为估计传染病发生流行的基本底数。

(2) 收集整理历年本社区传染病发生的种类及发生、发展的基本情况：如历年来本社区传染病的发病率、病死率、计划免疫率等，以及带菌 (毒) 者或迁延不愈慢性传染患者情况。

(3) 了解本社区有关传染病传播途径的因素：如水源、居住条件、居民卫生习惯及虫媒、鼠类、牲畜的传染媒介情况与血行性传染性传播等危险因素。

(4) 了解本社区内其他机构：了解本社区内的行政组织、公安派出所、社会团体等与卫生保健有关的机构及领导关系，特别是社区内的医院、诊所的数目、规模、医疗设备等，以便于争取各方面的支持，协助落实传染病防治管理方面的要求，使传染病防治得以顺利进行。

(二) 确定管理问题

根据收集到的资料，确定本社区防治传染病的管理问题，重点考虑以下问题。

(1) 本社区以何种传染病为防治重点。

(2) 社区环境中传播途径的问题，如水源有无污染、污水及垃圾的无害化处理等。

(3) 传染病多发的密集人群，如托幼、学校单位的卫生设施、健康教育情况。

(4) 居民的不良生活方式、卫生习惯，卫生知识的知、信、行等情况。

(5) 本社区的疫情动态，如传染病患者、带菌 (毒) 者或慢性传染病患者的种类及数量。

(6) 计划免疫中的问题，如疫菌性能、预防接种有无漏种等。

(三) 设定目标与制订防治计划

(1) 完成上级卫生防疫部门交给的任务：如免疫接种计划；传染病家访计划，落实对传染病的三级预防 (病因预防、临床前预防、预防疾病恶化或转为慢性迁延不愈) 及教会患者与家属预防传染的护理技术；传染病预防的宣传教育计划 (可根据季节、地域环境、重点对象等确定内容)。

（2）制定以预防为主的目标：有计划地完成经常性的防疫措施，采取传染病发生前的经常性防疫措施与发生后的防治措施相结合的办法，达到控制和消灭传染病的目的。

（3）根据社区的特点，设定重点防治目标：如整治居住小区的环境卫生；开展灭蟑螂、灭蚊、灭蝇等活动；外来人口重点人群的防病调查、卫生宣教等。

（四）保证计划实施的策略

（1）加强本社区防疫：护理人员数量配备及质量的提高，以达到传染病防治管理的要求。

（2）专业技术培训：对新发现传染病或先进防治措施，应及时进行学习、组织参观、实习，以提高社区护士掌握传染病新知识、新技术的水平。

（3）集体协作：除社区护理人员互相协作完成计划外，在传染病流行时，还需要发动其他医疗卫生人员（包括个体）以及居委会成员、居民积极分子参加防治。特别要求传染病患者及其家属、街坊邻居认真切实执行防治计划。

（4）传染病防治：工作中自始至终都要进行健康教育，以演讲、挂图、板报、电影等多种形式在社区的相关机构，进行传染病防治的知识宣教。尤其要使患者、带菌（毒）者及其家属掌握防治方法并认真执行，做到知、信、行、改。

（5）过程监控：做好阶段性的监督、检查及小结。

（6）工作记录：认真填写有关表格，完整记录防治工作过程。

（五）评价

进行年终总结或季节性流行总结。按流行病学原则计算本社区传染病的发病率、死亡率、引入率、计划免疫率等，以及年龄、性别、外来人口的患病率，分析、掌握本地区传染病的发生、发展和流行规律。检查对传染病防治计划的制订及实施策略的成绩，总结优缺点，提出今后改进提高的意见及措施，做出书面总结。

第二节　社区常见传染病的管理与护理

一、病毒性肝炎

病毒性肝炎是由多种肝炎病毒引起的，以肝脏损害为主的全身性传染病，具有传染性强、传播途径复杂、流行面广、发病率高等特点。临床主要表现为疲乏、食欲减退、厌油、肝功能异常，部分患者可有黄疸及发热。

病毒性肝炎分为甲型、乙型、丙型、丁型及戊型5种。从流行病学及预防方面又可分为两大类，一类包括甲型与戊型，主要经粪—口传染，可引起暴发流行，一般不转为慢性；另一类包括乙型、丙型与丁型，主要经血液传播，无季节性，多为散发，常易转为慢性。

（一）家庭访视管理

（1）访视要求：所在社区发现传染病后，社区护士应于24h内进行初访，初访后一周进行第一次复访；自患者发病后42d，进行第二次复访。初次家庭访视要了解患者病毒性肝炎的传染源、患者目前的健康状况、是否有其他并发症。评估患者皮肤、巩膜、黏膜颜色，观察其粪便、尿液颜色，了解黄疸程度。及时填写好疫情报告卡和记录文件，存入健康档案。复访时重点了解患者病情进展或康复情况。对于慢性肝炎患者，应每年报一次疫情报告卡片，社区护士应每年至少访视1~2次。

（2）指导做好家庭隔离和消毒：① 甲、戊型肝炎患者自发病之日起隔离3周，应按消化道传染病的有关环节做到饮食用具分开并单独洗刷消毒；进餐时实行分餐制；患者饭前、便后用流动水洗手，注意保护自来水龙头（包括厕所水箱柄），患者的手不要直接拧自来水龙头或按厕所水箱柄，要垫纸使用。

患者的食具、毛巾、衣服、床单等要单独使用，可以用0.3%~0.5%的优氯净或1%~5%的含氯消毒剂浸泡15min再用清水冲净药液。其他已被污染了的用具可用上述药液擦拭消毒。

患者的呕吐物、排泄物要用漂白粉或5%优氯净（或其他含氯消毒剂）混合后静置2h再倾倒。消毒剂的用量为呕吐物、排泄物的1倍。

患者住院后或在家痊愈后，要做一次全面消毒。除患者接触过的一切用品消毒外，还要用0.3%~0.5%的优氯净喷雾擦拭室内地面、墙壁，做一次终末消毒。

② 乙、丙、丁型肝炎因为病程较长，一般3个月左右，有的还可能转为慢性肝炎或病毒携带者，其隔离期要据情况而定，一般要持续到肝功能正常、抗原消失后方可解除。因为是经血液传染，要做到患者的牙刷、剃须刀、指甲刀、修脚刀专用，或患者用后消毒。

（3）指导患者疗养：① 休息：急性肝炎早期患者应卧床休息，肝功能基本正常后，可适当增加活动，如散步、做广播操、打太极拳等，以不感觉疲劳为宜。已婚的患者要控制性生活，育龄妇女最好不要受孕，以利于肝脏恢复。一般来说，急性肝炎应全休3个月，半年内不宜参加体力劳动，定期门诊复查1~2年。慢性病患者应适当休息，采取动静结合疗养措施。慢性重度患者以静养为主，慢性轻度患者可适当从事力所能及的轻型工作。症状消失，肝功能正常3个月以上者，可恢复原工作，但仍需随访 1～2 年。②饮食：患者应进食高蛋白、高糖类、高维生素、低脂肪、易消化的清淡食物；慢性肝炎有肝硬化倾向时应保证蛋白质摄入；有糖尿病倾向及肥胖患者，不宜食用高糖高热量饮食，防止诱发糖尿病及脂肪肝；腹胀时减少产气食品（如牛奶、豆制品）的摄入；各型肝炎患者要绝对禁止饮酒。③用药指导：遵照医嘱按时服药，忌滥用药物，以免增加肝脏负担，不利于疾病恢复。督促患者到正规医疗机构复诊。及时了解患者的心理状态，发现由于疾病引发的心理问题，认真倾听并解答。

（4）家庭成员的健康管理：①曾经与患者有密切接触的家庭成员，应督促其到正规医疗机构进行检查，以确定是否感染或患病。如果是病毒携带者，应指导其做好自我保健，正确对待疾病。帮助其树立正确的认识，坚持工作，可通过锻炼身体等方式提高机体免疫力，避免重复感染，并禁烟酒。一旦发现疾病的症状，及时就医。②指导家庭成员正确实施隔离，尤其注意餐具的消毒，物品应 1 人 1 份，避免交叉感染，养成良好的卫生习惯。如果皮肤破损，与患者接触时应戴手套。

（二）社区预防性护理措施

（1）管理传染源：做好疫情报告及各类患者的隔离消毒工作。特殊行业（饮食、托幼、水源管理等）人员应定期体检，发现患者立即隔离治疗，对与患者接触者进行 6 周医学观察。献血员每次献血前应进行体检，HBsAg（乙型肝炎表面抗原）或抗 -HCV（丙型肝炎抗体）阳性者不得献血。

（2）切断传播途径：对于甲、戊型肝炎应让社区人群了解疾病传播途径，把好"病从口入"关，提倡熟食，养成餐具消毒、分餐制、饭前便后洗手等卫生习惯。做好"三管一灭"（饮水、食物、粪便的卫生管理及消灭苍蝇）。防止饮用水被污染，必要时对水源进行消毒，做好环境卫生及粪便无害化处理。对于乙、丙、丁型肝炎，重点在于防止通过血液及体液的传染，各种医疗及预防注射要保证"一人一针一管"，医疗器械及用具实行"一人一用一消毒"，提倡使用一次性医疗用品，严格血污染品的消毒处理。加强血制品的管理，做好血制品 HBsAg 和抗 -HCV 检测，阳性者不得出售和使用。牙刷、剃须刀等个人用品要专用。加强母婴传播的阻断工作。

（3）保护易感人群，被动免疫：甲型肝炎流行期间，易感人群都应注射甲型肝炎减毒活疫苗。乙型肝炎的易感人群，可采用乙型肝炎疫苗、乙型肝炎免疫球蛋白（HBIg），新生儿在出生后 24h 内都应立即接种乙型肝炎疫苗。被动免疫：甲型肝炎患者的接触者可在接触感染后 7～10d 接种人血清蛋白，以防止发病，阻断甲型肝炎传播；新生儿在接种乙型肝炎疫苗的同时，可联合使用高滴度抗 HBVIgG 注射，提高保护率；HBsAg 阳性孕妇在受孕后 3 个月注射可对母婴传播起预防作用。

(三) 社区内集体单位发现病毒性肝炎患者的处理

(1) 隔离：该病的隔离措施具体为：① 一般单位中发现病毒性肝炎患者，必须住院或回家疗养。在家疗养者其隔离要求按上文执行。② 特殊行业的患者或可疑患者要离开单位隔离治疗。自发病之日起至少隔离 40d，必须待症状消失/肝功能恢复正常后，方可恢复不接触食品、食具或幼儿的工作，如改做管理、后勤、门卫等工作。并观察半年，每隔 3 个月做一次肝功能检查，连续 3 次均为正常者，方可恢复工作。③ 慢性肝炎患者一律调离直接接触入口食品、食具及婴幼儿的工作。④HBsAg 携带者，无症状、体征、各项肝功能检查正常，除不能献血外，还可正常工作和学习。但 HBsAg 和 HBcAg (乙型肝炎核心抗原) 同时阳性者，不宜做直接接触入口食品及婴幼儿工作。

(2) 消毒：凡患者曾接触的物品、用具 (包括门把手、电话机、桌椅等)，可根据材料采用浸泡法、喷雾法或擦拭法消毒。一般用 0.3%～0.5%优氯净或其他含氯消毒剂消毒。

二、细菌性痢疾

细菌性痢疾简称菌痢，是由痢疾杆菌引起的急性肠道传染病。其主要临床表现为腹痛、腹泻、排黏液脓血样便及里急后重，可伴有发热及全身毒血症状，严重者可出现感染性休克和 (或) 中毒性脑病。

细菌性痢疾的传染源是患者和带菌者，急性菌痢早期传染性强，部分慢性菌痢可持续或间歇排菌数年，在流行病学上有较大意义。菌痢主要通过消化道传播，人群普遍易感，儿童及青壮年多见，终年散发，夏、秋季可引起流行。病后免疫力短暂，易重复感染或复发。

(一) 家庭访视管理

(1) 访视要求：所在社区发现传染病后，社区护士应于 24h 内进行初访。在初访后 3d 复访。患者发病已超过 7d 者，对患者只做初访，不做复访。病程 2 个月以上的慢性痢疾患者，除一般护理指导外，还应动员患者到医院积极治疗。访视时评估患者临床症状，及时写好疫情报告卡和记录文件，存入健康档案。

(2) 指导做好家庭隔离和消毒：① 隔离措施：按消化道传染病隔离，隔离期为临床症状消失，大便培养连续 2～3 次阴性或粪便正常后一周。患者的食具、用具要单独使用，要有专用便盆。防止水龙头污染 (见甲型肝炎隔离部分)。② 消毒措施：食具、用具消毒同甲型肝炎。注意手的消毒，患者和护理患者的家属必须做到饭前用流动水、肥皂洗手，处理完患者大便后，必须用消毒水（如0.2%的优氯净等）泡手2min，然后用流动水将药液冲洗干净。认真做到粪便消毒：痢疾患者的大便要排在便盆内，粪便可用100mL水加入漂白粉20g的消毒液消毒。被患者粪便污染了的卫生纸要烧掉，污染了的布、内裤要用0.3%~0.5%的优氯净浸泡15min后再洗净。

（3）指导患者疗养：①休息：有高热、严重腹泻、软弱无力者应卧床休息。②饮食：急性期以少渣、易消化的流质或半流质为宜，忌油腻，不宜饮牛奶，以减少腹胀，补充足量维生素，鼓励多饮水，病情好转后给普食。③皮肤护理：保持肛门周围皮肤清洁，便后用软卫生纸轻擦后用温水清洗，肛门周围涂上凡士林油膏或抗生素类油膏。④按时服药：要坚持按医嘱服药7~10d。

（4）家庭成员的健康管理：注意家庭饮食卫生，不吃剩饭菜。冰箱内储放的直接入口食品，经卫生处理后才能进食。加工凉拌菜时，要把双手清洗干净，用专门的熟食案板和刀具。盛放凉拌菜和沙拉等的容器要专用，注意养成良好的卫生习惯。

（二）社区预防性护理措施

（1）管理传染源：隔离、治疗患者，消毒患者粪便最为重要，从事饮食、托幼的工作人员应定期进行作大便培养，发现慢性带菌者，应积极治疗并暂时调换工种。接触者医学观察7d。

（2）切断传播途径：做好社区宣教，养成良好的个人卫生习惯，注意饮食、饮水卫生，必要时消毒水源。做好"三管一灭"，搞好环境卫生及粪便无害化处理。饮食行业工作人员在工作前必须洗手，严格执行食品卫生管理法及有关制度。

（3）保护易感人群：在疾病流行期间，易感者口服痢疾减毒活疫苗，如"依链"株菌苗，保护率可达85%~100%，免疫期维持6~12个月。

集体单位中的患者处理：

（1）凡单位中发现菌痢患者，要住院或在家隔离治疗。待患者离开后，要进行一次全面彻底的消毒（同甲型肝炎的要求）。

（2）凡从事主食、副食、水源工作及托幼保教的工作人员，发病后要离开单位隔离治疗，待症状消失、大便镜检阴性，停药后大便培养连续2~3次阴性，由卫生防疫部门开具"痊愈证明"方可恢复工作。

（3）以上人员确诊为慢性痢疾及带菌者，应立即调离原工作岗位，不接触直接入口的食品、餐具或婴幼儿工作。经治疗症状消失，由卫生防疫部门做粪便培养连续3次（每次间隔1周）均为阴性，开具"痊愈证明"方可恢复工作。

三、结核病

结核病是由结核分枝杆菌引起的一种慢性感染性疾病，以肺结核最常见，临床多呈慢性过程，表现为长期低热、咳痰、咯血等。除肺外尚可侵袭浆膜腔、淋巴结、泌尿生殖系统、肠道、肝脏、骨关节和皮肤等多种脏器和组织。

结核病的传染源主要是排菌的患者和动物（主要是牛），多由患者咯出的痰或打喷嚏、说笑中喷出的飞沫传给接触者。传播途径以空气传播为主，其他途径如饮用带菌的牛奶经消化道感染、患病孕妇母婴传播及经皮肤伤口感染均少见。普遍易感，婴幼儿、青春后期及老年人发病率较高。社会经济发展水平低下的人群因居住拥挤、营养不良等原因发病率较高。免疫抑制状态（如器官抑制、艾滋病）的患者尤其易好发结核病。

（一）家庭访视管理

（1）访视要求：社区护士一旦发现结核病患者或疑似患者，要登记管理、及时上报，并将患者转送至结核病定点医疗机构进行规范检查和系统治疗。无须住院治疗，转诊到社区卫生服务机构管理的患者，应由辖区的社区卫生服务机构的医护人员在3d内对患者进行初次访视，一般初次药物治疗期间，每月访视一次；再次治疗的患者，每3个月访视一次；慢性开放性患者，每6个月复访一次。

访视期间，社区护士应调查疾病来源，依据结核病的传播特点判断患者的感染途径，为有效控制传染源提供依据。评估患者目前疾病的发展阶段，以选取合适的管理方式进行社区管理。认真填写社区结核病病例管理相关表格和文件，并存入健康档案，汇总后定期上报给上一级卫生主管部门。

（2）指导做好家庭隔离和消毒：① 隔离措施：患者咳嗽、打喷嚏时，不要朝向其他人，应用双层纸巾遮住口鼻；不随地吐痰；不大声喧哗，以免细菌扩散；有条件的患者在家中应单独住一室，或用布帘隔开分床睡眠，必须同睡一床时要分头躺卧；患者的餐具和卧具应单独使用。② 消毒措施：患者应将痰液吐于纸中，与擦拭分泌物的纸一同焚烧处理；餐具用后可煮沸消毒，卧具可在阳光下暴晒；房间要经常通风换气，保持室内空气新鲜。

在重患者住院后或患者迁出、死亡离开住家后，应用含氯消毒剂喷雾消毒，用消毒剂擦拭门窗家具。有条件的也可用紫外线灯照射消毒。

（3）指导患者疗养：① 休息：结核病患者在疾病处于进展期、病灶处于高度活动状态、有严重的中毒症状或咯血时应卧床休息。当毒血症状消失，病灶好转可适当活动，但应保证有充足的睡眠，做到动静结合。病灶趋于稳定后，经一定时间室外活动，无不良反应者，可在护理人员指导下进行适当的体育锻炼，如散步、打太极拳、做保健操等。在一段时间康复疗养后，若病情持续稳定，代偿功能较好者，可回单位参加轻度劳动强度的工作。② 饮食：结核病是一种慢性消耗性疾病，患者多较虚弱，应加强营养，多进食高蛋白的食物及富含维生素的蔬菜和与水果。食物尽量注意色、香、味，给患者安排一个舒适的进食环境，提高患者的食欲，以保证其足够的营养。③ 指导和监督患者合理地用药：对于疾病进展期的患者，要督促其早期、规律、全程、适量和联合用药，对其治疗过程进行全面督导和管理。让患者和家属了解药物的毒副反应及观察毒副反应的要点。④ 密切观察病情变化：如有大量咯血，胸痛、呼吸困难且伴有大汗淋漓、血压下降等症状立即送医院救治。

（4）家庭成员的健康管理：家庭内未接触过结核分枝杆菌的新生儿、儿童等应接种卡介苗；告知家庭中与患者密切接触的成员应定期到结核病防治机构进行相关检查，督促家庭成员养成良好的卫生习惯。

（二）社区预防性护理措施

（1）建立健全社区预防体系。

（2）对易感人群进行卡介苗接种，对象为社区中的婴幼儿及学龄期儿童。

（3）团体卫生宣教以演讲、挂图、电影、幻灯等方式，在社区的相关机构，如学校、居民大会等进行有关结核病的发病原因、病原体、传播途径、临床表现、检查及治疗方法、治疗原则、预防方法等方面的健康教育，使社区居民养成良好的卫生习惯，预防结核病的发生。

接触者的检测及预防：

（1）家庭成员的检测及预防：家庭成员都应定期接受检查。15岁以下儿童可做结核菌素试验，强阳性者需服用抗结核药物预防。3岁以下幼儿服异烟肼半年，学龄儿童服异烟肼、利福平（或利福喷丁）3个月；15岁以上少年及成人可接受X线透视或胸部X线检查，以利于早期发现患者。

（2）学校中如有结核患者，至少在患者所在的班或全年级对全体学生做结核菌素试验，对强阳性者也要投药预防。

四、艾滋病

艾滋病全称为获得性免疫缺陷综合征（Acquired Immune Deficiency Syndrome，AIDS），是由人类免疫缺陷病毒（human immunodeficiency virus，HIV）引起的，以侵犯辅助性T淋巴细胞为主，造成细胞免疫功能缺损为基本特征的全身性传染病。艾滋病的临床特征是长期不规则发热、淋巴结肿大、反复严重的机会性感染、某些罕见的肿瘤和免疫缺陷的实验室检查证据，我国将艾滋病分为急性期、无症状期和艾滋病期。该病具有传播迅速、发病缓慢、病死率高的特点。

艾滋病的传染源是 HIV 感染者和艾滋病患者。目前公认的传播途径主要是性接触、血液传播和母婴传播。人群普遍易感，15～49 岁发病者占 80%，高危人群为男同性恋、静脉药物依赖者、性乱者、血友病、多次接受输血或血制品者。社区护士工作在社区基层，在艾滋病的预防护理、控制艾滋病的流行方面具有重要作用。

(一) 家庭访视管理

确诊的患者需住院治疗，HIV 感染者或艾滋病早期的患者应给予访视管理。

(1) 访视要求：所在社区发现传染病后，社区护士应于 24h 内进行初访。一般初访后每月复访一次。

访视期间，社区护士应调查疾病来源，依据艾滋病的传播特点判断患者感染的途径，为有效控制传染源提供依据。评估患者目前疾病的发展阶段，在社区创造友善、理解、健康的生活环境，鼓励他们采取积极的生活态度，改变高危行为，积极配合治疗，以延长生命并提高生活质量。认真填写社区艾滋病病例管理相关表格和文件，并存入健康档案，同时做好保密工作，不得泄露患者信息。

(2) 指导家庭做好隔离和消毒：① 隔离措施：采取血液体液隔离措施。患者生活用具 (牙刷、剃须刀等) 应单独使用，不能献血；接触患者血液、体液污染物品时应戴手套，或使用其他方法避免直接接触，如使用镊子、毛巾、纱布、纸张等。处理污物、利器时应防止皮肤刺伤，处理污物后一定要洗手；正确使用安全套可减少感染艾滋病的危险；女性患者行经期间防止经血溅污室内设施，预防疾病传播，患者用过的卫生纸、纸巾、处理伤口的敷料或被血液污染的废物料应收放在塑料袋内，尽快焚烧。已感染 HIV 病毒育龄妇女最好不生育，以免通过妊娠、分娩和哺乳将病毒传染给婴儿。② 消毒措施：被患者血液、体液、排泄物污染的一切物品应随时严格消毒，常用 0.2% 次氯酸钠溶液。

(3) 指导患者疗养：① 休息：提供良好的休息环境，保证充足的休息和睡眠，鼓励动静结合，适当进行一些力所能及的活动。无症状患者可从事适度工作，避免劳累。② 饮食：为患者提供高热量、高蛋白、高维生素、富有营养的食物，使之保持良好营养状态，增强机体抗病能力。避免服用毒品、吸烟、过量饮酒。③ 防止感染：感染 HIV 后很长一段时间无症状，因此要尽量为患者提供正常生活，注意卫生条件和口腔卫生及皮肤的护理，防止患者继发感染。患者的一般性感染应予以积极治疗，以免产生严重并发症。④ 心理护理：由于艾滋病尚无特效疗法，患者在了解自己的病情后，常出现情绪低落等多种心理问题，同时，有的患者因害怕将疾病传染给家人或遭到家人遗弃而产生犯罪感、绝望感甚至轻生的念头，对患者来讲最有效的治疗措施是让其回归正常生活 (学习、工作、娱乐及与他人交往)，并使其得到家人和社会的支持。患者家属也常因害怕被传染而恐惧、焦虑。应使家庭成员明白与艾滋病患者及病毒感染者的日常生活与工作接触不会被感染艾滋病，如握手、拥抱、共同进餐、共用工具和办公用品等都无感染的危险。⑤定期医院复查：叮嘱患者严格按照医嘱进行治疗，密切观察病情变化，一旦病情变化及时就诊。

（4）家庭成员的健康管理：向家庭成员介绍艾滋病相关知识，尤其是传播途径及隔离措施，消除家庭成员的恐惧，不得歧视和孤立艾滋病患者。将患者的病情如实告知其家庭成员，并建议可能感染者尽早做血液检查，特别是其性伴侣，指导其与患者进行正常安全的交往，对怀疑感染 HIV 的家人，建议其及时到专业医疗机构确认病情。

(二) 社区预防性护理措施

（1）管理传染源：及时发现和合理管理 HIV 感染者。对新发现患者及 HIV 感染者应依法报告疫情。患者应隔离治疗，HIV 感染者每半年左右到指定医院检查健康状况。禁止感染者献血、献精液、献器官。对患者的血液、排泄物及分泌物进行彻底消毒。加强高危人群的监测，发现并管理同性恋、双性恋和静脉吸毒者，建议其采取安全行为，以限制感染传播。对有高危行为的人建议其主动进行血液检查。

（2）切断传播途径：① 开展性道德教育，树立健康积极的恋爱、婚姻、家庭观念。正确使用质量合格的安全套保护双方。② 倡导社区居民拒绝毒品，珍爱生命。吸毒者不要共用注射器，不要与注射毒品的人性交。③ 加强血液和血制品的检验工作，提倡无偿献血，不到非正规采血单位献血，尽量避免不必要的输血或使用血液制品。其他凡侵入人体的治疗、美容等器械均要严格消毒，做到一人一用一消毒。凡接触 HIV 感染者的医用物品，如注射器、输液器等，须按规定经消毒处理后放置在有医疗废物标志的容器内，由医院统一处理。外出旅游最好自带牙刷、剃须刀、指甲刀等。④ 为减少母婴传播，已感染的育龄妇女应避免妊娠、哺乳。

（3）保护易感人群：对密切接触者给予具体医学指导，加强个人防护。密切接触者或怀疑接触艾滋病者要做病毒感染检查，定期 (3 个月、6 个月及 1 年) 进行血液检测。医疗机构应建立完善的制度与有效的隔离消毒措施，以保障医护人员的安全。

(三) 艾滋病的社区宣教

（1）社区护士要积极参与预防艾滋病的宣传教育活动，每一位社区公民都应懂得艾滋病知识，知道艾滋病流行过程及艾滋病的危害，避免危险行为，加强自我保护，使群众自觉预防艾滋病，达到知、信、行、改的目的。

（2）通过疫情报告渠道，掌握本社区艾滋病患者和感染者情况，在有患者或感染者的社区内创造一个友善、理解、健康的生活环境，鼓励他们采取积极的生活态度，改变高危行为，配合治疗以利于延长生命，提高生活质量。

（3）关心艾滋病病毒感染者及家人，应替患者做好保密工作，应理解艾滋病病毒感染者的痛苦，认识到他们也是疾病的受害者，应得到人道主义的同情与帮助。而且艾滋病病毒感染者的参与和合作是艾滋病预防和控制的一个重要组成部分。不要歧视他们，对他们的歧视不仅不利于预防和控制艾滋病，还会使之成为社会不安定因素。

（4）要对艾滋病患者和感染者负责，要为患者的身心健康着想，对他们的个人资料保密。教育感染者外出时应请假并讲明去向。定点看病，如去其他医院就诊，应表明身份。

其他传染病如梅毒、淋病等，也应加强社区护理与管理，避免疾病的传播与流行。

五、手足口病

手足口病（hand-foot-and-mouth disease，HFMD）是由一组肠道病毒引起的急性传染病，其中以柯萨奇病毒 A 组 16 型和肠道病毒 71 型感染最常见。手足口病多发于 4 岁以下的婴幼儿，以手、足、口腔等部位皮肤黏膜的皮疹、疱疹、溃疡为典型表现，少数患儿可引起心肌炎、肺水肿、无菌性脑脊髓膜炎、脑炎等并发症，个别重症患儿病情发展快，甚至导致死亡。

手足口病的主要传染源包括患者和隐性感染者。其主要通过密切接触传播，一年四季均可发病，以夏、秋季最多。婴幼儿和儿童普遍易感，由于肠道病毒分布广泛、传染性强，多数人在婴幼儿时期已经感染当地流行的几种肠道病毒，到青少年和成年时期，多数已通过感染获得相应的免疫。

（一）家庭访视管理

（1）访视要求所在社区发现传染病后，社区护士应于 24h 内进行初访。了解患者发病过程，尤其 3 岁以下的患者，有可能短期内发展为危重病例，应密切观察病情变化。发现疫情后应立即上报，填写好疫情报告卡和记录卡，存入健康档案。

（2）指导家庭做好隔离和消毒：①隔离措施：患儿应在家中隔离，直到体温正常、皮疹消退及水疱结痂，一般需 2 周。②消毒措施：患儿所用物品应彻底消毒，一般用含氯消毒液浸泡及煮沸消毒。不宜蒸煮或浸泡的物品可置于日光下暴晒。患儿粪便需经含氯的消毒剂消毒 2h 后倾倒。

（3）指导患者疗养：① 休息：患病期间尽量减少外出，发病一周内卧床休息，尤其是不去人口密集的公共场所，在家中休息时，居室要及时通风。② 饮食：多饮温开水。饮食宜清淡、易消化、含维生素丰富。口腔有糜烂时宜进流质食物，禁食刺激性食物，每次餐后应用温水漱口。③ 皮肤护理：患儿衣服、被褥保持清洁干燥。剪短患儿指甲，必要时包裹双手，防止抓破皮疹，破溃感染。

（4）家庭成员的健康管理：由于本病患儿多为婴幼儿，在对患儿本人进行指导的同时要侧重对婴幼儿家长进行健康宣教。作为家长要帮助患儿养成良好的卫生习惯，保持患儿个人卫生清洁，不要让患儿抓破疹子，已经破溃的疹子要避免污染。

（二）社区预防性护理措施

搞好儿童个人、家庭和托幼机构的卫生是预防本病感染的关键。在本病流行期间，尽量不带婴幼儿和儿童到人群聚集、空气流通差的公共场所。同时根据儿童生活环境中是否有手足口病发生，以及与手足口病发病患儿接触的密切程度，采取不同的预防措施。

第十八章　传染病的公共卫生护理

第一节　传染病概述

在漫长的生物进化过程中，病原体与宿主形成了相互依存、相互斗争的关系。有些微生物、寄生虫与人体宿主之间达到了互相适应、互不损害对方的共生状态，如肠道中的大肠埃希氏菌和某些真菌。但是，这种平衡是相对的，当某些因素导致宿主的免疫功能受损，或大量应用抗菌药物引起菌群失调症，或机械损伤使寄生物离开固有寄生部位而到达其他寄生部位时，平衡就不复存在而引起宿主损伤，形成感染。

一、传染病的概念

传染病，是由各种病原体引起的能在人与人、动物与动物或人与动物之间相互传播并广泛流行，经过各种途径传染给另一个人或物种的感染性疾病。

(一) 感染的定义

感染是病原体和人体之间相互作用、相互斗争的过程。病原体指感染人体后可导致疾病的微生物与寄生虫，是构成感染的必备条件。人体初次被某种病原体感染称为首发感染。有些传染病很少出现再次感染，如麻疹、水痘、流行性腮腺炎等。人体在被某种病原体感染的基础上再次被同一种病原体感染称为重复感染，较常见于疟疾、血吸虫病和钩虫病等。人体同时被两种或两种以上的病原体感染称为混合感染，这种情况临床上较为少见。人体在某种病原体感染的基础上再被另外的病原体感染称为重叠感染，这种情况临床上较为多见，如慢性乙型肝炎病毒感染重叠戊型肝炎病毒感染。在重叠感染中，发生于原发感染后的其他病原体感染称为继发性感染，如病毒性肝炎继发细菌、真菌感染。

此外，住院患者在医院内获得的感染称为医院获得性感染，即医院感染。这类感染的来源不同，有医院内通过患者或医护人员直接或间接传播引起的交叉感染、患者自己体内正常菌群引发的自身感染或内源性感染以及诊疗过程中因医疗器械消毒不严格而造成的医源性感染等。医院感染包括在住院期间发生的感染和在医院内获得但在出院后发生的感染，不包括入院前已开始或入院时已存在的感染，后者称为社区获得性感染，指的是在医院外罹患的感染，包括具有明确潜伏期而在入院后平均潜伏期内发病的感染。

(二) 传染病的流行过程及影响因素

传染病的流行过程就是传染病在人群中发生、发展和转归的过程，其本质是病原体不断更换宿主、维持病原体世代延续的过程。

流行过程的发生需要有三个基本条件：传染源、传播途径和易感人群。这三个环节必须同时存在，若切断任何一个环节，流行即终止。

1. 传染源

传染源指体内有病原体生存、繁殖并能将病原体排出体外的人和动物。传染源包括下列四类。

(1) 患者：是大多数传染病重要的传染源。不同病期的患者其传染强度可有不同，一般情况下以发病早期的传染性最强。慢性感染患者可长期排出病原体，可成为长期传染源。

(2) 隐性感染者：在某些传染病中，如流行性脑脊髓膜炎、脊髓灰质炎等，隐性感染者在病原体被清除前是重要的传染源。

(3) 病原携带者：慢性病原携带者无明显临床症状而长期排出病原体，在某些传染病中，如伤寒、细菌性痢疾等，有重要的流行病学意义。

(4) 受感染的动物：以啮齿动物最为常见，其次是家畜、家禽。这些以动物为传染源传播的疾病称为动物源性传染病。有些动物本身发病，如鼠疫、狂犬病、布鲁氏菌病等；有些动物不发病，表现为病原携带状态，如地方性斑疹伤寒、恙虫病、流行性乙型脑炎等。以野生动物为传染源传播的疾病称为自然疫源性疾病，如鼠疫、钩端螺旋体病、肾综合征出血热、森林脑炎等。由于动物传染源受地理气候等自然因素的影响较大，动物源性传染病常存在于一些特定的地区，并具有严格的季节性。

2. 传播途径

传播途径指病原体离开传染源到达另一个易感者的途径，同一种传染病可以有多种传播途径。

(1) 呼吸道传播：病原体存在于空气中的飞沫或气溶胶中，易感者吸入时获得感染，如麻疹、白喉、结核病、禽流感和严重急性呼吸综合征等。

(2) 消化道传播：病原体污染食物、水源或食具，易感者于进食时获得感染，如伤寒、细菌性痢疾和霍乱等。

（3）接触传播：易感者与被病原体污染的水或土壤接触时获得感染，如钩端螺旋体病、血吸虫病和钩虫病等。伤口被污染时，有可能患破伤风。日常生活的密切接触也有可能获得感染，如麻疹、白喉、流行性感冒等。不洁性接触可传播 HIV、HBV、HCV、梅毒螺旋体、淋病奈瑟球菌等。

（4）虫媒传播：被病原体感染的吸血节肢动物，如按蚊、人虱、鼠蚤、白蛉、硬蜱和恙螨等，于叮咬时把病原体传给易感者，可分别引起疟疾、流行性斑疹伤寒、地方性斑疹伤寒、黑热病、莱姆病和恙虫病等。根据节肢动物的生活习性，往往有严格的季节性，有些病例还与感染者的职业及地区相关。

（5）血液/体液传播：病原体存在于携带者或患者的血液或体液中，通过应用血液制品、分娩或性交等传播，如疟疾、乙型病毒性肝炎、丙型病毒性肝炎和获得性免疫缺陷综合征等。

（6）医源性感染：指在医疗工作中人为造成的某些传染病的传播。一类指易感者在接受治疗、预防、检验措施时，由于所用器械受医护人员或其他工作人员的手污染而引起的传播，如乙型肝炎、丙型肝炎、获得性免疫缺陷综合征等；另一类是药品或生物制品受污染而引起的传播，如输注因子ⅤⅢ引起的获得性免疫缺陷综合征。

上述途径传播统称为水平传播，母婴传播属于垂直传播。婴儿出生前已从母亲或父亲获得的感染称为先天性感染，如梅毒、弓形虫病等。

3. 易感人群

易感人群指对某种传染病缺乏特异性免疫力的人，易感者在某一特定人群中的比例决定该人群的易感性。当易感者在某一特定人群中的比例达到一定水平，若又有传染源和合适的传播途径时，则很容易发生该传染病流行。某些病后免疫力很稳固的传染病（如麻疹、水痘、乙型脑炎），经过一次流行之后，人群中对该病的特异性免疫力呈现规律性的变化，即逐渐升高达一定水平再逐渐降低至一定程度后，传染病可再次流行，这种现象称为传染病流行的周期性。在普遍推行人工主动免疫的情况下，可将某种传染病的易感者水平始终保持很低，从而阻止其流行周期性的发生。

二、传染病的基本特征

传染病的致病因素是病原体，它在人体内发生发展的过程与其他致病因素造成的疾病有本质的区别。通常将病原体、传染性、流行病学特征、免疫性称为传染病的基本特征。

(一) 病原体

每一种传染病都是由特异性的病原体引起的,包括病原微生物与寄生虫。目前部分传染病的病原体仍未被充分认识。

(二) 传染性

传染性意味着病原体能通过某种途径感染他人,这是传染病与其他感染性疾病的主要区别。传染病患者有传染性的时期称为传染期。传染期在每一种传染病中都相对固定,可作为隔离患者的依据之一。

(三) 流行病学特征

传染病的流行过程在自然和社会因素的影响下,表现出各种特征,称为流行病学特征。

1. 流行性

根据流行性,可分为散发、暴发、流行和大流行。

(1) 散发:指某传染病在某地的常年发病情况处于常年一般发病率水平,可能是由于人群对某传染病的免疫水平较高,或某传染病的隐性感染率较高,或某传染病不容易传播等。

(2) 暴发:指在某一局部地区或集体单位中,短期内突然出现许多同一疾病的患者,大多是同一传染源或同一传播途径,如食物中毒、流行性感冒等。

(3) 流行:指当某传染病发病率显著超过该病常年发病率水平或为散发发病率的数倍。当某传染病在一定时间内迅速传播,波及全国各地,甚至超出国界或洲界时,称为大流行或称世界性流行,如 2009 年的甲型 H1N1 流感大流行。

2. 季节性

不少传染病的发病率每年都有一定的季节性升高,主要原因是气温的高低和昆虫媒介的有无,如呼吸道传染病常发生在寒冷的冬春季节,肠道传染病及虫媒传染病好发于炎热的夏、秋季。

3. 地方性

有些传染病或寄生虫病由于中间宿主的存在、地理条件、气温条件、人民生活习惯等原因,常局限在一定的地理范围内发生,如恙虫病、疟疾、血吸虫病、丝虫病、黑热病等。主要以野生动物为传染源的自然疫源性疾病也属于地方性传染病。

4. 外来性

外来性指在国内或地区内原来不存在,而从国外或外地通过外来人口或物品传入的传染病，如霍乱。

(四)免疫性

免疫功能正常的人体经显性或隐性感染某种病原体后，都能产生针对该病原体及其产物（如毒素）的特异性免疫，称为免疫性，亦称为感染后免疫。感染后获得的免疫力和疫苗接种都属于主动免疫，通过注射或从母体获得抗体的免疫力都属于被动免疫。由于病原体的种类不同，感染后免疫持续时间和强弱也有很大差异。

第二节 传染病的分类与生物安全

一、传染病的分类

《中华人民共和国传染病防治法》规定：传染病分为甲类、乙类和丙类。

甲类：鼠疫、霍乱。

乙类：严重急性呼吸综合征（曾称为传染性非典型肺炎）、获得性免疫缺陷综合征、病毒性肝炎、脊髓灰质炎、人感染高致病性禽流感、麻疹、流行性出血热、狂犬病、流行性乙型脑炎、登革热、炭疽、细菌性和阿米巴痢疾、肺结核、伤寒和副伤寒、流行性脑脊髓膜炎、百日咳、白喉、新生儿破伤风、猩红热、布鲁氏菌病、淋病、梅毒、钩端螺旋体病、血吸虫病、疟疾。

丙类：流行性感冒、流行性腮腺炎、风疹、急性出血性结膜炎、麻风病、流行性和地方性斑疹伤寒、黑热病、棘球蚴病、丝虫病，以及除霍乱、细菌性和阿米巴痢疾、伤寒和副伤寒以外的感染性腹泻病。

2008 年 5 月 2 日，原卫生部决定将手足口病列入《中华人民共和国传染病防治法》规定的丙类传染病进行管理。2009 年 4 月 30 日，经国务院批准，原卫生部发布公告将甲型 H1N1 流感纳入乙类传染病，并采取甲类传染病的预防、控制措施。2013 年 10 月 28 日，原国家卫生和计划生育委员会发布《关于调整部分法定传染病病种管理工作的通知》，将人感染 H7N9 禽流感纳入乙类传染病；将甲型 H1N1 流感从乙类调整为丙类，并纳入现有流行性感冒进行管理；解除对人感染高致病性禽流感采取的《中华人民共和国传染病防治法》规定的甲类传染病的预防、控制措施。

二、病原微生物及生物安全

(一) 病原微生物

每种传染病都由特异性病原微生物引起的。病原微生物种类复杂，以病毒及细菌为主要病原体，还有真菌、立克次氏体、衣原体、螺旋体及寄生虫等。近年还证实了一种不同于微生物和寄生虫，缺乏核酸结构的具有感染性的变异蛋白质，称为朊粒，是人类几种中枢神经系统退行性疾病——克 - 雅病（CJD）、库鲁病、人类牛海绵状脑病 [新变异性克 - 雅病（nvCJD）] 等的病原体。特定病原体的检出在确定传染病的诊断和流行中有着重大意义。由于新技术的应用，有可能发现新的传染病病原体。

根据病原微生物的传染性、感染后对个体或者群体的危害程度，将病原微生物分为以下四类：

1. 第一类病原微生物

第一类病原微生物指能够引起人类或者动物非常严重疾病的微生物，以及我国尚未发现或者已经宣布消灭的微生物。例如，口蹄疫病毒、埃博拉病毒、中东呼吸系统综合征冠状病毒等。

2. 第二类病原微生物

第二类病原微生物指能够引起人类或者动物严重疾病，比较容易直接或者间接在人与人、动物与人、动物与动物间传播的微生物。例如，猪瘟病毒、鸡新城疫病毒、狂犬病毒等。第一类、第二类病原微生物统称为高致病性病原微生物。

3. 第三类病原微生物

第三类病原微生物指能够引起人类或者动物疾病，但一般情况下对人、动物或者环境不构成严重危害，传播风险有限，并且具备有效治疗和预防措施的微生物。例如，伪狂犬病病毒、猪繁殖与呼吸综合征病毒、猪细小病毒等。

4. 第四类病原微生物

第四类病原微生物指在通常情况下不会引起人类或者动物疾病的微生物。例如，杆状病毒、各类昆虫病毒等。

(二) 生物安全

生物安全是国家安全的重要组成部分，主要指与生物有关的人为或非人为因素对社会、经济、人民健康及生态环境所产生的真实危害或潜在风险，以及对这些危害或风险进行预防和控制的战略性、综合性措施。

由于生物安全威胁突发事件的表征可能多种多样，需要多角度、多层面的信息平台支撑，形成生物威胁突发事件信息综合分析的中心，整合各方面的信息，并将分析结果、预警和提示信息及时地通知有关部门，以便做出有效的应对。

1. 实验室生物安全

实验室生物安全指在从事病原微生物实验活动的实验室中为避免病原微生物对工作人员、相关人员、公众的危害，以及对环境的污染，保证实验研究的科学性或保护被实验因子免受污染，而采取包括建立规范的管理体系，配备必要的物理、生物防护设施和设备，建立规范的微生物操作技术和方法等综合措施。实验室生物安全要求实验室的生物安全条件和状态不低于容许水平，避免实验室人员、来访人员、社区及环境受到不可接受的损害，符合相关法律法规、标准等对实验室生物安全责任的要求。实验室生物安全是生物安全的重要内容，是关系到实验人员健康、安全和环境安全的重大问题，也是公共安全和国家安全的重要组成部分。

实验室生物安全最重要的风险控制措施之一是微生物操作规范和流程（GMPP）。GMPP 指一套适用于所有类型生物制剂活动的标准实践做法和流程或行为守则。标准化 GMPP 的实施有助于保护实验室人员和社区免受感染，防止环境污染，并为使用生物制剂的工作提供产品保护，是促进安全工作实践和控制生物风险至关重要的行为。

2. 生物安全分级

生物安全实验室指通过规范的设计建造、合理的设备配置、正确的装备使用、标准化的程序操作、严格的管理规定等，确保操作生物危险因子的工作人员不受实验对象的伤害，周围环境不受其污染，实验因子保持原有本性，从而实现实验室的生物安全。

我国采用与 WHO 相同的生物安全分级方法，目前实施的第 3 版 WHO《实验室生物安全手册》将感染性微生物的危险程度分为 4 级，与之对应的是 4 个生物安全防护等级（BSL），其中一级防护水平最低，四级防护水平最高，以 BSL-1、BSL-2、BSL-3、BSL-4 表示实验室的相应生物安全防护等级。从事不感染人或动物的微生物实验活动时，一般可在 BSL-1 实验室中进行；如果病原体不形成气溶胶，如肝炎病毒、人类免疫缺陷病毒、多数肠道致病菌及金黄色葡萄球菌等可在 BSL-2 实验室中进行；如果病原体传染性强，且能通过气溶胶传播，如布鲁氏菌的大量活菌操作，应在 BSL-3 实验室中进行；BSL-4 实验室仅用于烈性传染病病原微生物的操作。

目前我国已经初步建立了生物安全防范体系，在对鼠疫、炭疽、疟疾等在人类历史上已经存在并且造成重大危害的传染病的防护上取得显著成绩。但是在防范由高致病性病毒引发的如 SARS、高致病性禽流感、中东呼吸综合征等新发和烈性传染病这一领域还比较薄弱。因此，针对未来可能的生物安全威胁，依托高等级生物安全实验室平台，应根据我国生物安全领域的发展状况和特点，逐步完善和提升我国的生物安全防范体系，以充分保障我国的国家安全。

第三节　传染病的防治

传染病预防的关键是及早诊断病原体、控制传染源，早期预测其传播风险，切断传播途径。

一、传染病的诊断

早期明确传染病的诊断有利于患者的隔离和治疗。传染病的诊断要综合分析以下三方面的资料。

(一) 全面的临床资料

准确的临床资料源于详尽的病史询问和细致的体格检查。病史询问应了解发病的诱因和起病的方式；体格检查时应注意有诊断价值的体征，如口周苍白圈、科氏斑、焦痂、腓肠肌压痛等。

(二) 流行病学资料

流行病学资料在传染病的诊断中占重要地位，包括发病年龄、职业、季节、地区及生活习惯、预防接种史及既往病史等。

(三) 实验室及其他检查资料

1. 一般检查

(1) 血常规检查：细菌感染时白细胞计数常增多，如流行性脑脊髓膜炎、败血症等；病毒、原虫感染时白细胞计数常减少，如病毒性肝炎、疟疾等；嗜酸性粒细胞增多往往见于钩虫、血吸虫等蠕虫感染；嗜酸性粒细胞减少常见于伤寒、流行性脑脊髓膜炎等。

(2) 尿常规检查：尿中见红细胞、白细胞、管型等，有助于钩端螺旋体病和肾综合征出血热的诊断。

(3) 粪便常规检查：粪便中见红细胞、白细胞、虫卵等，有助于细菌性痢疾、感染性腹泻、蠕虫感染等消化道传染病的诊断。

（4）血液生化检查：血清酶学检测、血清蛋白检测、血尿素氮检测等有助于病毒性肝炎、肾综合征出血热等疾病的诊断。

2. 病原学检查

通过显微镜或肉眼直接检出病原体而明确诊断，如从血液、骨髓涂片中可检出疟原虫、微丝蚴，从粪便涂片中检出各种寄生虫卵及阿米巴原虫，还可直接用肉眼检出绦虫节片。通过人工培养基分离培养检出病原体，如细菌、螺旋体和真菌等。病毒、立克氏体可通过动物接种或组织培养分离。在疾病早期及使用抗生素之前采集标本有助于提高检测阳性率。

3. 分子生物学检测

通过分子杂交方法或聚合酶链反应（PCR）可检出特异性的病原体核酸，如检测肝炎病毒的 DNA 和 RNA。

二、传染病的治疗

传染病的治疗要坚持综合治疗的原则，即治疗与护理、隔离与消毒并重，一般遵循治疗、对症治疗与病原治疗并重的原则。

（一）一般治疗和支持治疗

1. 一般治疗

（1）隔离和消毒：按其所患传染病的传播途径和病原体的排出方式及时间，隔离可分为呼吸道隔离、消化道隔离、接触隔离等，并随时做好消毒工作。

（2）护理：保持病室安静整洁，空气流通，光线充沛（破伤风、狂犬病患者除外），温度适宜，使患者保持良好的休息状态。对休克、出血、昏迷、窒息、呼吸衰竭、循环障碍等患者实施专项特殊护理。舒适的环境、良好的护理对提高患者的抗病能力，确保各项诊断与治疗措施的正确执行具有非常重要的意义。

（3）心理治疗：医护人员良好的服务态度、对患者的关心和鼓励等是心理治疗的重要组成部分，有助于提高患者战胜疾病的信心。

2. 支持治疗

（1）饮食：保证一定的热量供应，根据不同的病情给予流质、半流质软食等，并补充各种维生素；对进食困难的患者，通过喂食、鼻饲或静脉补给必要的营养品。

（2）补充液体及盐类：适量补充液体及盐类对有发热、呕吐、腹泻症状的患者甚为重要，可维持患者水电解质和酸碱平衡。

（3）给氧：危重者如有循环衰竭或呼吸困难，出现发绀时，应及时给氧。

(二) 病原治疗

病原治疗亦称为特异性治疗，是针对病原体的治疗措施，具有抑杀病原体的作用，达到根治和控制传染源的目的。常用药物有抗生素、化学治疗制剂和血清免疫制剂等。

1. 抗菌治疗

针对细菌和真菌的药物主要为抗生素及化学制剂。应及早确定病原学诊断，熟悉选用药物的适应证、抗菌活性、药代动力学特点和不良反应，结合患者的生理、病理、免疫等状态合理用药。某些抗生素特别是青霉素有可能引起过敏反应，使用前应详细询问患者药物过敏史并做好皮试。

2. 抗病毒治疗

目前有效的抗病毒药物尚不多，按病毒类型可分为以下三类。

(1) 广谱抗病毒药物：如利巴韦林，对流感病毒（A 型、B 型）、DNA 和 RNA 病毒均有效，但对乙型肝炎病毒作用不明显；对病毒性肺炎、甲型肝炎、疱疹、麻疹有防治作用，但临床评价不一。国内已证实对流行性出血热早期疗效明显，有降低病死率、减轻肾损害、降低出血倾向、改善全身症状等作用。

(2) 抗 RNA 病毒药物：如奥司他韦，对甲型 H5N1、H9N2 流感病毒感染均有效。

(3) 抗 DNA 病毒药物：如阿昔洛韦，常用于疱疹病毒感染；更昔洛韦对巨细胞病毒感染有效；核苷（酸）类药物（包括拉米夫定、替比夫定等）抑制病毒反转录酶活性，是目前常用的抗乙型肝炎病毒药物。

3. 抗寄生虫治疗

氯喹是控制疟疾发作的传统药物，自从发现抗氯喹恶性疟原虫以来，青蒿素类药物受到广泛关注。阿苯达唑、甲苯达唑是目前治疗肠道线虫病的有效药物。乙胺嗪及呋喃嘧酮用于治疗丝虫病。吡喹酮是最主要的抗吸虫药物，对血吸虫病有特效。

4. 免疫治疗

抗毒素用于治疗白喉、破伤风、肉毒中毒等外毒素引起的疾病，治疗前须做皮试，因其属于动物血清制剂，容易引起过敏反应，对抗毒素过敏者必要时可用小剂量逐渐递增的脱敏方法。干扰素等免疫调节剂可调节宿主免疫功能，用于乙型肝炎、丙型肝炎的治疗。胸腺素作为免疫增强剂也可在临床使用。免疫球蛋白作为一种被动免疫制剂，通常用于严重病毒或细菌感染的治疗。

(三) 对症治疗

对症治疗不但有减轻患者痛苦的作用，而且可通过调节患者各系统的功能，达到减少机体消耗、保护重要器官、使损伤降至最低的目的。例如，在高热时采取的各种降温措施，颅内压升高时采取的脱水疗法，抽搐时采取的镇静措施，昏迷时采取的恢复苏醒措施，心力衰竭时采取的强心措施，休克时采取的改善微循环措施，严重毒血症时采用肾上腺糖皮质激素疗法等，能使患者度过危险期，促进其康复。

三、传染病的预防

(一) 管理传染源

1. 传染病患者管理应尽量做到五早（早发现、早诊断、早报告、早隔离、早治疗）。建立健全的医疗卫生防疫机构，开展传染病卫生宣传教育，提高人群对传染病的识别能力，对早期发现、早期诊断传染病有重要意义。一旦发现传染病患者或疑似患者，应立即实施隔离治疗。隔离期限由传染病的传染期或检查结果而定，应在临床症状消失后进行2～3次病原学检查（每次间隔2～3d），结果均为阴性时方可解除隔离。传染病的报告制度是早期发现传染病的重要措施。

2. 传染病接触者指与传染源发生过接触的人。接触者可能受到感染而处于疾病的潜伏期，有可能是传染源。对接触者应根据具体情况采取检疫措施、医学观察、预防接种或药物预防。检疫期限由最后接触之日算起，至该病最长潜伏期。

3. 在人群中发现病原携带者，应对其采取管理、治疗、随访观察、调整工作岗位等措施，特别是对于服务行业及托幼机构工作人员应定期检查，及时发现病原携带者。

4. 对动物传染源，根据需要组织有关部门和单位采取隔离、扑杀、销毁、消毒、无害化处理、紧急免疫接种、限制易感染的动物和动物产品及有关物品出入等措施。

(二) 切断传播途径

根据各种传染病的传播途径采取措施。

(1) 消化道传染病：应着重加强饮食卫生、个人卫生及粪便管理，保护水源，消灭苍蝇、蟑螂、老鼠等。

(2) 呼吸道传染病：应着重进行空气消毒，提倡外出时戴口罩，流行期间少到公共场所，教育群众不随地吐痰，咳嗽和打喷嚏时要用手帕／手纸捂住口鼻。

(3) 虫媒传染病：采用药物等措施进行防虫、驱虫、杀虫。加强血源和血液制品的管理、防止医源性传播是预防血源性传染病的有效手段。

做好隔离和消毒工作，是切断传播途径的重要措施。

(三) 保护易感人群

1. 增强非特异性免疫力

非特异性免疫是机体对进入体内异物的一种清除机制，不牵涉对抗原的识别和免疫应答的增强。可以通过天然屏障作用 (如皮肤、黏膜、血 - 脑屏障和胎盘屏障等)、单核吞噬细胞系统的吞噬作用、体液因子作用 (如补体、溶菌酶、各种细胞因子) 而清除病原体。增强非特异性免疫力的措施包括改善营养、加强体育锻炼、形成规律的生活方式、养成良好的卫生习惯等。

2. 增强特异性免疫力

特异性免疫指对抗原特异性识别而产生的免疫。特异性免疫通常只针对一种传染病，感染后免疫都属于特异性免疫，而且是主动免疫。增强特异性免疫力可采用人工免疫法，其中包括人工自动免疫和人工被动免疫两类。

(1) 人工自动免疫：是根据病原微生物及其产物可激发特异性免疫的原理，用病原微生物或其毒素制成生物制品给人预防接种，使人主动地产生免疫力。预防接种后，人体免疫力可在 1～4 周内出现，维持数月至数年。人工自动免疫用的生物制品有活菌 (疫) 苗、死菌 (疫) 苗、类毒素三种。活菌 (疫) 苗由毒力减弱的活病原体 (如细菌、螺旋体、病毒、立克次氏体等) 制成，亦称减毒活菌 (疫) 苗，目前常用的有卡介苗、脊髓灰质炎疫苗等。死菌 (疫) 苗亦称为灭活菌 (疫) 苗，如目前常用的伤寒副伤寒联合菌苗、流脑多糖菌苗、流行性乙型脑炎灭活疫苗等。细菌所产生的外毒素经甲醛处理后，去其毒性而保留其抗原性即为类毒素，如白喉类毒素、破伤风类毒素等。目前已从完整病原体疫苗发展到基因工程合成的蛋白质或肽链疫苗。

(2) 人工被动免疫：是用含特异性抗体的免疫血清给人注射，以提高人体免疫力。注入人体后免疫立即出现，但持续时间仅有 2～3 周，主要用于治疗某些由外毒素引起的疾病，或是与某些传染病患者接触后的应急预防措施。人工被动免疫用的生物制品有抗毒素与丙种球蛋白、特异高价免疫球蛋白等。

第四节　传染病公共卫生护理

传染病的防治工作是世界各国卫生防治工作的重点，其中医护人员在防控传染病的过程中担负着重要使命。由于多数传染病具有起病急、变化快、并发症多等特点，同时具有传染性，传染病医院 (科) 是传染病患者集中的场所，这就要求公共卫生护士迅速、准确地进行传染病风险评估，实施严格的消毒隔离和管理，履行疫情报告职责，最终实现消灭传染病的目的。

一、传染病的风险评估

风险评估包括风险识别、风险分析和风险评价的全部过程，是系统地运用相关信息来确认风险的来源，并对风险进行估计，将估计后的风险与给定的风险准则对比，来决定风险严重性的过程。风险评估作为风险管理活动的核心组成部分，是人们发现风险、认识风险，进而采取措施消除和降低风险的重要途径，以达到降低风险发生概率的目的，从而避免或减轻风险对社会经济发展的影响。开展传染病的风险评估，须遵循风险评估的基本准则，并紧密结合传染病自身特点，充分考虑开展传染病风险评估的背景或环境。影响传染病传播的传染源、传播途径和易感人群，以及环境因素、社会因素，是开展传染病风险评估时思考和研判的重点依据。

(一)计划和准备

(1)评估议题的确定：日常风险评估建立在对不同来源监测数据分析的基础上，根据监测数据的异常变化、疾病和突发公共卫生事件的特点及趋势、政府与公众关注的程度等确定评估议题。监测信息的来源通常包括突发公共卫生事件监测系统、各类疾病监测系统、突发公共卫生事件相关的媒体检索信息、公共卫生服务热线及信息通报等。

对于专题风险评估，其评估议题一是来自日常风险评估发现的重要疾病和突发事件信息；二是来自大型活动和各种重要自然灾害、事故灾难信息；三是卫生行政部门指定的重要评估议题。

(2)评估方法的选择及人员确定：应根据风险评估议题和评估目的，选择适当的风险评估方法。日常风险评估多使用专家会商法；专题风险评估可选择德尔菲法、风险矩阵法及分析流程图法中的一种或多种，也可使用专家会商法或其他方法。根据评估目的、涉及领域和评估方法，确定参加评估人员的数量和要求。

(3)数据资料和评估表单的准备：进行正式的风险评估前，应完成监测数据的初步分析，并收集整理相关的文献资料，如传染病风险评估可能涉及的相关信息，如致病力、传播规律、人群脆弱性、公众关注程度、应急处置能力和可利用资源等；开展大型活动、自然灾害和事故灾难的风险评估时，还应针对议题本身的特点，收集有关自然环境、人群特征、卫生知识与行为、卫生相关背景信息等资料。

(二)实施

(1)风险识别：是发现、确认并描述风险的过程。传染病风险识别过程重在收集、整理所评估传染病相关的风险要素，包括传染病流行情况、病原体特性、临床表现、流行特征、传播关键环节（传染源、传播途径、易感人群）、影响因素（环境因素、社会因素等）、防控措施、当地的应对能力（检测、诊断、救治）等内容。上述资料的收集方法：一是系统查阅文献，系统回顾目标传染病相关知识的历史文献资料；二是现有监测数据分析、工作资料整理；三是进行访谈或专家咨询。

（2）风险分析：指认识风险属性，并对发生可能性及后果严重性进行估计或赋值的过程。

（3）风险评价：是将风险分析结果与风险准则相对比，确定风险等级的过程。突发事件公共卫生风险评估中，可能并没有明确的风险准则或者尚未设立明确的风险准则。在这种情况下，风险评价将主要依据风险分析结果与可能接受的风险水平进行对照，确定具体的风险等级，如将风险分为五个等级，即极低、低、中等、高、极高。风险矩阵是常用方法。

（三）报告

风险评估报告通常采用定量分析、定性分析，以及定量与定性相结合的分析方法。在传染病风险评估工作中，常用的分析方法如下。

（1）专家会商法：指通过专家集体讨论的形式进行风险评估。该评估方法依据风险评估的基本理论和常用步骤，主要由参与会商的专家根据评估的内容及相关信息，结合自身的知识和经验进行充分讨论，提出风险评估的相关意见和建议。会商组织者根据专家意见进行归纳整理，形成风险评估报告。

优点：组织实施相对简单、快速，不同专家可以充分交换意见，评估时考虑的内容可能更加全面。但意见和结论容易受到少数权威专家的影响，参与评估的专家不同，得出的结果可能也会有所不同。

（2）德尔菲法：指按照确定的风险评估逻辑框架，采用专家独立发表意见的方式，使用统一问卷，进行多轮次专家调查，经过反复征询、归纳和修改，最后汇总成专家基本一致的看法，作为风险评估的结果。

优点：专家意见相对独立，参与评估的专家专业领域较为广泛，所受时空限制较小，结论较可靠。但准备过程较复杂，评估周期较长，所需人力、物力较大。

（3）风险矩阵法：指由有经验的专家采用定量与定性相结合的分析方法，对确定的风险因素导致风险发生的可能性和后果的严重性，进行量化评分，将评分结果列入二维矩阵表中进行计算，最终得出风险发生的可能性、后果的严重性，并最终确定风险等级。

优点：量化风险，可同时对多种风险进行系统评估，比较不同风险的等级，便于决策者使用。但要求被评估的风险因素相对确定，参与评估的专家对风险因素的了解程度较高，参与评估的人员必须达到一定的数量。

（4）分析流程图法：指通过建立风险评估的逻辑分析框架，采用层次逻辑判断的方法，将评估对象可能呈现的各种情形进行恰当的分类，针对每一类情形，梳理风险要素，逐层对风险要素进行测量和判别，分析评估对象或情形的发生可能性和后果的严重性，最终形成风险评估的结果。

优点：预先将不同类型事件的相关风险因素纳入分析判别流程，分析过程逻辑性较强。一旦形成逻辑框架，易使参与人员的思路统一，便于达成评估意见。但该方法在形成分析判别流程时，需要较强的专业能力和逻辑思维能力。

二、免疫规划

免疫规划工作是卫生事业成效最为显著、影响最为广泛的工作之一，也是各国预防控制传染病最主要的手段。

(一) 疫苗分类

依据《疫苗流通和预防接种管理条例》，疫苗分为两类。第一类疫苗，指政府免费向公民提供，公民应当依照政府的规定接种的疫苗，包括国家免疫规划确定的疫苗，省、自治区、直辖市人民政府在执行国家免疫规划时增加的疫苗，以及县级以上人民政府或者其卫生主管部门组织的应急接种或者群体性预防接种所使用的疫苗。第二类疫苗，指由公民自费并且自愿接种的其他疫苗。

(二) 国家免疫规划

1. 乙肝疫苗

接种3剂次，分别在儿童出生时、1月龄、6月龄各接种1剂次，第1剂在出生后24h内尽早接种。

2. 卡介苗

接种1剂次，儿童出生时接种。

3. 脊灰疫苗

接种4剂次，分别在儿童2月龄、3月龄、4月龄和4周岁各接种1剂次。

4. 百白破疫苗

接种4剂次，分别在儿童3月龄、4月龄、5月龄和18~24月龄各接种1剂次。无细胞百白破疫苗免疫程序与百白破疫苗程序相同。无细胞百白破疫苗供应不足阶段，按照第4剂次至第1剂次的顺序，用无细胞百白破疫苗替代百白破疫苗；不足部分继续使用百白破疫苗。

5. 白破疫苗

接种 1 剂次，儿童 6 周岁时接种。

(三) 接种对象

（1）现行的国家免疫规划疫苗按照免疫程序，所有达到应种月（年）龄的适龄儿童，均为接种对象。

（2）新纳入国家免疫规划的疫苗，其接种对象为规定实施时间起达到免疫程序规定各剂次月（年）龄的儿童。

（3）强化免疫的接种对象按照强化免疫实施方案确定。

（4）出血热疫苗接种为重点地区 16～60 岁的目标人群。

（5）炭疽疫苗接种对象为炭疽病例或病畜的间接接触者及疫点周边高危人群。

（6）钩体疫苗接种对象为流行地区可能接触疫水的 7～60 岁高危人群。

三、应对新发传染病的策略

为有效防控新发传染病，必须建立以政府为主导，海关口岸、疾病预防控制中心、医疗机构及其他社会部门各司其职、共同参与的联防联控策略。

(一) 政府部门

需要继续加大公共卫生领域的财政投入，完善公共卫生服务体系。继续完善新发传染病的监测，提高对新发传染病的监测和预警能力，建立针对新发传染病早期预警的监测网络体系，进一步提高疫情的识别能力。

(二) 海关口岸

作为新发传染病进入或输出国门的第一道防线，必须加强应对新发传染病的信息化建设，形成"预警—发现—追踪—处理"的综合一体化平台，提高对新发传染病的防控效率。

(三) 疾病预防控制中心

应加强对新发传染病的监测和完善相关报告系统，密切关注国内外新发传染病的流行态势，掌握新发传染病的流行特征及影响环节，并提出合理的防控措施；同时定期培训临床医师对新发传染病的早识别及诊断能力。

(四) 医疗机构

医院是发现、隔离和诊治患者，切断传播途径的主要场所。医疗机构应做好日常感染防控工作，提高医护人员的早发现、早诊断水平，及时更新各种应急预案，做好人员防护和物资储备。疫情一旦发生，应严格按照预案进行患者隔离、治疗和医学观察。

四、传染病防治的健康教育

(一) 疾病知识宣教

充分利用各种传播媒介，采取多种宣传形式，开展健康教育，提高群众的预防意识。宣传传染病的预防知识，使群众了解疾病的特征与预防方法，消除不必要的紧张、恐惧心理。保持室内经常通风换气，保持环境卫生；养成良好的个人卫生习惯；流行期间避免前往空气流通不畅、人口密集的公共场所。

(二) 出院指导

根据疾病特点，对出院患者做好健康指导和随访。例如，出院后在家继续休息1～2周，保证充足的睡眠，避免过度疲劳，休息期间避免与他人密切接触；注意个人卫生，不共用毛巾，勤洗手，洗手后用清洁的毛巾或纸巾擦干；保持乐观情绪；注意营养，应给予高热量、高蛋白、高维生素、清淡易消化的食物，避免刺激性食物；每天上午、下午各测量体温一次，发现体温异常时须及时到指定医院发热门(急)诊就诊。

(三) 社区疫情的预防指导

为防止疾病在人群中的传播，须强化公共社区健康政策和隔离措施，对出现的疑似感染患者或疑似患者的家庭成员或其他密切接触者，进行医学观察，对疫点要及时采取消毒措施。

(四) 心理护理

根据患者的心理特点，耐心细致地讲述相关传染病的病程规律，使其安心并积极配合治疗。对被隔离的传染病患者，因其与社会交往减少，更要重视其心理状态，可采用解释、支持、认知调整等心理护理措施，耐心指导其如何适应隔离的生活。

参考文献

[1] 寇建琼，刘庆芬.突发公共卫生事件应急处置护理手册 [M].昆明：云南科技出版社，2022.

[2] 赵岳，章雅青.公共卫生护理 [M].北京：人民卫生出版社，2022.

[3] 刘芳娥.社区护理学 [M].西安：西安交通大学出版社，2022.

[4] 卢春山，杜本峰.建设健康中国 [M].北京：中国青年出版社，2022.

[5] 邹云锋，林华亮.公共卫生技能 [M].武汉：华中科技大学出版社，2022.

[6] 唐文娟.突发公共卫生事件健康科普策略与实践 [M].上海：上海科学技术出版社，2022.

[7] 曹艳春，余飞跃.突发公共卫生事件下公共政策比较与创新 [M].上海：上海远东出版社，2021.

[8] 叶心明，陈立富.健康管理理论与实践 [M].上海：华东理工大学出版社，2021.

[9] 陈素清，齐慧，崔桂华.现代实用护理技术 [M].青岛：中国海洋大学出版社，2021.

[10] 吕蕾.公共卫生与疾病预防控制 [M].广州：世界图书出版广东有限公司，2021.

[11] 杨柳清.基层公共卫生服务技术 [M].武汉：华中科技大学出版社，2021.

[12] 王建明，倪春辉.公共卫生实践技能 [M].北京：人民卫生出版社，2021.

[13] 祁俊菊.社区护理 [M].北京：中国医药科技出版社，2020.

[14] 许传志，崔文龙.卫生监督与执法 [M].昆明：云南科技出版社，2020.

[15] 柳淑芳，秦艺.社区护理 [M].重庆：重庆大学出版社，2019.

[16] 王永红，史卫红，静香芝.基本公共卫生服务实务 [M].北京：化学工业出版社，2021.

[17] 姜琳琳，靳晶.社区护理 [M].武汉：华中科技大学出版社，2020.

[18] 赵宇航.社区护理 [M].2版.北京：人民卫生出版社，2020.

[19] 姜新峰，王秀清.社区护理 [M].2版.北京：人民卫生出版社，2020.

[20] 吴丹，孙治国，姜岩.医院管理与公共卫生服务 [M].北京：中国纺织出版

社，2019.

[21] 马福华，苑中芬，路庆雷，等．实用内科学与公共卫生管理 [M].上海：上海科学普及出版社，2022.

[22] 张一琼．传染病医院感染防控实用手册 [M].昆明：云南科技出版社，2022.

[23] 李俊，王文静，李淑华．校园传染病防治手册 [M].上海：复旦大学出版社，2021.

[24] 杨吉凯，刘月华，李卉．新编公共卫生与预防医学知识精要 [M].长春：吉林科学技术出版社，2019.

[25] 王家丽，高莉．基础护理学 [M].长沙：中南大学出版社有限公司，2021.

[26] 赵雅宁，汪凤兰．护理学基础技术操作规程 [M].北京：北京大学医学出版社有限公司，2021.

[27] 邹金梅，唐强．高等院校新形态一体化系列教材护理学基础 [M].成都：四川大学出版社，2021.

[28] 刘红．实用护理学精要 [M].开封：河南大学出版社，2020.

[29] 李艳．基础护理学 [M].武汉：华中科技大学出版社，2020.

[30] 豆欣蔓．基础护理操作技能 [M].兰州：兰州大学出版社有限责任公司，2020.

[31] 白香莹．实用护理管理与医院感染护理 [M].武汉：湖北科学技术出版社，2017.

[32] 吕志兰．医院感染管理与急危重症护理 [M].北京：中国纺织出版社，2021.

[33] 周霞．护理教学与临床实践 [M].北京：中国纺织出版社，2021.

[34] 王丹丹．现代护理学理论与基础医学研究 [M].汕头：汕头大学出版社，2020.

[35] 迟琨．新编临床护理学理论与操作实践 [M].长春：吉林科学技术出版社，2019.

[36] 王燕鸣．护理学理论基础与临床实践 [M].上海：同济大学出版社，2019.

[37] 孟祥丽．实用临床护理学理论与实践 [M].汕头：汕头大学出版社，2019.

[38] 董芝．护理学理论与临床实践 [M].北京：科学技术文献出版社，2019.

[39] 肖芳，程汝梅，黄海霞，等．护理学理论与护理技能 [M].哈尔滨：黑龙江科学技术出版社，2022.

[40] 安旭姝，曲晓菊，郑秋华．实用护理理论与实践 [M].北京：化学工业出版社，2022.

[41] 周小娅，张瑜，臧小琴．新编重症护理理论与实务 [M].兰州：兰州大学出

版社，2022.

[42] 王红霞，张艳艳，武静，等 . 基础护理理论与专科实践 [M]. 成都：四川科学技术出版社，2022.

[43] 段霞，曾莉，姜金霞 . 临床急危重症护理理论与实践 [M]. 北京：人民卫生出版社，2022.

[44] 李红芳，王晓芳，相云，等 . 护理学理论基础与护理实践 [M]. 哈尔滨：黑龙江科学技术出版社，2022.

[45] 翟丽丽，李虹，张晓琴 . 现代护理学理论与临床实践 [M]. 北京：中国纺织出版社，2022.

[46] 杨青，王国蓉 . 护理临床推理与决策 [M]. 成都：电子科学技术大学出版社，2022.

[47] 张晓艳 . 临床护理技术与实践 [M]. 成都：四川科学技术出版社，2022.

[48] 于翠翠 . 实用护理学基础与各科护理实践 [M]. 北京：中国纺织出版社，2022.

[49] 张文华，韩瑞英，刘国才，等 . 护理学规范与临床实践 [M]. 哈尔滨：黑龙江科学技术出版社，2022.

[50] 李春梅 . 护理学基础 [M]. 成都：西南交通大学出版社，2022.

[51] 李庆印，童素梅，吴欣娟 . 中华护理学会专科护士培训教材心血管专科护理 [M]. 北京：人民卫生出版社，2022.

[52] 王华芬，胡斌春，黄丽华 . 护理管理与临床护理技术规范系列临床护理技术规范内科护理 [M]. 杭州：浙江大学出版社，2022.

[53] 冯素文，陈朔晖，王华芬 . 护理管理与临床护理技术规范系列临床护理技术规范妇儿护理 [M]. 杭州：浙江大学出版社，2022.

[54] 孔翠，马莲，谭爱群 . 常见疾病基础护理实践 [M]. 广州：世界图书出版有限公司，2022.